Störungen systemisch behandeln

CARL-AUER

Vorwort der Herausgeber

Ursprünglich ein querdenkendes Außenseiterkonzept, hat sich der systemische Ansatz heute in vielen Bereichen der Therapie und der Beratung theoretisch wie praktisch etabliert. Auch Vertreter anderer Schulen bereichert er mittlerweile in ihrer Arbeit. Die Etablierung eines Paradigmas birgt für dieses selbst aber auch Risiken, weil sie stets mit der Verfestigung von Denk- und Handlungsgewohnheiten einhergeht. Die Reihe Störungen systemisch behandeln stellt sich vor diesem Hintergrund zwei Herausforderungen: Nichtsystemischen Behandlern und Vertretern anderer Therapierichtungen soll sie komprimiert und praxisorientiert vorstellen, was die systemische Welt im Hinblick auf bestimmte Störungsbilder zu bieten hat. Innerhalb der Systemtherapie steht sie für eine neue Phase im Umgang mit dem Konzept von »Störung« und »Krankheit«.

Historisch gesehen war einer ersten Phase mit erfolgreichen Konzepten zu Krankheitsbildern wie Schizophrenie, Essstörungen, psychosomatischen Krankheiten und affektiven Störungen eine zweite Phase gefolgt, die geprägt war von einem gezielten Verzicht oder einer definitiven Ablehnung aller Formen störungsspezifischer Codierungen. In jüngerer Zeit wenden sich manche Vertreter der systemischen Welt wieder störungsspezifischen Konzepten und Fragen zu – und werden von anderen dafür deutlich attackiert. Diese neue Welle ist bedingt durch die Anerkennung der Systemtherapie als wissenschaftliches Heilverfahren, durch die sozialrechtliche Anerkennung und nicht zuletzt dadurch, dass viele im klinischen Sektor systemisch arbeitende Kollegen täglich gezwungen sind, sich zu störungsspezifischen Konzepten zu positionieren.

Die systemische Welt hat hierzu einiges anzubieten. Die Reihe Störungen systemisch behandeln will zeigen, dass und wie die Systemtheorie mit traditionellen diagnostischen Kategorien bezeichnete Phänomene ebenso gut und oft besser beschreiben, erklären und mit hoher praktischer Effizienz behandeln kann. Sie verfolgt dabei zwei Ziele: Zum einen soll systemisch arbeitenden Kollegen das große Spektrum theoretisch fundierter und praktikabler systemischer Lösungen für einzelne Störungen zugänglich gemacht werden – ohne das Risiko, die eigene systemische Identität zu verlieren, im besten Fall sogar mit dem Ergebnis einer gestärkten systemischen Identität. Gleichzeitig soll nichtsystemischen Behandlern und Vertretern anderer Schulen das umfangreiche systemische Material an Erklärungen, Behandlungskonzepten und praktischen Tools zu verschiedenen Störungsbildern auf kompakte und nachvollziehbare Weise vermittelt werden.

Verlag, Herausgeber und Autoren bemühen sich, einerseits eine für alle Bände gleiche Gliederung einzuhalten und andererseits kreativen systemischen Querdenkern die Freiheit des Gestaltens zu lassen.

An die Stelle der Abgrenzung und der Konkurrenz zwischen den verschiedenen Therapieschulen ist heute der Austausch zwischen ihnen getreten. Die Reihe »Störungen systemisch behandeln« versteht sich als ein Beitrag zu diesem Dialog.

Dr. Hans Lieb, Dr. Wilhelm Rotthaus

Daniel Voigt

Ängste, Panik, Sorgen

Störungen systemisch behandeln
Band 18

Herausgegeben von
Hans Lieb und Wilhelm Rotthaus

Dritte Auflage, 2024

Reihe »Störungen systemisch behandeln«, Band 18
hrsg. von Hans Lieb und Wilhelm Rotthaus
Reihendesign: Uwe Göbel
Umschlag und Satz: Heinrich Eiermann
Redaktion: Veronika Licher
Illustrationen: S. 216 © Robert Lee
Printed in Germany
Druck und Bindung: CPI books GmbH, Leck

MIX
Papier | Fördert gute Waldnutzung
FSC® C083411

CPI klimaneutral
Mehr Bäume.Weniger CO_2

Dritte Auflage, 2024
ISBN 978-3-8497-0373-8 (Printausgabe
ISBN 978-3-8497-8261-0 (ePUB)

Bibliografische Information der Deutschen Nationalbibliothek:
Die Deutsche Nationalbibliothek verzeichnet diese Publikation
in der Deutschen Nationalbibliografie; detaillierte bibliografische
Daten sind im Internet über http://dnb.d-nb.de abrufbar.

Informationen zu unserem gesamten Programm, unseren Autoren
und zum Verlag finden Sie unter: **www.carl-auer.de**.

Dort können Sie auch unseren Newsletter abonnieren.

Carl-Auer Verlag GmbH
Vangerowstraße 14 • 69115 Heidelberg
Tel. +49 6221 6438-0 • Fax +49 6221 6438-22
info@carl-auer.de

Inhalt

Vorwort der Herausgeber **2**

Dank **12**

Über dieses Buch und wie man es benutzen kann **13**

1 Einführung **16**
1.1 Angst-Autobahnen und Kompetenz-Dschungelpfade 16
1.2 Der Kern der Angst - Ein Worst-Case-Szenario 17
1.3 Angst und Furcht 18
1.4 Die zwei Gesichter der Angst 19

2 Klinische Perspektive auf Angst **21**
2.1 Krankheit - Störung - Diagnose: Ist es nur Angst oder schon eine Störung? 21
2.1.1 Psychische Störungen als Wirklichkeitskonstruktionen 22
2.1.1.1 Konstruktebene (ICD, DSM): Diagnosen als Verhandlungsergebnisse 22
2.1.1.2 Individuelle Ebene: Diagnosen als Hypothesen mit Vor- und Nachteilen 23
2.1.1.3 Vor- und Nachteile von psychiatrischen Diagnosen 23
2.1.2 Wie nützlich ist die klinische Diagnosenbrille für systemische Therapeutinnen? 25
2.2 Angst als klinische Störung 26
2.2.1 Häufigkeit, Komorbidität und diagnostische Zuordnung von Angststörungen 26
2.3 Spezifische Phobien 27
2.4 Panikstörung - »Oh je, mir wird so komisch - ich glaub', es geht schon wieder los!« 30
2.5 Agoraphobie - die Angst, in der Falle zu sitzen: »Wenn mir jetzt was passiert ...« 33
2.6 Generalisierte Angststörung (GAS): »Ich darf gar nicht daran denken, was passieren könnte ...« 39
2.7 Soziale Angststörung (Soziale Phobie) 43
2.8 Trennungsangst 46
2.9 Krankheitsängste/Hypochondrie 47

2.10 Andere Störungen, bei denen Angst im Vordergrund steht 50
2.10.1 Posttraumatische Belastungsstörungen (PTBS) 50
2.10.2 Weitere Störungen 52

3 Ideenpools: Theoretische Perspektiven auf Angst 54
3.1 Neurobiologische Perspektive auf Angst 54
3.1.1 Woher wissen wir, dass wir Angst haben? 55
3.1.2 Das Denker-Häschen-Modell und die Neurobiologie der Angst 56
3.1.2.1 Das Häschen: Für Sicherheit sorgen und Energie sparen 57
3.1.2.2 Der Denker: Beobachter, Sinngeber, Problemlöser 58
3.1.2.3 Das Häschen-Gehirn und seine Rolle bei Angst 59
3.1.2.4 Der Denker und seine Rolle bei Angst 61
3.1.2.5 Notfallreaktion: Die Amygdala als Alleinherrscherin 63
3.1.2.6 Veränderte Bedrohungsverarbeitung und übersteigerte Abwehrreaktionen bei Angststörungen 69
3.1.3 Therapeutische Konsequenzen aus der Neurobiologie 70
3.1.4 Vertiefung: Spezielle neurobiologische Aspekte bei einzelnen Angststörungen 71
3.1.5 Genetische Vulnerabilität und Temperament 72
3.2 Psychoanalyse, psychodynamische Konzepte und Bindungstheorie 73
3.2.1 Psychoanalytisches/psychodynamisches Störungsverständnis 73
3.2.2 Psychodynamische Therapieansätze 78
3.2.3 Bindungstheorie: Sicherheit und Exploration gehören zusammen .. 79
3.3 Lerntheorien und kognitive Verhaltenstherapie 81
3.3.1 Klassische und operante Konditionierung: die Zwei-Faktoren-Theorie 81
3.3.2 Moderne kognitive Verhaltenstherapie 82
3.4 Akzeptanz- und Commitmenttherapie (ACT) 84
3.5 Traumaperspektive – Angst als Verrutschen in der Zeit 85

4 Systemische Perspektiven auf Angst 88
4.1 Allgemeine Aspekte 88
4.1.1 Zirkularität: Störungserhaltende Feedbackschleifen 88
4.1.2 Keine Angststörung ohne passende Wirklichkeitskonstruktion 89
4.1.3 Vermeidung, Kontrolle und Kampf: Die störungserhaltenden Lösungsversuche 89

4.2 Das Ziel ist im Weg: Die Lösungsversuche stärken die Angst 90
4.2.1 Typische Lösungsversuche »gegen« die Angst 91
4.2.1.1 Kontrollversuche: »Wie kann ich verhindern, dass ...?« 91
4.2.1.2 Der Angst die Energie nehmen 93
4.2.2 »Wenn du etwas stärken willst, bekämpfe es« – die Kampf-Kontroll-Beziehung zur Angst 94
4.2.3 Selbsterfüllende Prophezeiungen: Die Angst erzeugt, was sie befürchtet 95
4.2.4 Selbstverstärkung der Angst: Der Angstkreislauf 95
4.3 Funktion der Angst: Symptome als Bedürfnisinformation und beziehungsgestaltende Fähigkeit 96
4.3.1 Angst als unbewusster Lösungsversuch: eine systemische Hypothese? 97
4.3.2 Funktion der Angst im intrapsychischen System 99
4.3.2.1 Angst als Bedürfnisinformation und Wächterin der Grenzen 99
4.3.2.2 Angst vor ... = Lust auf ...?: Die Angst als Zeichen von anstehender Entwicklung 100
4.3.3 Funktion der Angst in Beziehungen 100
4.3.3.1 Angst als beziehungsgestaltende Fähigkeit 100
4.3.3.2 Panikattacken bei Wut auf den Partner und Angst vor den Konsequenzen 101
4.3.3.3 Der Fluch des Helfens – Partner und Freunde als Unterstützer 102
4.3.3.4 Die Angst gehört allen – »Gefährlichkeit« als gemeinsame Wirklichkeitskonstruktion 103
4.3.3.5 Strukturelle Perspektive 104
4.3.3.6 Mehrgenerationale Perspektive 104
4.3.4 Systemische Teilemodelle: Angst als Störung im inneren Team 105
4.3.4.1 Teilemodelle als therapieschulenübergreifendes Paradigma 105
4.3.4.2 Grundidee systemischer Teilemodelle 106
4.3.4.3 Leiden, Probleme und Symptome im Teilemodell 108
4.3.4.4 Das »Internal Family System« (IFS) von Richard Schwartz 109
4.3.4.5 Ideen für ein Teilemodell von Angstdynamiken: der Angstmacher, der Ängstliche und die Beschützer 110

5 Systemische Therapietheorie 115
5.1 Grundhaltungen und Kernmerkmale Systemischer Therapie 115
5.2 Das Therapeutendilemma und seine systemische Lösung 118

5.3 Wirkprinzipien systemischer Therapie und allgemeine Wirkfaktoren von Psychotherapie . . . 120

6 Praktisches Vorgehen und Methoden . . . 122
6.1 Drei Grundideen systemischer Angsttherapie . . . 122
6.1.1 Die Beziehung zur Angst verändern: Akzeptanz und Führung statt Kampf und Kontrolle . . . 122
6.1.2 Safety first: Selbstregulation statt Überflutung . . . 123
6.1.3 Den Handlungsspielraum erweitern statt Einengung durch die Angst . . . 124
6.2 Einen hilfreichen Rahmen gestalten: Auftrag, Ziele und therapeutische Haltung . . . 124
6.2.1 Ziel und Auftrag in der Angsttherapie: Hackfleisch beim Gemüsehändler? . . . 124
6.2.1.1 Auftragsklärung in der Angsttherapie . . . 125
6.2.1.2 Was ist eine realistische Zielerwartung von Angsttherapie? . . . 126
6.2.1.3 Therapie ist keine Waffe im Kampf gegen die Angst . . . 126
6.2.2 Ziele im Umgang mit der Angst . . . 127
6.2.3 Ziele jenseits von Angst . . . 128
6.2.4 Auswirkungen des Problems und der Lösung erfragen: zirkuläre Fragen, Verschlimmerungsfragen, Wunderfrage . . . 129
6.2.5 Therapie als Bergwanderung . . . 131
6.2.6 Therapie als sicherer Ort . . . 132
6.2.7 »Ich hab's am Herzen, nicht am Kopf!«: Therapie ohne Kundenauftrag . . . 133
6.2.8 Setting: Einzel- oder Paar-/Familiensitzungen . . . 135
6.2.9 Therapiedauer . . . 136
6.3 Eine neue Haltung zur Angst finden: Reframings, Metaphern und Geschichten . . . 137
6.3.1 Reframing . . . 137
6.3.2 Metaphern und Geschichten für eine neue Beziehung zur Angst . . . 138
6.3.2.1 Angst ist scheußlich, aber ungefährlich . . . 139
6.3.2.2 Würdigung der Angst als lebensnotwendige Beschützerin . . . 140
6.3.2.3 Angst als Zeichen von Wachstum, Entwicklung und Freiheit . . . 141
6.3.2.4 100 % Sicherheit gibt es nicht – Mit wie viel Sicherheit können Sie leben? . . . 141

6.3.2.5 Wenn du kämpfst, ist sie stärker – wenn du fliehst, ist sie schneller ... 143
6.3.2.6 Die gute Nachricht: Angst ist ein Scheinriese ... 145
6.3.2.7 Angst ist ein Zeichen, dass du kurz davor bist, etwas wirklich Mutiges zu tun: Angst und Mut gehören zusammen ... 146
6.3.2.8 Das Überwinden von Angst muss sich lohnen ... 146
6.3.2.9 Angst als Traumabewältigung: »Verrutschen in der Zeit« ... 147
6.3.2.10 Die mutigsten Geschichten spielen im Leben der Patienten ... 147
6.3.3 Für die Denker unter uns: Störungsmodelle zu Lösungsmodellen machen ... 148
6.3.3.1 Angst und Panik als Notfallreaktion: Denker und Häschen einfach erklärt ... 148
6.3.3.2 Neuroplastizität einfach erklärt: Angst-Autobahnen und Kompetenz-Dschungelpfade (»Use it or lose it«) ... 149
6.4 Externalisierung und Teilearbeit – »Die Angst ist nur ein Teil von mir« ... 150
6.4.1 Externalisierung ... 152
6.4.1.1 Externalisierung des Angstmachers ... 153
6.4.1.2 Externalisierung der ängstlichen Seite ... 154
6.4.1.3 Das Angst-Comic ... 154
6.4.2 Das innere Team sichtbar machen: Angst im inneren Kontext ... 155
6.4.3 Mögliche Schwierigkeiten bei Externalisierung und Teilearbeit ... 159
6.4.4 Wie weiter mit den Anteilen? Als Erstes die innere Chefin stärken . 162
6.4.4.1 Steuerungskompetenz des Ichs als übergeordnetes Ziel ... 163
6.4.4.2 Abstand herstellen: Disidentifikation der Chefin von den Anteilen .. 163
6.4.5 Die ängstliche Seite versorgen ... 165
6.4.5.1 Werbung für eine neue Haltung: Kindliche Anteile annehmen und versorgen ... 166
6.4.5.2 Gleichgewicht zwischen Schutz und Herausforderung herstellen .. 168
6.4.5.3 Die ängstliche Seite an den Wohlfühlort bringen ... 170
6.4.5.4 Kuscheltiere, Talismane und Co. ... 170
6.4.5.5 Hilfreiche Haltungen gegenüber ängstlichen Kindanteilen ... 171
6.4.6 Vom Angstmacher zum Sicherheitsexperten oder: Die Verwandlung in den goldenen Drachen der Weisheit ... 171
6.4.6.1 Den Angstmacher vom Sockel holen ... 172
6.4.6.2 Die gute Absicht des Angstmachers entdecken bzw. konstruieren .. 172

6.4.6.3 Scheinriesen schrumpfen: auf den Angstmacher zugehen 173
6.4.6.4 Verrutscht in der Zeit: Rekontextualisierung des Angstmachers und Dialog mit ihm 174
6.4.6.5 Die Führung übernehmen: Ein neuer Deal mit dem Angstmacher 177
6.4.6.6 Wenn schädigende frühere Bezugspersonen als Angstmacher auftauchen 178
6.4.7 Helfer ins innere Team holen: Ressourcenzustände aktivieren 180
6.4.8 Aufstellungsarbeit und Skulpturen 183
6.5 Handlungsspielraum erweitern: Fragen, Experimente, Verschreibungen 185
6.5.1 Das Worst-Case-Szenario: »Was passiert schlimmstenfalls und was ist das Schlimme daran?« 185
6.5.1.1 Den Kern der Angst erkennen 185
6.5.1.2 Reality-Check: Dem Schrecken ins Auge blicken 186
6.5.1.3 Das Schreckensszenario ad absurdum führen 186
6.5.1.4 Was tun Sie bis dahin? Und: Was tun Sie danach? 187
6.5.2 Ausnahmen vom Problem erfragen 188
6.5.3 Musterunterbrechung: Sitzblockaden auf der Angst-Autobahn 188
6.5.3.1 Problem-Lösungs-Gymnastik 189
6.5.3.2 Verschreibungen 190
6.5.3.3 Skepsis gegenüber Veränderung 192
6.5.3.4 Verfremden der Angstvorstellungen und -gedanken 192
6.5.3.5 »Riddikulus-Zauber«: Die Angstvorstellung ins Lächerliche ziehen 193
6.5.3.6 Bildschirmtechnik für innere Angst- und Sorgen-Filme 193
6.5.4 Symptomverschreibung und Experimente 194
6.5.4.1 Hyperventilationsprovokation (bei Panikstörungen oder Krankheitsängsten) 195
6.5.4.2 Grübel-Sorgen-Scan: Die 2-Minuten-Regel 196
6.5.4.3 Sorgenzeit – Nachdenkzeit 197
6.5.4.4 Checking-Zeiten bei Krankheitsängsten 198
6.5.4.5 Gerade-ungerade-Tage-Verschreibung 198
6.5.4.6 Fehlerverschreibung 199
6.5.4.7 Propagieren statt Verheimlichen 199
6.5.4.8 Angst absichtlich steigern 200

6.5.5 »Augen auf und durch« - Exposition aus systemischer Sicht 200
6.5.6 Beobachtungsaufgaben 202
6.6 Spannungsregulation: zurück in den grünen Bereich 203
6.6.1 Problemtrance? Bitte aussteigen! - Körper, Bewegung und Atem als Universalhilfe 203
6.6.2 Body-to-Brain-Übungen: Reorientierung und Sicherheit durch Bewegung 204
6.6.2.1 Die Wand-Druck-Technik 205
6.6.2.2 Motorische Koordinationsübungen (bis Spannungslevel 8 oder 9) .. 206
6.6.3 Angst und Panik beatmen 208
6.6.3.1 Strohhalmatmung (Lippenbremse) bei Angst und Panik (für Spannungslevel 5–10) 208
6.6.4 Die Wahrnehmung folgt der Aufmerksamkeit 209
6.6.4.1 Die 5-4-3-2-1-Methode (für Spannungslevel bis 8) 209
6.6.4.2 Der innere Wohlfühlort (für Spannungslevel bis 7) 212
6.6.4.3 Hand auflegen und atmen: Kontakt zur Angst im Körper 214
6.6.5 Gute Vermeidung - schlechte Vermeidung: Handlungskompetenz oder Angstverstärker? 215
6.7 Rückfallprophylaxe: Wenn die Symptome Ehrenrunden laufen 217

7 Was sonst noch hilft 220
7.1 Grundanspannung reduzieren - den Alltag neu gestalten 220
7.2 EMDR und andere traumabearbeitende Verfahren 220
7.3 Medikamente bei Angststörungen 221

8 Stand der Forschung: Wirksamkeitsnachweise 225

Anhang 1: Welche Ideen und Methoden passen zu welchen Störungen? 227

Anhang 2: Bildschirmtechnik 230

Verzeichnis der Übungen 232

Literatur 233
Geschichten für Kinder und Erwachsene zum Thema Angst 238

Über den Autor 239

Dank

Das vorliegende Buch ist Ergebnis eines Dialogs mit Patienten[1], Kolleginnen und vor allem mit Teilnehmenden der systemischen Therapieausbildung, durch deren hilfreiches Feedback viele der hier beschriebenen Ideen und Methoden verbessert und geschärft wurden. Dafür bin ich sehr dankbar.

Mein allergrößter Dank geht an Miriam Landsberg und Matthias Becker, die das Entstehen dieses Buches mit genau der richtigen Mischung aus Ermutigung und Kritik ermöglicht haben. Gelernt habe ich am meisten bei Klaus Mücke, Lydia Hantke, Hans-Joachim Görges und Gunther Schmidt, dafür danke ich ihnen hier von Herzen. Hans Lieb und Wilhelm Rotthaus gilt mein Dank dafür, dass sie dieses Buch mit viel Vertrauen und hilfreichen Anmerkungen als Herausgeber begleitet haben. Ein großer Dank geht an Max Wellner, der viele Grafiken in eine klare Form gebracht hat, sowie an Veronika Licher für das wertvolle Lektorat. Schließlich danke ich meinen Töchtern, die wahre Expertinnen im Umgang mit Angst sind: »Wenn ich Angst habe, was dann hilft? Also erstmal überleg' ich, ob mir das jetzt wichtig ist zu machen. Und wenn ja, dann hol' ich mir Freunde, die mir Mut machen, und dann probier' ich es immer wieder, bis es klappt.«

1 Auf genderneutrale Formulierungen habe ich im Interesse einer leichteren Lesbarkeit verzichtet. Stattdessen benutze ich weibliche und männliche Formen in losem Wechsel. Gemeint sind immer alle, unabhängig von Gender und Geschlecht.
Patienten und Klienten: Im Gesundheitswesen wird durchweg die Bezeichnung Patient (wörtlich: Leidender) für Menschen verwendet, die dort therapeutische Leistungen in Anspruch nehmen. Im systemischen Sprachgebrauch ist hingegen meist von Klienten die Rede, auch um den kooperativen Dienstleistungscharakter der therapeutisch-beraterischen Tätigkeit zu betonen. Dieses Buch versteht sich als Schnittstelle zwischen beiden Kontexten, daher nutze ich beide Begriffe.

Über dieses Buch und wie man es benutzen kann

Das vorliegende Buch soll vor allem ein praktisches Lehr- und Arbeitsbuch sein. Ich wünsche mir, dass die hier zusammengestellten Ideen und Methoden eine Anregung und Bereicherung sowohl für systemische Therapeutinnen als auch für Kollegen anderer Fachrichtungen sind.

Noch gibt es recht wenig Literatur, die Systemische Therapie mit den klinischen Störungsbereichen verbindet, wie sie in den psychiatrischen Diagnosesystemen (ICD und DSM) beschrieben werden. Für das Feld der Angststörungen soll dieses Buch eine solche Verbindung sein – zwischen klinischer Perspektive und systemischer Therapie.

Abgrenzung zwischen den Therapieverfahren steht nach wie vor hoch im Kurs – das ist einerseits sinnvoll, denn Unterschiede sind auch im systemischen Verständnis eben das, was eine Sache ausmacht. Andererseits findet die Psychotherapieforschung für verfahrensspezifische Wirkfaktoren wiederholt nur geringe Evidenz, während allgemeine kontextuelle Wirkfaktoren einen viel größeren Beitrag zum Gelingen von Psychotherapie leisten (Wampold, Imel u. Flückiger 2018; Grawe 2000). Was die Vereinbarkeit verschiedener therapeutischer Ansätze betrifft, so bevorzuge ich daher ein entschiedenes Sowohl-als-auch: ein verfahrensübergreifendes, an den zentralen Wirkfaktoren von Psychotherapie orientiertes Arbeiten statt therapeutischer Kleinstaaterei. Systemische Therapie kann aufgrund ihrer Methodenoffenheit jedoch viele Ideen und Interventionen integrieren, die in anderen Ansätzen zur Hilfe bei Angststörungen entwickelt wurden.

Psychotherapie verstehe ich als eine Mischung aus Handwerk, Wissenschaft und Kunst – daher ist auch dieses Buch einerseits subjektiv, persönlich und ein Spiegel meiner Arbeit mit Angstpatienten, vor allem im Therapieteil (Kap. 6). Andererseits versuche ich, eine allgemeine systemische Perspektive auf Angst und Angsttherapie zu beschreiben. Dazu habe ich drei Dinge getan:

1. Ich habe systemische Publikationen zum Thema Angst gesichtet und versucht, wichtige Aspekte daraus zusammenzufassen.
2. Allgemeine systemische Interventionsideen versuche ich, in ihrer konkreten Anwendung bei Angst zu beschreiben.

3. Eine Auswahl aus dem angstbezogenen Methodenrepertoire anderer Therapieansätze habe ich auf ihre Nutzbarkeit und Kompatibilität mit systemischen Prinzipien beleuchtet. Diese methodischen Anlehnungen stammen vor allem aus der kognitiven Verhaltenstherapie, der modernen Traumatherapie, der ericksonschen Hypnotherapie und der Akzeptanz- und Commitmenttherapie. Diese Auswahl ist persönlich und orientiert sich daran, was ich in meiner Arbeit mit Angstpatienten als hilfreich erlebe.

Wie können Sie dieses Buch benutzen?

Hier eine kurze Übersicht, was Sie in den einzelnen Kapiteln erwartet, und zwar von hinten nach vorn, beginnend mit dem Praxisteil:

Kapitel 6 – Praktisches Vorgehen und Methoden: Wenn Sie vorrangig an konkreter systemischer Arbeit und nützlichen Methoden interessiert sind, können Sie direkt hier mit dem Lesen und Stöbern beginnen. Im Anhang 1 finden Sie zudem eine Übersicht der einzelnen Methoden und Übungen und bei welchen Störungen diese am besten geeignet sind.

Kapitel 5 – Systemische Therapietheorie: Hier sind einige wichtige Grundprinzipien Systemischer Therapie beschrieben. Mit dem »Therapeutendilemma« und seiner systemischen Lösung wird das Spannungsfeld vorgestellt, in dem sich Systemische Therapie bewegt: zwischen kunden- und auftragsorientiertem systemischen Arbeiten einerseits und den Anforderungen des Gesundheitssystems andererseits, das eine Behandlung »krankheitswertiger Störungen« erwartet.

Kapitel 4 – Systemische Perspektiven auf Angst: In diesem Kapitel werden verschiedene systemische Ideen zum Verständnis der Entstehung und Aufrechterhaltung von Angststörungen beschrieben.

Kapitel 3 – Ideenpools und Perspektiven auf Angst: Hier finden Sie eine Sammlung anderer theoretischer Perspektiven auf Angst in Form von Ideenpools, die auch für systemisches Arbeiten nützlich sein können. Dies sind Konzepte anderer therapeutischer Schulen und die neurobiologische Perspektive, der hier der größte Raum gegeben wurde – mit vorläufigen Antworten auf die Frage, was bei Angst in Kopf und Körper geschieht und wie dieses Wissen in der Therapie genutzt werden kann.

Kapitel 2 - Klinische Perspektive: Das Konzept der »psychischen Störungen« und psychiatrische Diagnosen werden hier als eine Form der Wirklichkeitskonstruktion mit spezifischen Vor- und Nachteilen beleuchtet. Dann folgt eine Beschreibung der einzelnen Angststörungen mit Fallbeispielen.

Kapitel 1 - Einführung: Hier geht es um einige zentrale Unterscheidungen, Angst-Autobahnen, Kompetenz-Dschungelpfade, Ziele von Angsttherapie und die zwei Gesichter der Angst.

1 Einführung

1.1 Angst-Autobahnen und Kompetenz-Dschungelpfade

»Angst ist ein wichtiger Ratgeber, aber ein lausiger Anführer.«
(Noam Shpancer: »Der gute Psychologe«)

Angst ist die Beschützerin des Lebens und das wohl wichtigste Gefühl, das wir haben. Ohne sie wären unsere Vorfahren vom Tiger gefressen worden und wir längst Opfer unserer Neugier oder Risikofreude. Wenn jedoch Angst als Störung erlebt wird, dann hat sie meist die Führung im Leben übernommen und ihre Rolle als hilfreiche Beschützerin verloren. Die Beziehung der Betroffenen zu ihrer Angst wird von Angst *vor* der Angst bestimmt. Oberstes Ziel ist dann das Vermeiden und Kontrollieren dieses Gefühls. Hierzu entwickeln Patienten ein reiches Repertoire an mehr oder weniger hilfreichen Lösungsstrategien: Vermeidung der vermeintlichen Auslöser, Ablenkung, Betäubung mit Substanzen, Konsum und Arbeit, dauernde Kontrolle des eigenen Erlebens und der Umwelt, nichts dem Zufall überlassen usw. Der Preis dafür sind auf lange Sicht meist Erschöpfung, Rückzug, eingeschränkte Lebendigkeit und Verzicht.

Bei vielen Betroffenen ähneln die neuronalen Netzwerke von Angst und Vermeidung gut ausgebauten Autobahnen, während andere Wege im neuronalen Dschungel längst zugewachsen oder auf der inneren Landkarte gar nicht mehr verzeichnet sind. Diese anderen Wege sind die »Kompetenz-Dschungelpfade« des Vertrauens, des Mutes, der Zuversicht, der Selbstbestimmung und der Freude, des Verbundenseins mit eigenen Bedürfnissen, Zielen und wichtigen Menschen. Sie gilt es, wieder begehbar zu machen und auszubauen.

Was ist dann eine realistische Zielerwartung von Angsttherapie? Übergeordnetes Ziel Systemischer Therapie ist das Erweitern von selbstbestimmten Möglichkeiten und Handlungsspielräumen – statt Ausgeliefertsein und Einengung durch das Symptom. Ziel ist nicht Angstfreiheit, sondern wieder handlungsfähiger und lebendiger zu werden – auch mit oder trotz Angst. Das Gegenteil von Angst ist nicht »keine Angst«, sondern Vertrauen, Mut und Freiheit.

Systemische Therapie geht davon aus, dass sich das von Patientinnen definierte Problem der Angst und die bisherigen Lösungsversuche für dieses Problem (Kampf, Kontrolle und Vermeidung) gegenseitig verstärken. Nach dem Motto »Wenn du etwas stärken willst, bekämpfe es!« führen alle Versuche, die Angst zu besiegen, zu vermeiden oder zu kontrollieren dazu, dass sie langfristig größer wird. Systemische Therapie fokussiert daher weniger auf die Angst selbst, sondern auf die von diesen Lösungsversuchen geprägte ablehnend-kontrollierende Beziehung des Patienten zu ihr. Ziel ist eine Veränderung der Beziehung zur Angst: Akzeptanz, Integration und Kooperation mit der Angst, ohne von ihr beherrscht zu werden. Dies gelingt aber nur, wenn Patienten sich den massiven körperlichen und seelischen Erscheinungen der Angst nicht mehr hilflos ausgeliefert fühlen, sondern in der Therapie Strategien lernen, um die damit verbundene Spannung zu regulieren und sich zu beruhigen.

Das Neue steht immer in Konkurrenz zu den alten Mustern. Um die neuen Kompetenz-Pfade zu finden und begehbar zu machen, brauchen Menschen zugewandte Aufmerksamkeit, Energie und gute Ausrüstung. Therapie kann helfen, diese Aufmerksamkeit zu fokussieren und die nötige Ausrüstung zusammenzustellen. Therapeutinnen hilft etwas Geländekenntnis im Netzwerk der Angst, ein kleiner Vorrat an möglichen Landkarten des Gelingens und Ideen, wie man von einer Angst-Autobahn wieder hinunter und auf neuen Wegen vorankommt. Insiderkenntnisse aus der zentralen Straßenplanungsbehörde können auch nicht schaden – also Wissen darum, aus welchen guten Gründen diese Autobahnen einst gebaut wurden.

Bei all dem soll dieses Buch helfen.

1.2 Der Kern der Angst – Ein Worst-Case-Szenario

Ängste wirken oft im Verborgenen – vor allem auf subklinischer Ebene sind sie weder von außen sichtbar, noch werden sie bewusst erlebt. Sichtbar und zum Problem werden hingegen die Lösungsversuche und Bewältigungsstrategien für die Ängste, z. B. Perfektionsstreben aus

Angst vor negativer Bewertung, Vermeidung von Alleinsein aus Furcht vor Trennung oder vor Panikattacken usw. Erst wenn diese Lösungsversuche infrage gestellt oder unmöglich werden, wird der Zugang zu den Ängsten und den damit verbundenen Befürchtungen frei. Diese Worst-Case-Szenarien ranken sich im Kern fast immer um die folgenden Themen:

- Angst vor Tod, Sterben, Schmerz und Verletzung
- Angst vor Kontrollverlust über den eigenen Körper, Ohnmacht oder Verrücktwerden
- Angst vor Kritik, Beschämung und negativer Bewertung durch andere Menschen
- Angst vor Trennung, Alleinsein und Verlust wichtiger Menschen
- Angst vor Einsamkeit und Sinnlosigkeit des eigenen Lebens.

Das genaue Nachfragen nach der schlimmsten Befürchtung leistet auch in der Therapie oft einen wichtigen Beitrag zum Verstehen der Symptome und zur Verbesserung der Selbstbeziehung der Patientin (ausführlich dazu in Abschnitt 6.5.1).

1.3 Angst und Furcht

Angst und Furcht bezeichnen, wenn auch nicht trennscharf, unterschiedliche Zustände. Während Furcht sich in der Regel auf eine akute Gefahr bezieht, so kann Angst auch unabhängig von der unmittelbaren Gefährdung sein, wie etwa die Angst vor einem möglichen Unglück in der Zukunft. LeDoux (2016, S. 31 ff.) beschreibt sowohl Angst als auch Furcht als vorausschauende Reaktionen auf Gefahren, aber in unterschiedlichem Zusammenspiel mit dieser Gefahr:

> »Furchtzustände treten auf, wenn eine Bedrohung gegenwärtig ist oder unmittelbar bevorsteht; Angstzustände sind die Folge, wenn die Bedrohung möglich, ihr Auftreten aber unsicher ist.«

Während also für Furcht die Nähe zur unmittelbaren Bedrohung typisch ist, so ist Angst stärker mit Sorge verbunden:

> »... das Selbst [ist] sowohl an der Furcht als auch an der Angst beteiligt. Furcht erleben heißt zu wissen, dass ich selbst in einer gefährlichen Situ-

ation bin, und wenn ich Angst erlebe, mache ich mir Sorgen darum, ob zukünftige Gefahren mich selbst treffen könnten.«

So setzen auch Interventionen bei phobischen (Furcht-)Störungen stärker am Umgang mit den angstauslösenden Situationen an, während etwa bei der generalisierten Angststörung eher die quälenden Sorgen im therapeutischen Fokus stehen.

In Anpassung an den allgemeinen Sprachgebrauch und zur Vereinfachung benutze ich in diesem Buch jedoch fast ausschließlich den geläufigeren Begriff der »Angst«. Wenn nicht anders erwähnt, so ist die »Furcht« dann immer mit gemeint.

1.4 Die zwei Gesichter der Angst

Angst kann Leben retten, eine hilfreiche Ratgeberin sein oder ein Gefängnis und eine Qual. Sie signalisiert, dass etwas unsicher oder bedrohlich ist und verändert werden soll. Als sinnvolle Anpassungsreaktion auf Bedrohungen oder Gefahren ist sie ausgesprochen hilfreich und eine primäre adaptive Emotion. Hüther (1997) bezeichnet die mit Angst verbundene Stressreaktion als Lenkerin für viele neuronalen Anpassungsprozesse. Angst macht kreativ, erfinderisch und aktiv - sie hilft dabei, alte Verschaltungen zu lösen und neue Wege einzuschlagen.

Wenn Angst uns aber dauerhaft überflutet oder wir die Bedrohung nicht abwehren können, wird Angst eine maladaptive Emotion. Sie führt dann nicht dazu, dass wir durch Handeln zu mehr Sicherheit kommen - die Gefahr geht nicht vorbei, lässt sich nicht lösen oder klären. Die Angst bleibt, aber Hilflosigkeit gesellt sich dazu. Manche Bedrohungen, vor denen wir Angst haben, sind real längst vergangen, fühlen sich aber dennoch gegenwärtig an. Angst ist dann ein »Verrutschen in der Zeit«.

Häufig als belastend erlebt wird auch Angst als sekundäre Emotion. Das ist die Angst vor dem Erleben von Angst oder anderen unangenehmen Gefühlen - wie Scham, Hilflosigkeit, Schuld, innerer Unruhe, Heimweh, Versagen. Angst als sekundäre Emotion signalisiert vermeintliche Bedrohlichkeit dieser Gefühle und fordert dazu auf, sie zu vermeiden.

Die Herausforderung im Umgang mit Angst besteht darin zu entscheiden, wo es sinnvoll ist, ihr zu folgen, weil sie reale Gefahr oder Überforderung signalisiert, und wo es Mut und Vertrauen braucht, um sich ihr zu stellen und trotz Angst Neues zu wagen.

2 Klinische Perspektive auf Angst

2.1 Krankheit – Störung – Diagnose: Ist es nur Angst oder schon eine Störung?

Die Begriffe »psychische Krankheit« und »psychische Störung« werden oft synonym verwendet. Im traditionellen medizinischen Verständnis gehören zum Begriff der Krankheit neben spezifischen Symptomen auch bestimmte Ätiologie- und Therapievorstellungen. Da aber im Bereich der Psychiatrie und Psychotherapie glücklicherweise generelle Uneinigkeit über die »wahren« Ätiologien und »richtigen« Therapien herrscht, wurde in den gängigen psychopathologischen Klassifikationssystemen (ICD, DSM) auf ätiologische Erklärungen weitgehend verzichtet und der Begriff der psychischen Störung statt Krankheit gewählt.

Auch aus systemischer Sicht ist der Störungsbegriff sinnvoller, weil er auf Erlebens-, Verhaltens- und Interaktionsprozesse beziehbar ist. Jemand erlebt eine »Störung« in seinem intrapsychischen System oder in seinem sozialen Beziehungssystem, er »fühlt sich gestört«. Der Krankheitsbegriff hingegen impliziert viel stärker ein rein individuelles Defizit.

Aus systemischer Sicht wird eine psychische Störung oder Krankheit als Teil einer

> »... je nach Perspektive als störend oder gestört erlebten Interaktion angesehen, an der eine oder mehrere Personen so sehr leiden, dass ihnen Krankheitswert zugeschrieben wird« (Schweitzer u. von Schlippe 2007, S. 15).

Störung und Krankheit sind daher im systemischen Verständnis keine »objektive« Wirklichkeit, sondern Ergebnisse sozialen Aushandelns. Es sind Zuschreibungen und Wirklichkeitskonstruktionen, die von Personen vorgenommen werden und die auf bestimmten Annahmen beruhen.

Entscheidend für Betroffene, ob sie ihre Angst als »krank/gestört« und behandlungsbedürftig erleben, ist in der Regel das Ausmaß der Lebenseinschränkungen – wenn subjektiv bedeutsame Dinge von Betroffenen nicht mehr getan werden können – und die mit der

Angst verbundenen Probleme (z. B. körperliche Beschwerden, Schlafstörungen, Verspannungen).

2.1.1 Psychische Störungen als Wirklichkeitskonstruktionen

Diagnosen psychischer Störungen wurden als Wirklichkeitskonstruktionen im Kontext von Heilkunde und psychiatrisch-psychotherapeutischem Handeln entwickelt. Sie konstruieren Wirklichkeit auf zwei Ebenen: zum einen auf Konstruktebene – wie Diagnosen überhaupt in der Fachwelt entwickelt werden und Eingang in die Klassifikationssysteme finden, zum anderen auf individueller Ebene der Zuschreibung an eine Person – wie und unter welchen Umständen Diagnosen an Hilfesuchende vergeben werden und welche Auswirkungen das hat.

2.1.1.1 Konstruktebene (ICD, DSM): Diagnosen als Verhandlungsergebnisse

Ob ein Erleben oder Verhalten durch die Expertengremien in den psychiatrischen Diagnosesystemen (ICD und DSM) als pathologisch bewertet wird und wie bestimmte Symptome zu Störungen zusammengefasst werden, dabei spielen alle wichtigen Aspekte von sozialen und gesellschaftlichen Aushandlungsprozessen eine Rolle: Macht und Einfluss, Koalitionen, Zugang zu Informationen und finanziellen Ressourcen etc. Ob ein Phänomen als Störung bezeichnet wird, ist darum nicht nur Folge von wissenschaftlicher Erkenntnis, sondern auch von gesellschaftlichem Druck (erst 1991 wurde Homosexualität als »psychische Störung« aus der ICD gestrichen).

Mit jeder Novellierung von ICD und DSM »entstehen« zudem neue Störungen. So ist etwa im DSM-5 erstmals die Diagnose einer Trennungsangststörung auch bei Erwachsenen möglich. In der ICD-11 wird mit der neuen Diagnose der komplexen PTBS die Vielfalt von Affektregulationsproblemen, negativer Selbstwahrnehmung und Beziehungsstörungen in Verbindung gebracht mit wiederholten oder andauernden traumatischen Erfahrungen. Insbesondere um die Berechtigung der aus meiner Sicht sehr nützlichen Diagnose »komplexe PTBS« gab es heftige Auseinandersetzungen, die dazu führten, dass Patienten diese Störung nun für Diagnostizierende nach ICD-11 »haben« können, während sie sie nach DSM-5 »nicht haben«.

2.1.1.2 Individuelle Ebene: Diagnosen als Hypothesen mit Vor- und Nachteilen

Diagnosen sind in der Logik des Gesundheitswesens die notwendige Zugangsvoraussetzung für Hilfen. Für Menschen, die eine krankenkassenfinanzierte Psychotherapie aufsuchen, gilt darum: Ohne Diagnose keine Therapie.

Welchen Unterschied macht es nun, ob wir das Erleben und Verhalten einer Person als berechtigte, vielleicht auch zu überwindende, dabei aber normale, gesunde Angst ansehen oder ob wir es mit dem Etikett einer psychischen Störung und einer Diagnose versehen?

Diagnosen lassen sich als Hypothesen bzw. Heuristiken verstehen, die dem Ziel dienen, therapeutisch hilfreich zu sein. Der Sinn solcher Heuristiken und die Prüfung der diagnostischen Hypothese ergibt sich daher aus ihrem therapeutischen Nutzen, so wie sich aus konstruktivistischer Sicht die Richtigkeit einer Konstruktion aus ihrem kommunikativen Nutzen ergibt (Ludewig 2009, S. 32 ff.). Eine objektive Bewertung in »krank« oder »nicht krank« bzw. »richtige« und »falsche« Diagnosen ist hingegen weder vollständig möglich noch sinnvoll.

Die Bewertung als »krank« oder »gestört« und die konkreten Diagnosen sollten daher auf ihre hilfreichen und schädlichen Auswirkungen geprüft werden: Welche möglichen Vor- und Nachteile ergeben sich aus einer Diagnose für die betroffenen Patienten, deren Bezugssystem sowie die beteiligten Professionellen (siehe Kasten 1)?

2.1.1.3 Vor- und Nachteile von psychiatrischen Diagnosen

Vorteile:

Schutz vor Überforderung und Abwertung/sozialer Ausgrenzung (»kann nicht« statt »will nicht«)
Entlastung von Schuld und Versagensgefühlen (»Die Krankheit ist schuld« statt »Ich bin zu dumm ...«)

gesicherter Anspruch auf Hilfen wie Psychotherapie, Versorgungssysteme (z. B. Krankengeld)

subjektive Verstehbarkeit und Handhabbarkeit der Symptome sowohl für Patientinnen (»Ich weiß, was mit mir los ist«) als auch für Therapeutinnen (»Ich weiß, was zu tun ist«)

erleichterte Kommunikation unter Professionellen durch Komplexitätsreduktion, Vergleichbarkeit für Forschung

Nachteile:
Risiko der Chronifizierung und Festschreibung von Problemen als selbsterfüllende Prophezeiungen
Probleme werden aus dem Kontext und der Interaktion herausgelöst und einem »Patienten« und seiner »Störung« zugeschrieben
Risiko von Stigmatisierung der Betroffenen
Ausschluss oder Nachteile bei Berufsunfähigkeits-, Lebens- und privaten Krankenversicherungen sowie beruflichen Gesundheitsprüfungen, z. B. vor einer Verbeamtung
Ausblenden von Ressourcen, Stärken und Fähigkeiten der Person
Sinnhaftigkeit und kommunikativer Aspekt von »Symptomen« wird vernachlässigt
gesellschaftliche und soziale Faktoren werden ausgeblendet

Kasten 1: Vor- und Nachteile psychiatrischer Diagnosen

Die kritischen Auswirkungen von Angstdiagnosen halten sich, verglichen mit anderen psychiatrischen Diagnosen (z. B. »Persönlichkeitsstörungen«), sicherlich noch in Grenzen. Positiv aus Patientensicht ist häufig, dass mit der Diagnose z. B. einer Panikstörung oder einer sozialen Angststörung ein Zugewinn an Entlastung, Selbstakzeptanz (»Ich bin nicht dumm und nicht verrückt«), Selbstverstehen und Zugehörigkeit verbunden ist (»Anderen geht es auch so, ich bin nicht allein«). Dies sind zentrale Teile des für das Erleben von Gesundheit so wichtigen Kohärenzgefühls (vgl. das Salutogenesemodell von Antonovsky 1997).

Andererseits fokussiert die Diagnose einer Angststörung stark auf defizitäre Aspekte des Erlebens und Verhaltens (statt z. B. Angst als sinnvolle Bedürfnisinformation zu verstehen). Sie impliziert analog zu medizinischen Modellen das Ziel des »Wegmachens« der Symptome statt Akzeptanz und Integration. Zudem kann die Diagnose einer Angststörung als durchaus stigmatisierend im Sinne von »eingebildet krank« erlebt werden, insbesondere wenn zunächst der organmedizinische Bereich konsultiert und eine »Psycho-Diagnose« vom Patienten als Entwertung seiner körperlichen Beschwerden erlebt wird.

2.1.2 Wie nützlich ist die klinische Diagnosenbrille für systemische Therapeutinnen?

In der Systemischen Therapie spielen psychopathologische Diagnosen als Orientierung für die Therapeutin traditonell eine eher geringe Rolle. Handlungsleitend für die Therapie sind weniger die »objektiven« Störungssymptome, sondern eher deren Auswirkungen für und ihre Bewertung durch die betroffenen Patienten und Systeme. Eine Agoraphobie mit extremer Vermeidung aller Aktivitäten ist so lange keine »Störung«, bis sie von einem der Beteiligten als solche definiert wird. Ludewig (2009, S. 85 f.) schlägt daher vor, statt des Krankheitsbegriffs als Leitidee für klinisches Denken und Handeln das Konzept des »Problems« zu nutzen, da

> »Probleme nicht auf der Abbildung einer unabhängigen Realität beruhen, sondern auf subjektiven Unterscheidungs- und Entscheidungprozessen«.

Diagnostik als eine Form der Komplexitätsreduktion erlaubt es, bestimmte beobachtete Muster Kategorien zuzuweisen, die mit bestimmten Handlungsoptionen verbunden sind (Muster: eine Patientin fährt aus Furcht vor einem Panikanfall nicht allein, sondern nur mit dem Partner Auto; Kategorie: »Sicherheits-Vermeidungsverhalten«, eingeschränkte Autonomie).

Da eine objektive Diagnostik einer Störung oder eines Problems nicht möglich ist, fokussiert Systemische Therapie weniger auf das Symptom Angst selbst als auf das damit verbundene Problem für die Betroffenen, z. B. das Leiden unter den körperlichen Anspannungszuständen, Sorgen über ein Wiederauftreten von Angstattacken oder die Einschränkungen der Handlungsmöglichkeiten.

Dennoch ist es hilfreich, die Sprache und Struktur der klinischen Diagnosen zu kennen und sie, ähnlich wie eine Brille, aufsetzen zu können, um zu schauen, ob sich damit neue Perspektiven auftun, die in der therapeutischen Arbeit hilfreich sind. Denn um das Konzept der Störungsdiagnosen herum gruppiert sich viel therapeutisches Erfahrungs- und Forschungswissen, das sich auf diese Diagnosen bezieht. Fast alle Lehrbücher klinischer Psychologie und Psychotherapie ordnen das darin enthaltene Wissen nach Diagnosen. Man muss als systemische Therapeutin diese Diagnosen nicht »glauben«. Es lohnt sich jedoch, sie zu kennen, um das darauf bezogene klinische Wissen einordnen und mit anderen darüber kommunizieren zu können.

Systemische Therapie findet zudem immer mehr in klassischen Domänen des medizinischen Krankheitsmodells statt, die mit psychopathologischen Diagnosen selbstverständlich operieren: in Kliniken, psychiatrischen Ambulanzen usw. Darum ist es nötig, an diese Systeme und die dort Tätigen wertschätzend anzukoppeln, sodass die Kommunikation auch mit »nicht-systemischen« Expertinnen möglich und nutzbringend ist.

Fazit: Die klinische Diagnosenbrille ist dann hilfreich, wenn sie die Denk-, Fühl- und Handlungsmöglichkeiten von Therapeutinnen und Patienten positiv erweitert – im Sinne des systemischen »ethischen Imperativs«: »Handle so, dass du die Zahl der Möglichkeiten vergrößerst« (von Foerster 1993).

2.2 Angst als klinische Störung

In den folgenden Abschnitten soll nun gezielt die »Diagnosenbrille« aufgesetzt werden, um Probleme, die mit Angst verbunden sind, unter klinischer Störungsperspektive zu betrachten und zu sortieren.

Angst ist Symptom der meisten psychischen Störungen, nur ein Teil davon wird jedoch in ICD und DSM zu den Angststörungen gerechnet. Die therapeutische Arbeit mit Angst ist aber ebenso zentral bei posttraumatischen Belastungsstörungen, Zwangsstörungen, depressiven und somatoformen Störungen. Die systemtherapeutischen Konzepte im Umgang mit Angst, wie sie in späteren Kapiteln beschrieben werden, sind prinzipiell übertragbar auf Angst im Kontext all dieser Störungen.

2.2.1 Häufigkeit, Komorbidität und diagnostische Zuordnung von Angststörungen

Angststörungen sind häufig – etwa 15 % der Bevölkerung erfüllten irgendwann innerhalb der letzten 12 Monate die diagnostischen Kriterien dafür (Jacobi, Höfler u. Strehle 2014).

Es gibt deutliche Geschlechtsunterschiede: Fast alle Angstdiagnosen werden bei Frauen 2–3-mal häufiger als bei Männern gestellt.

Soziale Angst bildet dabei ein Ausnahme, sie wird bei Frauen nur 1,4-mal häufiger diagnostiziert (Morschitzky 2009).

Eine Angststörung kommt dabei selten allein. Die meisten Menschen mit einer Angstdiagnose erfüllen zusätzlich die Kriterien für andere Störungen. Die Gemeinsamkeiten von Angststörungen untereinander sowie mit depressiven Störungen, Zwangsstörungen, somatoformen und posttraumatischen Störungen sind wahrscheinlich größer als die Unterschiede zwischen all diesen Störungskonzeptionen. Dies drückt sich in hohen Komorbiditätsraten der Störungen aus. 50–90 % der Patienten mit einer Angstdiagnose erfüllen die Kriterien für mindestens eine weitere Störung (Morschitzky 2009, S. 190 ff.).

Die Zuordnung einzelner Störungen zur Gruppe der Angststörungen variiert: In früheren Versionen des DSM wurden posttraumatische Störungen und Zwangsstörungen zu den Angststörungen gezählt – im DSM-5 wurde für sie jeweils ein eigenes Kapitel geschaffen.

Zur Diagnose einer Angststörung ist neben den konkreten Angst- und Vermeidungssymptomen immer erforderlich, dass dadurch alltägliche Lebensführung, berufliche Leistung oder soziale Beziehungen eingeschränkt sind und die Person darunter in bedeutsamer Weise leidet.

2.3 Spezifische Phobien

Frau N., eine 24-jährige Studentin, berichtet über massive Flugangst: »Schon Tage vor einem Flug bin ich so angespannt, dass ich nachts kaum schlafen kann. Wenn es dann so weit ist, habe ich die ganze Zeit im Flugzeug das Gefühl, keine Luft zu kriegen, und irgendwie Angst zu sterben. Vor allem bei Turbulenzen ist es eine Katastrophe – bei einem Flug vor ein paar Jahren habe ich die ganze Zeit geweint vor Angst. Das war mir so peinlich, seitdem bin ich nicht mehr geflogen. Erst jetzt in meinem Studium muss ich für Masterarbeit und Auslandssemester wieder fliegen. Zweimal hat mir der Hausarzt dafür Tavor[2] verschrieben.

2 Tavor® (Wirkstoff: Lorazepam) ist ein angstlösendes und beruhigendes Medikament aus der Gruppe der Benzodiazepine. Diese wirken bei Angstsymptomen oft schnell – es besteht aber ein hohes Abhängigkeitsrisiko.

Das hat es einigermaßen erträglich gemacht, ich habe aber inzwischen Angst, davon abhängig zu werden, denn beim letzen Flug musste ich das schon Tage vorher nehmen, um die Zeit bis dahin irgendwie durchzuhalten.«
Die Patientin berichtet, dass sie die Flugangst schon lange kenne, erstmals sei sie aufgetreten, als im Alter von 14 Jahren auf einem gemeinsamen Flug ihr Onkel bei einem Asthmaanfall erstickt sei. Jetzt beim Darübernachdenken falle ihr ein, dass sie danach mehrere Monate nur flüsternd habe sprechen können. Das sei dann irgendwie von allein verschwunden. Sie habe kürzlich erstmals auch beim Autofahren auf der Autobahn so ein mulmiges Gefühl gehabt und wolle nicht, dass die Angst dahin »überschwappe« – darum, und weil die Medikamente ihr zu gefährlich seien, suche sie jetzt psychotherapeutische Hilfe.

Hauptmerkmal der spezifischen Phobien ist die massive und anhaltende Furcht vor bestimmten Objekten (z. B. Spinnen, Spritzen) oder Situationen (z. B. Fliegen mit dem Flugzeug, Gewitter), die wenn möglich vermieden oder nur unter großer Angst ertragen werden. Die Betroffenen schätzen ihre Angst selbst als übertrieben oder unbegründet ein, was aber nicht zur Beruhigung führt. Die Aufmerksamkeit der Betroffenen ist meist in einer Hyperfokussierung stark auf die rechtzeitige Erkennung der jeweiligen Gefahr und deren Vermeidung ausgerichtet. Diese Überaufmerksamkeit geht mit erhöhter Erregung einher, was dazu führt, dass selbst kleine Störungen oder allein die gedankliche Beschäftigung mit der Gefahr (zum Beispiel das Sprechen über Hunde oder fernes Bellen) bereits heftige Erregungszustände bis hin zu Panikattacken auslösen.

Häufigkeit und Typen spezifischer Phobien

Spezifische Phobien sind sehr häufig – bis zu 20 % aller Menschen erfüllen die Diagnosekriterien irgendwann in ihrem Leben, davon Frauen bis zu dreimal häufiger als Männer. Die Phobien sind trotz ihrer Häufigkeit jedoch selten der Grund für die Aufnahme einer Psychotherapie. Betroffene können trotz Vermeidung oft ein Leben ohne drastische Einschränkungen führen.

Die bis zu 200 beschriebenen Formen spezifischer Phobien werden meist in folgende Typen unterteilt (vgl. Morschitzky 2009, S. 78 ff.):

- *Tiertyp:* Die Furcht vor Hunden, Insekten (Spinnen, Bienen), Schlangen oder Mäusen, Katzen und Pferden beginnt oft schon in der Kindheit. Vor allem die häufigen Spinnen- und Schlangenphobien sind jedoch stärker durch Ekel vor möglicher Berührung als durch Furcht vor tatsächlicher Schädigung gekennzeichnet. Ekel ist häufig schwerer überwindbar als Angst.
- Der *Naturgewalten-/Umwelttyp* bezieht sich auf Furcht vor Höhen, Tiefen, Gewitter, Sturm, Feuer, Wasser oder Dunkelheit. Auch diese Ängste beginnen oft früh, zum Teil als entwicklungsphasentypische Kinderängste.
- Beim *Blut-/Spritzen-/Verletzungstyp* besteht Furcht vor dem Anblick von Blut, einer Verletzung oder Injektionen, was sich häufig auf medizinische Behandlungen allgemein ausweitet (Arzt- oder Zahnarztbesuche). Wichtige Besonderheit dieses Typs ist, dass Betroffene oft tatsächlich ohnmächtig werden, im Gegensatz zu anderen Angstpatienten, die dies meist nur befürchten. Es kommt beim Anblick von Blut oder Verletzung nach kurzer sympathischer Aktivierung (Herzschlag- und Blutdruckerhöhung) dann aber zu einem parasympathisch über den Vagusnerv gesteuerten Absinken der Herzfrequenz mit Schwindel und Übelkeit bis hin zur Ohnmacht. Dieses spezielle Muster zeigt oft familiäre Häufungen, wobei sowohl genetische als auch soziale Prozesse eine Rolle spielen können.
- Der *situative Typ* bezieht sich häufig auf die Furcht vor Beengung, wie bei der Benutzung von Verkehrsmitteln (z. B. Flugzeug) oder engen Räumen (z. B. Aufzug). Höhenangst mit Schwindel und Furcht vor dem Herunterfallen wird auch unter diesem Typ eingeordnet. Die vegetative Erregung kann sich bis hin zu Panikattacken steigern. Herausfordernd ist hier manchmal die Abgrenzung zur *Agoraphobie*: Bei der spezifischen situativen Phobie gibt es eng umgrenzte Auslöser für das Erleben von Enge und »Nichtwegkommen« (z. B. Fliegen), während dies bei der Agoraphobie durch eine Vielzahl von Situationen ausgelöst werden kann.
- *Andere Typen:* Hier sind verschiedene Ängste zusammengefasst, wie die vor lauten Geräuschen, kostümierten Figuren sowie vor Verschlucken oder Ersticken beim Essen.

Nur selten treten spezifische Phobien allein auf – die Komorbidität mit anderen Störungen ist mit ca. 80 % sehr hoch, meist sind dies andere Angststörungen, Zwangs- oder depressive Störungen.

2.4 Panikstörung – »Oh je, mir wird so komisch – ich glaub', es geht schon wieder los!«

Herr T., ein 40-jähriger Informatiker, beklagt Angstzustände und Panikattacken mit Todesangst:
»Meist ist mir schon längere Zeit latent unwohl, dann wird mir plötzlich ganz seltsam übel, alles ist wie im Nebel, mir ist innerlich heiß und trotzdem kalter Schweiß überall, ich bekomme so einen Druck auf der Brust, wie ein Zittern am ganzen Körper. Manchmal wache ich aber auch nachts plötzlich in diesem Zustand auf. Seitdem bin ich völlig verstört und ausgebrannt, wie abgekapselt von anderen Menschen. Mein Hausarzt hat mich durchgecheckt und gesagt, ich sei körperlich fit. Mehrere Male habe ich aus Angst vor einem Herzinfarkt nachts sogar den Rettungsdienst gerufen, bin aber aus der Notaufnahme immer ohne Befund entlassen worden. Das hat mich dann kurz erleichtert, auch wenn ich mir schon blöd vorkam – so als würde ich mir das nur einbilden. Meist hält der Frieden ja dann auch nur bis zur nächsten Nacht, dann geht das Karussell von vorne los. Schlafen ist schwierig, ich habe in den letzten Wochen oft ganze Nächte wach verbracht und grüble dauernd nach, was mit mir los ist. Inzwischen habe ich echt Angst, ins Bett zu gehen, weil ich dann vielleicht wieder so eine Attacke kriege. Ich versuche, mich mit Filmen und Internet abzulenken, und gehe allen Situationen aus dem Weg, wo es ruhig ist oder wo ich mit mir und meinen Gedanken allein bin, denn dann geht die Angst mit mir durch, doch irgendeine gefährliche Krankheit zu haben.«
Begonnen habe alles mit einer starken Grippe vor etwa sechs Monaten, die ihn mitten in einer beruflichen Stressphase erwischt habe, wo er über mehrere Monate täglich 12–14 Stunden in einer anderen Stadt gearbeitet habe. Dort sei es ihm oft schwergefallen, Nein zu sagen, obwohl er seine Grenze schon deutlich gespürt habe. Er habe jetzt vom Psychiater Medikamente zur Schlafunterstützung und zur Stimmungsaufhellung verschrieben bekommen, wolle diese aber nicht über längere Zeit nehmen, zumal sie auch nicht wirklich helfen würden.

Bei der Panikstörung leiden Menschen unter unerwarteten, nicht situationsgebundenen Panikattacken *und* starker Angst davor, dass diese wieder auftreten – Panikattacken allein reichen für die Diagnose nicht aus. Vor allem die erste Panikattacke wird häufig als lebensbedrohlich mit extremem Vernichtungsgefühl erlebt und zu einem traumatisierenden Ereignis. Besonders belastende körperliche Erfahrungen einer Panikattacke sind Atemnot, Herzrasen/-klopfen und Schwindel/Benommenheit (siehe Kasten 2). Selbst wenn die letzte Panikattacke schon länger zurückliegt, sind Betroffene davon oft stark geprägt, die Hauptbefürchtung ist: »Ich könnte wieder einen Anfall kriegen und sterben (bzw. erbrechen, verrückt werden usw.).«

Die Panikattacken sind dabei zumindest anfangs nicht situationsgebunden, sondern treten scheinbar plötzlich und wie aus heiterem Himmel auf – im Gegensatz zu anderen Angststörungen, wo auch Panikattacken möglich, aber an konkrete Auslöser oder Belastungen gekoppelt sind. Es kommt zu einer schnellen Aufschaukelung aus vegetativer Erregung und Angst, die schließlich in eine Panikattacke münden kann.

Häufige Symptome einer Panikattacke

- *körperlich:* Herzrasen oder starkes Herzklopfen, Schwitzen, Zittern, Übelkeit, Atembeschwerden, Hyperventilation, Brustenge und -schmerzen, flaues Gefühl im Bauch, Schwindel, Schwächegefühl, Parästhesien (Taubheitsgefühl, Kribbeln), Sehstörungen (wie durch Nebel, Tunnelblick), Mundtrockenheit
- *psychisch:* Angst vor Sterben, Hilflosigkeit oder Kontrollverlust (ausflippen, verrückt werden), Derealisation (die Außenwelt erscheint unwirklich) oder Depersonalisation (»nicht richtig da sein«)

Kasten 2: Typische Symptome einer Panikattacke

Panikattacken dauern meist wenige Minuten bis zu einer halben Stunde. Manchmal beschreiben Patienten auch stunden- oder sogar tagelang anhaltende Zustände, die aber eher ein dauernder Wechsel zwischen hoher ängstlicher Grundanspannung mit starker Erwartungsangst und Eskalationen in Richtung Panik sind.

Oft entwickeln Betroffene in der Folge eine Agoraphobie mit der Angst, in öffentlichen Situationen hilflos zu sein oder die Kontrolle zu verlieren. Bei zusätzlicher Agoraphobie bestehen starke Fluchtimpulse und das Bedürfnis, sich in Sicherheit zu bringen (»Ich muss hier weg!«).

Immer auf »Hab-acht«
Mit dem wiederholten Erleben von Panikattacken unterteilt sich das Leben aus Sicht der Betroffenen häufig in ein »Davor« und »Danach«. Die Selbstverständlichkeit des Lebens wandelt sich in ängstliche Besorgnis vor einer nächsten Attacke, die Aufmerksamkeit verschiebt sich auf innere Körperwahrnehmungen, die allgemeine Anspannung ist hoch – mit der Folge von Schlafstörungen und Unfähigkeit, zur Ruhe zu kommen. Es kommt angesichts der Unkontrollierbarkeit der Panik oft zu Hilflosigkeit und Überforderung.

Viele Patientinnen beobachten sich aus Furcht vor erneuter Attacke intensiv selbst, scannen den Körper auf mögliche Vorboten und bewerten normale Körperempfindungen als bedrohlich (wie z. B. Herzklopfen nach körperlicher Belastung beim Sport oder minimalen Schwindel nach Alkoholgenuss), was oft zu einer massiven Einschränkung von Aktivitäten führt.

Manchmal gab es in der Vorgeschichte auch nur eine oder wenige Panikattacken, die schon lange zurückliegen. Die darauf folgende Angst vor weiteren Anfällen, ängstliche Selbstbeobachtung und Einschränkung von Aktivitäten bestehen aber eventuell über Jahre massiv und anhaltend.

»Das Fass läuft über«
Oft gehen der ersten Panikattacke eine Phase hoher Stressbelastung oder traumatische Erfahrungen voraus, wie Todes-, Verlust-, Gewalt- oder Krankheitserfahrungen, chronische familiäre oder berufliche Belastungen, sodass durch die permanente Übererregung die Schwelle zur Eskalation in Panikzustände abgesenkt ist. Selbst kleine Auslöser können dann das »Fass zum Überlaufen bringen«. Auslöser sind oft auch körperliche Erkrankungen wie ein Herzinfarkt, Magen-Darm-Erkrankungen, Konsum oder Entzug von Alkohol und anderen psychoaktiven Substanzen, was jeweils mit starkem subjektiven Kontrollverlust oder Bedrohungserleben verbunden sein kann.

Vor- und Nachteile der Diagnose
Die Diagnose einer Panikstörung ist für Betroffene häufig mit Entlastung verbunden (»Jetzt weiß ich endlich, was mit mir los ist«), nachdem organmedizinische Untersuchungen oft keine Erklärungen für

das subjektiv extreme Belastungserleben finden konnten. Andererseits bestehen oft nachvollziehbare Zweifel an der körperlichen Unversehrtheit (»Es könnte doch eine versteckte Herzerkrankung sein«). Für manche Menschen ist die Diagnose mit dem stigmatisierenden Etikett von »eingebildet krank«, »Simulant« oder »Psycho« und »es am Kopf haben« verbunden. Dies passiert vor allem dann, wenn Patienten aus der Rettungsstelle oder vom Hausarzt mit dem Befund entlassen werden: »Sie sind kerngesund - Ihnen fehlt nichts!« - oder mit der Aufforderung, die Rettungsstelle »demnächst für wirklich kranke Menschen freizuhalten«.

Häufigkeit und Verlauf
Etwa 2 % aller Menschen erfüllten innerhalb der letzten 12 Monate die Kriterien einer Panikstörung, wobei sehr viel mehr Menschen (15–30 %) einmalig oder gelegentlich in ihrem Leben Panikattacken haben. Frauen sind 2- bis 3-mal häufiger betroffen (Jacobi, Höfler u. Strehle 2014). Der Beginn der Symptomatik ist meist später als bei anderen Angststörungen, oft zwischen dem 20. und 30. Lebensjahr, wobei auch schon Kinder ab dem 8. Lebensjahr die Symptome zeigen können. Wenn Panikstörungen sich nicht schnell bessern, entwickeln bis zu 50 % der Betroffenen Symptome einer Agoraphobie mit ausgeprägtem Sicherheits- und Vermeidungsverhalten, später dann auch oftmals depressive Symptome.

2.5 Agoraphobie - die Angst, in der Falle zu sitzen: »Wenn mir jetzt was passiert ...«

Frau F., 34 Jahre, Polizistin:

»Eigentlich hatte ich mich an die Ängste schon gewöhnt, aber im Moment werden sie immer mehr, ich habe fast dauernd Angst. Am schlimmsten ist es, wenn ich allein bin - ich weiß, dass das bescheuert ist, weil mir ja nichts passiert, aber trotzdem - ich krieg dann Angst, zu ersticken oder einfach zu sterben. Eine totale Panikattacke hatte ich schon lange nicht mehr, zum Glück. Wenn mein Mann auswärts arbeitet, ziehe ich darum in der Zeit zu meinen Eltern, das ist mir schon peinlich. Fliegen oder Autobahnfahren geht gerade gar nicht, dabei würde ich so gern wieder in den Urlaub fahren. Wenn ich zur Arbeit laufe, mache ich einen Riesenumweg, weil der kürzere Weg so wenig bevölkert ist, dass ich Angst habe, dort umzufallen, und dass keiner da ist, der mir hilft. Große Angst habe ich davor, zum Arzt zu gehen – dann könnte ja rauskommen, dass ich zu einer OP ins Krankenhaus muss – und das würde ich nicht aushalten ...«

Die Diagnose der Agoraphobie bezieht sich nicht nur auf Furcht vor offenen oder vollen Plätzen (*agorá* = griech. Versammlungsplatz), sondern auf alle Situationen, bei denen eine Flucht schwierig oder peinlich sein könnte und wo bei Gefahr in Form körperlicher Symptome keine Hilfe erreichbar scheint. Die Kernbefürchtung ist daher, in der Falle zu sitzen: »Ich komme hier nicht weg«, »Wenn mir jetzt was passiert (z. B. Ohnmacht, Panikanfall), ist keine Hilfe da«.

Die Furcht und Vermeidung beziehen sich oft auf eine Vielzahl von Situationen, daher wird die Agoraphobie auch »multiple Situationsphobie« genannt, hierzu gehören:

- Menschenmengen und potenziell überfüllte Räume (z. B. Kinos, Kantinen, Kaufhäuser, Volksfeste, Wartezimmer, Schlangestehen, Vorlesungen im Hörsaal)
- öffentliche Verkehrsmittel (v.a. Flugzeug, U-Bahn, Zug, Bus)
- enge, geschlossene, hohe oder dunkle Räume (z. B. Aufzüge, WC-Kabinen, Tunnel, Höhen, Brücken)
- allein reisen oder weit von zu Hause weg sein, sodass eine Rückkehr ins »sichere Zuhause« nicht möglich ist
- andere Orte, wo spontane Flucht unmöglich oder Hilfe nicht zugänglich ist (z. B. auf der Autobahn fahren, im Stau stehen, allein zu Hause sein, auf einen See hinausrudern, einsame Wanderungen).

Mit Tricks auf »Nummer sicher« gehen: Selbsthilfestrategien mit Nebenwirkungen

Das Leben der Betroffenen ist oft mit einem Netz aus großen und kleinen Sicherheitsstrategien zur Selbstberuhigung überzogen – oberste Priorität hat die Absicherung von Fluchtmöglichkeiten: bei offenem Fenster schlafen, um nicht in Luftnot zu geraten; immer nah am Ausgang sitzen, um im Notfall schnell wegzukommen; stets in der Nähe einer Wand sein, um sich bei Schwindel festhalten zu können; immer eine große Zahl von »Notfallmedikamenten«, Handys usw. mitnehmen, die wie ein magischer Talisman genutzt werden; die Arbeit kündigen, um im sicheren Zuhause bleiben zu können. Manchmal führt die Angst sogar zu einem Umzug in die Nähe eines Krankenhauses, massivem Substanzkonsum und Abhängigkeit von dauernder Hilfe durch Bezugspersonen. Eine Patientin verließ die eigene Wohnung als »sicheren Hafen« in den letzten 10 Jahren nicht weiter als zwei Kilometer. Die damit verbundenen Nebenwirkungen der Einschränkung von Autonomie und Lebensqualität sind den Betroffenen zwar häufig bewusst, werden aber um der gefühlten Sicherheit willen klaglos in Kauf genommen. Erst wenn äußere Umstände die Sicherheitsstrategien infrage stellen, ist der Leidensdruck groß genug, sich therapeutische Hilfe zu holen - wenn wegen der Arbeit das Pendeln in eine andere Stadt nötig ist oder der Partner mit Trennung droht, weil er die Einschränkungen nicht mehr mittragen möchte.

Viele Sicherheitsstrategien und Tricks werden erst auf Nachfrage oder zufällig im Gespräch deutlich.

Frau F.:
»Na klar, mein Handy ist immer dabei - ohne das würde ich das Haus nie verlassen oder allein sein können, ich habe sogar immer zwei - falls eines ausfällt oder der Akku leer ist ... Ich gehe gern schwimmen, aber wenn im Schwimmbad die Außenbahn gesperrt ist, bin ich wieder weg - ich muss immer nah an der Leiter sein ... Plötzliche Planänderungen bringen mich oft völlig aus der Fassung, obwohl ich eigentlich ein spontaner Mensch bin - ich muss mich dann erst neu einstellen, sonst habe ich das Gefühl, dass mir die Kontrolle entgleitet, das halte ich kaum aus. Darum organisiere ich alles selbst, wenn wir uns mit Freunden oder der Familie treffen - die anderen denken, ich mach das halt gern ... Auto kann ich nur fahren, wenn mein Mann neben mir sitzt, aber nicht allein, nicht auf der Autobahn und nicht als Beifahrerin. Im Dienst aber kann ich das, denn zur Not könnte ich ja Sondersignal, also Blaulicht anschalten, da fühle ich mich sicher ... Selbst riskante Einsätze mit Kollegen sind kein Problem, denn da bin ich nicht allein und weiß, dass jemand im Notfall Hilfe holen könnte ...«

Panik und Agoraphobie als Traumabewältigung
Das Gefühl, hilflos in der Falle zu sitzen, ohne fliehen oder kämpfen zu können, ist oft der Kern traumatischer Erfahrungen. Panik und Agoraphobie sind dann als Traumafolgestörung verstehbar: Die traumatische Hilflosigkeit mit Überspannung bis hin zur Panik wird einerseits in vielen Situationen wiedererlebt, andererseits durch die Sicherheitsstrategien scheinbar bewältigt – zumindest kurzfristig. Die alten Belastungen werden dabei oft scheinbar weniger schwer empfunden als die aktuelle Angst.

Noch einmal Frau F.:
»Schlimm wurde es mit den Ängsten, als ich 18 war. Da war ich wegen Bauchschmerzen beim Arzt und der hat einen Tumor im Darm festgestellt. Von einem Moment auf den anderen war ich todkrank. Dann kam sofort die OP, da war ich völlig überfahren und hab gedacht, das überlebe ich nicht. Bis heute ist mein größter Horror, wieder ins Krankenhaus zu müssen und all das mit mir machen zu lassen. Ach so, ja – mein Vater hatte auch mehrmals Darmkrebs, der hat inwzwischen einen künstlichen Darmausgang, das ist wahrscheinlich erblich. Mein Opa ist daran sehr früh gestorben. Komisch – das schreckt mich gar nicht.«
Auf Nachfrage, ob es eventuell früher einmal sinnvoll und wichtig war, möglichst alles unter Kontrolle und »auf dem Radar« zu haben, so wie sie es heute mit ihrem Körper und der Alltagsgestaltung versucht, berichtet sie: »Na ja, das war schon immer so. Mein Vater war eigentlich unberechenbar, vor allem wenn er getrunken hatte. Da hab ich schon vor der Wohnungstür versucht zu hören, wie er drauf ist. Im Notfall konnte ich mich dann zum Glück immer zu meiner Mutter flüchten, die hat mich beschützt.«

Lösungsversuch für festgefahrene Konflikte und Beziehungsregulativ
Bei Panik und Agoraphobie werden oft in besonderem Maße Bezugspersonen als Helfer eingebunden. Dies hat starke beziehungsregulierende Auswirkungen und lässt sich hypothetisch als Lösungsversuch für festgefahrene Beziehungskonflikte und als Ausdruck von Beziehungsbedürfnissen (z. B. nach Nähe, Sicherheit, Autonomie) verstehen.

Frau S., 19 Jahre alt, leidet seit einigen Monaten unter Panikattacken, Krankheitsängsten und jetzt beginnender Agoraphobie. Sie wolle auf gar keinen Fall mehr diese Panikattacken haben, darum horche sie jetzt immer in sich rein und rufe im Notfall ihre Mutter an. Sie berichtet, dass sie eigentlich demnächst zum Studium von zu Hause ausziehen wolle, sich das aufgrund der Symptome aber nicht traue. Sie sei immer ein pflegeleichtes Kind gewesen, sei problemlos mitgelaufen, im Gegensatz zu ihrer jüngeren Schwester, die das Sorgenkind war, um das sich immer alles gedreht habe. Jetzt hätten die Eltern wohl mitgekriegt, wie es ihr gehe, und beide seien sehr besorgt.

Häufigkeit, Auslöser und Verlauf

Die diagnostischen Kriterien für eine Agoraphobie werden irgendwann im Laufe des Lebens von etwa 9 % der Frauen und 4 % der Männer erfüllt (Jacobi, Höfler u. Strehle 2014).

Agoraphobische Symptome entwickeln sich nach ursprünglich spontanen Panikattacken oft als Lösungsversuch zur Bewältigung der Hilflosigkeit im Umgang mit der Panik. Bei fast 90 % der Menschen mit der Diagnose Agoraphobie gab es zu Beginn der Störung eine Panikattacke: Panikstörung und Agoraphobie treten daher sehr häufig zusammen oder zumindest direkt nacheinander auf.

Die Symptome entstehen meist erst im Jugend- und Erwachsenenalter, allerdings beschreiben sich die Betroffenen oft als eher ängstliche, vorsichtige Kinder, zum Teil mit starker Trennungsangst in der Vorgeschichte. Die Störung beginnt dann akut oft nach belastenden Lebensereignissen oder andauernden Stresszuständen. Häufig kulminieren diese Stresszustände in Panikattacken.

Menschen mit Agoraphobie scheint es schlechter zu gelingen, Panik und Übererregung aktiv zu regulieren und als Hinweise für konstruktive Lebensveränderungen zu nutzen. Stattdessen dominieren Flucht und Absicherung als zentrale Strategien, um die Kontrolle zurückzugewinnen.

Frau F. und Frau S. aus den vorherigen Fallbeispielen regulieren ihre Angst und ihr Sicherheitsbedürfnis nach der Erfahrung der ersten Panikattacken stark über Flucht, Vermeidung, Absicherung und Selbstbeobachtung. Herr T. hingegen (siehe »Panikstörung«) zieht aus seiner

Paniksymptomatik den Schluss, »dass mir mein Körper da echt einen Schuss vor den Bug versetzt hat. Eigentlich irgendwie auch gut, denn ohne die Panik würde ich jetzt immer noch in diesem Saustall arbeiten. Jetzt weiß ich, dass auch ich da meine Grenzen habe und darauf achten muss.« Er entwickelt keine Agoraphobie und erholt sich recht schnell.

Agoraphobische Lösungen verstärken sich selbst und neigen dazu, sich auszuweiten, sodass es oft im Verlauf zu einer Generalisierung der Ängste und Sicherheitsstrategien kommt und der Aktionsradius immer weiter eingeschränkt wird. Häufig nutzen die Betroffenen dann Angehörige und immer aufwendigere »Tricks«, um ihren Alltag zu managen. Viele gehen nur in Begleitung ihrer Kinder oder des Partners aus dem Haus und zur Arbeit. Die Partnerschaft und die Beziehung zu den Kindern sind davon oft chronisch belastet. Der Partner einer Patientin drückte das mit den Worten aus: »Deine Angst hat jetzt unsere ganze Familie versklavt.« Nachvollziehbar ist, wie anstrengend die Aufrechterhaltung des Alltags dann ist. In der Folge kommt es häufig zu starker Erschöpfung und Resignation bis hin zu depressiven Störungen, Beziehungskonflikten, schädlichem Konsum von Alkohol und anderen Substanzen. Erst diese krisenhaften Zuspitzungen sind dann oft der Auslöser für die Suche nach Hilfe und alternativen Lösungswegen.

Aufgrund des häufigen gemeinsamen Vorkommens wird von manchen Autoren vorgeschlagen, Panik und Agoraphobie als Teile eines Spektrums zu verstehen, und eine Panik-Agoraphobie-Spektrum-Störung mit folgenden Merkmalsbereichen konzipiert (Cassano et al. 1997, zit. n. Morschitzky 2009, S. 63 ff.):

- Paniksymptome
- Ängstliche Erwartung/Erwartungsangst
- Tendenz zu phobischer Vermeidung
- Bedürfnis nach Beruhigung durch andere
- Erhöhte Empfindlichkeit gegenüber Substanzen
- Erhöhte Stressempfindlichkeit
- Erhöhte Empfindlichkeit gegenüber Trennungs- und Verlusterfahrungen.

2.6 Generalisierte Angststörung (GAS): »Ich darf gar nicht daran denken, was passieren könnte ...«

Frau V., eine 25-jährige Studentin, berichtet:
»Ich bin eigentlich andauernd angespannt, kann kaum noch schlafen und muss oft vor Anspannung weinen. Ich hab vor so vielem Angst, mein Körper zittert dann, ich habe Druck auf Hals und Brust, dass ich manchmal glaube, ich muss sterben. Manchmal kann ich nicht mehr scharf sehen, fühle mich körperlich wie taub und wie in einer Blase, ohne Kontakt nach außen. Ich kann zurzeit kaum etwas für mein Studium machen, meistens geht es mir sofort schlechter, wenn ich den PC anschalte, weil dann die ganzen Sorgen über mein Studium wieder losgehen. Ich habe auch oft Angst vor wirklich sinnlosen Sachen, z. B. mich an verschimmeltem Essen zu vergiften. Oft befürchte ich, dass ich falsche Entscheidungen treffe und damit unglücklich werde, z. B. dass meine ganzen Ängste der Beweis sind, dass ich eigentlich was ganz anderes studieren müsste, aber jetzt nicht mehr zurückkann und deswegen mein Leben lang unzufrieden bin. Obwohl mir das Studium ja eigentlich gefällt! Wenn ich dann mit einer Freundin darüber rede und sie sagt, dass alles o. k. ist, beruhige ich mich schnell wieder und merke, wie übertrieben das ist. Ängstlich und schüchtern war ich schon immer, früher noch viel mehr, auch wenn ich nach außen oft nicht so wirke ... Entscheidungen fallen mir superschwer, oft fühle ich mich in mehrere Richtungen gleichzeitig gezogen und habe Angst, mich falsch zu entscheiden. Bei Stress kommen dann immer wieder Zweifel, ob das alles richtig so ist. Dann denke ich, ich muss alles anders machen, weiß aber nicht, was und wie, und grüble dann darüber nach, bis ich nicht mehr kann und total erschöpft bin ...«

Sorgenketten, ängstliche Erwartung und Stress
Die manchmal auch »Sorgenkrankheit« genannte Störung wird diagnostiziert, wenn ausgeprägte Ängstlichkeit und Sorgen (»worrying«) über eine Vielzahl von Situationen im Vordergrund stehen. Es kommt zu unkontrollierbaren »Sorgenketten« und der Vorahnung zukünftigen Unglücks, wie: »Es könnte X (etwas Schlimmes) passieren, und dann

passiert Y (etwas noch Schlimmeres), das kann ich nur vermeiden, indem ich Z tue, aber das schaffe ich nicht, wie soll ich nur …«

Patientinnen leiden unter allgemein erhöhter Anspannung und körperlichen Stresssymptomen, wie Schlafstörungen, Kopfschmerzen, Muskelverspannungen oder Durchfall. Diese körperlichen Beschwerden sind meist der Anlass für eine erste Vorstellung, meist bei der Hausärztin. Typisch sind außerdem Nervosität, Reizbarkeit, Erschöpfung und Konzentrationsprobleme sowie Derealisationserleben (die Welt ist wie unwirklich) und Depersonalisation (selbst nicht wirklich da sein). Manchmal kommen Panikattacken oder panikähnliche Symptome dazu, wie bei der oben beschriebenen Patientin Frau V.

Schwarzmalerei: Wer das Schlimmste befürchtet, vermeidet böse Überraschungen

An die Sorgen und Ängste haben sich die Personen meist schon so sehr gewöhnt oder sie als Teil ihres Wesens akzeptiert, dass ihretwegen keine Hilfe gesucht wird. Die Inhalte dieser Ängste und Sorgen wechseln häufig, Freud (1926) bezeichnete diese Form der Angstneurose als »frei flottierende Angst«. Die sinnvolle Funktion von Sorgen, nämlich Unsicherheit zu reduzieren und auf mögliche negative Ereignisse vorzubereiten, ist dann verloren gegangen. Die Sorgen laufen aus dem Ruder. Inhaltlich geht es dabei meist um:

- die eigene Gesundheit und die von Angehörigen (»ich könnte krank werden«)
- finanzielle Sicherheit (»mein Partner könnte seine Arbeit verlieren, wir können den Kredit nicht mehr abzahlen und er fängt dann an zu trinken«)
- familiäre und soziale Sorgen (»mein Kind hat einen neuen Freund in der Schule, es könnte unter schlechten Einfluss geraten und Drogen nehmen«)
- Sorgen über den Alltag und das Weltgeschehen (»immer mehr Kriege und immer mehr Gewalt«/»das Finanzsystem könnte zusammenbrechen«)
- mögliches Versagen und Scheitern (»ich könnte meine Prüfung vergeigen und dann bei der Nachprüfung so aufgeregt sein, dass ich auch da scheitere und mein Studium abbrechen muss«)

- existenzielle Themen wie den Sinn des eigenen Tuns, die Beschränktheit des Lebens und die Unausweichlichkeit des Todes (»ich kann nicht daran denken, dass ich mal tot sein werde, das ertrage ich nicht«).

Innerer Dialog: hektische Sorgen und dumpfes Grübeln
Flückiger (2015) beschreibt den inneren Dialog der Patienten als geprägt von

a) Worrying, also Sorgenketten mit gedanklichem Handlungsplanen, um das Eintreten der Befürchtungen zu vermeiden (»um nicht durch die Prüfung zu fallen, muss ich mehr lernen, aber das schaffe ich nicht, wenn ich so aufgeregt bin, darum muss ich ...«),
b) pessimistischem Versumpfen (Grübeln, Rumination) und
c) negativen Grundannahmen, die es erschweren, sich von den Sorgen zu distanzieren (z. B. perfekt sein zu müssen, um Kritik zu vermeiden).

Während das sich innerlich überschlagende Worrying hektisch und schnell geschieht, ist das Versumpfen quasi die apathische, resignative Gegenreaktion, wenn die Sorgenketten ins Leere laufen und keine Entlastung folgt.

Oft glauben Betroffene auch, dass Unglücke in magischer Weise dadurch vermieden werden können, dass man sich intensiv genug sorgt.

Der Fluch der bildhaften Vorstellung – da hilft nur: »Bloß nicht daran denken!«
Das Dilemma der Patienten ist: Einerseits kreist ihr Denken ständig um Worst-Case-Szenarien, andererseits können sie diese nicht als bildhafte Vorstellung zulassen und dadurch verarbeiten, weil sie dann eine Überflutung mit Angst befürchten. Die bildhaften »Horrorszenarien« werden also um keinen Preis zu Ende gedacht, sondern gestoppt durch Sorgen und Ideen darüber, wie man sie eventuell vermeiden kann. Das ist sinnvoll, denn lebhafte Horrorszenarien aktivieren massive Angst- und Abwehrreaktionen. Die Sorgen über die Bedrohung sind dann ein Lösungsversuch, um mit dem Horrorszenario und der Anspannung und Hilflosigkeit umzugehen. Sorgenklienten sind übrigens, wie viele

Menschen, die unter Ängsten leiden, oft Meister in bildhafter Vorstellung – was Fluch und Segen zugleich ist, denn diese Fähigkeit lässt sich genauso gut für die therapeutische Arbeit nutzen.

Meta-Sorgen
Nicht nur die Ängste und Sorgen selbst machen die Störung aus, sondern die Meta-Sorgen, also Sorgen darüber, sich wieder Sorgen zu machen und davon belastet zu sein. Das beeinträchtigt die Fähgkeit, mit den Gefühlen, Gedanken und Körperempfindungen der Angst und Bedrohung konstruktiv umgehen zu können.

Die andere Seite: verantwortungsbewusst, empfindsam und empathisch
Menschen, die sich viel sorgen und gute Antennen für Probleme haben, werden oft als sehr verantwortungsbewusst erlebt – mit dem Sichsorgen geht das Sorgetragen für andere häufig einher. Die Ängste und Sorgen drücken daher auch ein hohes Verantwortungsgefühl und Mitgefühl für andere oder die Welt aus. Sie münden aber nicht in konstruktives Handeln, sondern die Personen verharren in der passiven Sorge.

Ziel der Therapie ist darum nicht unbedingt, sich weniger Sorgen zu machen, sondern mit ihnen konstruktiver und lebenstüchtiger umzugehen. Die hohe Empfindlichkeit für Störungen und Probleme geht oft mit einer Berührbarkeit auch durch positiv bewertete Erfahrungen einher – wie Liebe, Verbundenheit, Schönheit usw.

Häufigkeit, Abgrenzung und Verlauf
Die Diagnose einer GAS trifft für circa 5 % der Menschen irgendwann in ihrem Leben zu, bezogen auf die letzten 12 Monate gilt das für etwa 3 % der Frauen und 1–2 % der Männer (Jacobi, Höfler u. Strehle 2014). Häufig gibt es zeitgleich oder in der Vorgeschichte andere Ängste (z. B. Trennungsangst, spezifische Phobien). Die Störung wird meist zwischen dem 20. und 30. Lebensjahr deutlich, wobei viele Patienten sich schon von klein auf als besorgt und ängstlich beschreiben.

Die Komorbidität vor allem mit anderen Angststörungen, depressiven und somatoformen Störungen sowie schädlichem Substanzgebrauch ist mit ca. 90 % sehr hoch, Grund dafür sind die sich teilweise stark überlappenden diagnostischen Kriterien.

2.7 Soziale Angststörung (Soziale Phobie)

Herr O., technischer Angestellter, 30 Jahre alt:
»Eigentlich hab ich immer irgendwie Stress, wenn andere dabei sind, außer vielleicht bei meinen zwei besten Freunden. Am schlimmsten ist es, wenn ich in einem Meeting angesprochen werde und nichts zu sagen weiß. Wenn ich mit Kumpels unterwegs bin, überspiele ich den Stress, indem ich witzig bin, das kann ich ganz gut, aber nur wenn ich mir vorher Mut angetrunken habe. Wenn die anderen wüssten, wie es eigentlich in mir aussieht, würden die mich wahrscheinlich für einen echten Psycho halten ... Ich hab auch dauernd ein schlechtes Gewissen, so als hätte ich was Schlimmes verbrochen, weiß aber nicht was ...
Wenn ich in der Firma was präsentieren muss, grüble ich immer schon über mögliche Fehler und wie die anderen mich dann auseinandernehmen, dabei sind die eigentlich ganz nett. Wenn sowas ansteht, dann wache ich schon Tage vorher mit Würgegefühl und Übelkeit auf. Eigentlich könnte ich mit meiner misslungenen Schulkarriere stolz sein, dass ich Lehre und Abi geschafft habe, aber ich fühle mich immer als Versager und Außenseiter. Ich entspanne mich eigentlich nur, wenn ich Anerkennung von anderen bekomme - das hält aber nie lange an ...
Eigentlich fühle ich mich fast immer einsam, wenn ich mit anderen zusammen bin, wie unter einer Käseglocke. Am besten geht es mir anonym unter vielen Menschen. Dabei will ich gern Beziehungen, auch zu einer Frau, aber das hat noch nie geklappt. Ich hab solche Angst davor, was andere denken! Das ist seelisch immer ein Auf und Ab zwischen aufgewühlt und niedergeschlagen, wie ein ewiger Kampf. Manchmal hasse ich alle anderen so sehr, dass ich nicht weiß, wohin mit meiner Wut ...«

Bei der sozialen Angst kreisen die Befürchtungen der Betroffenen um die negative Bewertung durch andere Menschen. Neben der Angst ist Scham das vorherrschende Gefühl. Die Hauptbefürchtung ist: »Die anderen lehnen mich ab, finden mich unangenehm oder peinlich, weil ich ... dumm/hässlich/nervös/schwach/langweilig bin oder zittere/rot werde/stottere usw.« Die Angst bezieht sich darauf, im Zentrum der Aufmerksamkeit zu stehen und sich dann peinlich oder beschämend zu verhalten. Solche Situationen sind vor allem:

- unstrukturierte Interaktionen und Aktivitäten in kleinen Gruppen (z. B. Pause im Seminar, Small Talk auf einer Party, Flirten und alle Kontakte zu potenziell attraktiven Personen)
- Leistungs- und Prüfungssituationen (z. B. einen Vortrag halten, Prüfungen, Bewerbungsgespräche, bei einer Besprechung eigene Ideen vorstellen, Kontakt mit Autoritäten)
- sich in der Öffentlichkeit zeigen und dabei eventuell beobachtet werden (z. B. essen, trinken, schreiben oder Sport machen vor anderen, in Bus oder Zug angeschaut werden, im Geschäft etwas aussuchen oder anprobieren)
- eigene Interessen vertreten (den Nachbarn wegen lauter Musik ansprechen, im Geschäft etwas zurückgeben).

Für die Diagnose einer *spezifischen sozialen Phobie* genügt es, wenn Angst oder Vermeidung in einer Art von Situationen vorliegen, z. B. vor einer größeren Gruppe zu sprechen. Die gleiche Diagnose, aber meist viel schwerwiegendere Probleme haben Menschen, bei denen fast alle sozialen Situationen starke Angst und Vermeidungsimpulse auslösen, also Personen mit einer *generalisierten sozialen Angst*.

Betroffene befürchten, in den jeweiligen Situationen nichts sagen zu können, zu stottern, zu erröten, zu zittern oder zu erbrechen und dann kritisiert, abgelehnt, ausgelacht oder gedemütigt zu werden. Sie leiden unter starker vegetativer Erregung, zusätzlich können eben das befürchtete Erröten, Zittern oder Harndrang tatsächlich auftreten. All diese Körpersymptome werden vor allem deshalb gefürchtet, weil sie mit der Angst verbunden sind, dadurch noch unangenehmer oder peinlicher aufzufallen.

Selbstbeobachtung, Kontrolle und Vermeidung als Lösungsversuche
Verschärfend wirkt die hohe Selbstaufmerksamkeit in Form eines maximal kritischen Außenblicks, mit dem sich die Betroffenen permanent scannen und versuchen, ihre Symptome zu kontrollieren (»Mein Gesicht glüht, ich werde sicher wieder rot! Und meine Hände zittern ja! Die anderen halten mich bestimmt für total unfähig«).

In dem Wunsch, die Symptome zu kontrollieren, werden häufig Alkohol, Cannabis oder Medikamente (v. a. Betablocker, Benzodiazepine) konsumiert.

Dazu Herr O.:
»Eigentlich kann ich ohne Alkohol nicht mit anderen zusammen sein, schon gar nicht auf einer Party, oder in einer Gruppe ausgehen. Meist glühe ich dann schon zu Hause vor, um aufzutauen. Das Problem ist, dass ich letztens bei einer Party mit Kollegen wieder die Kontrolle verloren, erbrochen habe und einen Filmriss hatte. Irgendjemand hat mich dann nach Hause gebracht. Jetzt frage ich mich, was ich da alles gesagt und gemacht habe, und traue mich vor Scham fast gar nicht mehr in die Firma. Immer dieses Gefühl, dass alle jetzt über mich tuscheln: ›Da ist wieder dieser peinliche Typ – total verspannt, und wenn er säuft, rastet er aus.‹«

In einer Art »Sei-spontan-Paradoxie« fordern die Betroffenen von sich Lockerheit und Spontaneität und prüfen sich diesbezüglich andauernd selbst. Tatsächlich wird Spontaneität aber gerade durch einen Verzicht auf Selbstkontrolle ermöglicht und durch einen Fokus auf die Situation im »Hier und Jetzt« statt auf innerliche Prozesse und die Bewertung durch andere.

Leistungs- vs. Interaktionsängste: Vortrag oder Small Talk?
Soziale Ängste beziehen sich bei manchen Menschen ausschließlich auf typische Leistungssitationen, in denen das eigene Verhalten explizit bewertet wird, wie das Halten von Vorträgen, mündliche Prüfungen, Gespräche beim Chef usw. Die gleichen Menschen, die dort extrem gehemmt und ängstlich reagieren, können in geselliger Runde entspannt und redegewandt sein. Oft gibt es hier als Auslöser eine einschneidende belastende Erfahrung, z. B. panikartige Symptome, massive Kritik, Demütigung oder Beschämung in entsprechenden Leistungssituationen.

Andersherum können sich brillante Rednerinnen oder begabte Schauspieler in informellen Interaktionen, z. B. auf Partys, beklommen und abgelehnt fühlen oder sich in spontanen Gesprächen ängstlich, hölzern und wortkarg verhalten, weil es keine vorgegebene Rolle und keinen strukturierten Ablauf der Interaktion gibt.

Häufigkeit, Abgrenzung und Verlauf
Die Häufigkeitsangaben zur sozialen Angststörung schwanken stark – zwischen 3 % und 8 % der Bevölkerung erfüllen im Laufe eines Jah-

res die Kriterien der Störung (Morschitzky 2009, S. 99; Jacobi, Höfler u. Strehle 2014). In diesen Häufigkeiten sind jedoch spezifische und generalisierte soziale Angststörungen vermischt. Das Geschlechterverhältnis scheint ausgeglichener als bei anderen Angststörungen. Soziale Ängste beginnen oft in später Kindheit und frühem Jugendalter mit ausgeprägter Schüchternheit und sozialem Rückzug. Sie scheinen bei jüngeren Menschen besonders stark vorhanden zu sein.

Generalisierte soziale Ängste sind oft mit großem Leid verbunden. Soziale Situationen lassen sich schlecht vermeiden, und selbst wenn das gelingt, werden damit zentrale Grundbedürfnisse nach Bindung, Beziehung und Zugehörigkeit (bei Interaktionsängsten) oder nach Wachstum, Entwicklung und Bestätigung eigener Leistung (bei Leistungsängsten) verletzt.

Damit einher gehen oft geringer Selbstwert, chronische Scham, Depressivität und Isolationsgefühle. Gerade bei generalisierten Sozialängsten ist die Komorbidität mit depressiven Störungen und Abhängigkeitserkrankungen sehr hoch.

Prüfungsangst

Die häufige Prüfungsangst wird von vielen Autoren als Form der (spezifischen) sozialen Phobie vom Leistungstyp angesehen (z. B. Morschitzky 2009; Fehm u. Fydrich 2011), da Furcht vor Bewertung und Kritik oft im Vordergrund stehen. Eine gute Darstellung von Prüfungsangst und (hypno)systemischen Therapieoptionen dazu findet sich bei Häublein (2018).

Ein ausführlicher Beitrag zur Systemischen Therapie der sozialen Angststörung findet sich im in dieser Reihe erschienenen Band von Jochen Schweitzer und Kolleginnen (Schweitzer et al. 2020).

2.8 Trennungsangst

Die Trennungsangststörung wurde in DSM-5 und ICD-11 erstmals auch für Erwachsene konzeptualisiert, sie gilt in der ICD-10 noch als spezifische Angststörung des Kindesalters.

Die Hauptbefürchtung der Betroffenen besteht in übermäßiger Angst, von Bezugspersonen getrennt oder verlassen zu werden. Während diese wichtigen Personen im Kindesalter meist die Eltern sind, bezieht sich die Trennungsangst im Erwachsenenalter auch oft auf Partner und eigene Kinder. Die Sorgen der betroffenen Personen kreisen häufig darum, dass dem Partner etwas zugestoßen sein könnte oder dieser die Person verlassen könnte. Häufig zeigen sich Albträume von Trennungen und starke Belastungssymptome vor und während Trennungssituationen.

Wie bei vielen Angststörungen wird jedoch oft weniger die Angst selbst sichtbar, sondern symptomatisch sind vor allem die Lösungsversuche im Umgang mit der Angst: Dies sind dann z. B. Eifersucht und Verdächtigungen, verbunden mit der Forderung nach Entkräftung dieses Verdachts durch den Partner oder Kontrollversuchen über dessen Aufenthaltsort. Die Personen bleiben eventuell in schädigenden oder unbefriedigenden Beziehungen, versuchen Trennungen zu verhindern und alles mit dem Partner gemeinsam zu machen. Wenn es dann doch zu einer - vorübergehenden - Trennung kommt, so ist dies für die Betroffenen oft mit extremer Belastung verbunden. Dies stellt Beziehungen vor eine große Belastungsprobe.

Auch die geringe Selbstständigkeit und ausbleibende Ablösung Erwachsener von ihren Eltern oder die Parentifizierung und Einschränkung der Autonomie eigener Kinder können vor dem Hintergrund von Trennungsangst verstanden werden.

Neue Störung oder fortbestehende kindliche Trennungsangst?
Carmassi et al. (2015) stellten nach Auswertung epidemiologischer Daten fest, dass zwar ein Teil kindlicher Trennungsangststörungen bis ins Erwachsenenalter andauert - die Mehrzahl der Erwachsenen mit dieser Diagnose entwickelt die Symtome jedoch erst im Erwachsenenalter. Die Lebenszeitprävalenz bei Erwachsenen wird von den Autorinnen mit 5-6 % angegeben. Die Komorbiditätsraten mit anderen Störungen, vor allem Angststörungen, scheinen hoch zu sein. Besonders enge Zusammenhänge werden mit der Panikstörung diskutiert.

2.9 Krankheitsängste/Hypochondrie

Die Angst oder ängstliche Überzeugung, an einer schweren Krankheit zu leiden (oft Krebs- oder Herzerkrankungen) und körperliche Symptome daraufhin fehlzuinterpretieren, findet sich bei Angstklienten häufig. Krankheitsängste bilden diagnostisch eine Schnittmenge zwischen Angst-, Zwangs-, depressiven und somatoformen Störungen, was ihre Zuordnung erschwert und die klinische Diagnosenbrille an ihre Grenzen bringt[3].

Herr H., 42 Jahre, Arzt:
»Sie mögen glauben, ich wäre kerngesund, aber körperliche Beschwerden machen mir ganz schön zu schaffen. Seit ein paar Monaten sind es vor allem Bauchschmerzen, die mich nachts plagen. Dieses Muster des Ruheschmerzes spricht leider sehr für Pankreaskrebs. Ich überlege jetzt seit Wochen schon, ob ich dazu bei uns im Krankenhaus einen Ultraschall machen lassen sollte, um Klarheit zu bekommen, aber andererseits fürchte ich mich vor der Klarheit, die ich dann bekomme, denn die Prognose von Pankreaskrebs ist extrem schlecht, das macht mir wiederum solche Angst, dass ich bisher keinen Termin zur Untersuchung gemacht habe ...
Vor lauter Grübeln darüber kann ich nachts manchmal nicht schlafen und werde so aufgeregt, dass ich schon mehrmals fast eine Panikattacke bekam. Das Thema Krankheiten zieht sich durch mein Leben, mal mehr, mal weniger. Bis etwa letztes Jahr hatte ich starken Schwindel, da hat sich dann nach mehreren Untersuchungen herausgestellt, dass eine Kardiomyopathie vorliegt, und, na ja, das Risiko für plötzlichen Herztod liegt immerhin bei 1,5 %. Neben den körperlichen Beschwerden sehe ich bei mir inzwischen Zeichen einer Depression, ich schaffe es vor Erschöpfung oft nicht zur Arbeit und war jetzt zwei Wochen krankge-

3 Die Krankheitsangststörung (DSM-5) bzw. Hypochondrie (ICD) findet in den Klassifikationssystemen keinen rechten Platz. Sie wird nicht zu den Angststörungen im engeren Sinne gezählt – in der ICD-11 fällt sie unter die Zwangsstörungen, im DSM-5 wird sie sowohl unter Angststörungen als auch unter somatischen Belastungsstörungen geführt. Trotz ihrer Häufgkeit, v. a. in hausärztlichen Praxen, wurden Krankheitsängste bisher wenig diagnostiziert. Dies mag daran liegen, dass bisher nach ICD-10 und DSM-IV eine Hypochondrie ausgeschlossen war, wenn die Symptome nur während einer Angststörung oder Depression auftreten. Zugleich ist der Begriff der Hypochondrie stark stigmatisierend und die Störungsbeschreibung impliziert einen »unbelehrbaren« Patienten (ICD-10: »ständige Weigerung, den Rat ... mehrer Ärzte zu akzeptieren, dass den Symptomen keine körperliche Erkrankung zugrunde liegt«). Auch dies könnte von der Vergabe der Diagnose abgehalten haben – die Formulierung der »Krankheitsangststörung« im DSM-5 erscheint weniger abwertend.

schrieben. Ich mache mir auch sonst viele Gedanken, am schlimmsten sind aber die Ängste vor Krankheit ...«

Nach Morschitzky (2007) stehen im Mittelpunkt der hypochondrischen Störung meist schwerpunktmäßig entweder phobische Krankheitsängste oder Krankheitsüberzeugungen. Die Lösungsversuche im Umgang mit der Angst sind dann sehr verschieden.

Krankheitsüberzeugung: Checking Behavior - zu viel Selbstfürsorge
Ein Teil der Patienten kann sich kaum von der Überzeugung distanzieren, bereits eine schwere Krankheit zu haben. Sie untersuchen »auffällige« Körperstellen intensiv, was kurzfristig beruhigt. Sobald die Gedanken oder Beschwerden wieder auftreten, beginnt das Checking von vorne. Dies ähnelt dem Auftreten von angstbesetzten Zwangsgedanken, die bei zu großer Spannung durch neutralisierende Handlungen (Checking) bekämpft werden, wodurch es kurzfristig zu einer Abnahme der Spannung kommt. Zur Absicherung und Beruhigung suchen die Patienten alle verfügbaren Informationen in Medien, wiederholte Diagnostik und viele Ärzte auf, im Extremfall in einer Art »Doctor-(S)hopping« in der Hoffnung, endlich auf den »richtigen« Arzt zu stoßen, der die bislang unerkannte Krankheit entdeckt.

Krankheitsphobie: Vermeidung von Arztkontakten – zu wenig Selbstfürsorge
Andere Betroffene befürchten ständig, krank zu sein, vermeiden aber jede aktive Auseinandersetzung damit, insbesondere Arztbesuche, und versuchen sich aktiv abzulenken. Dies hat Ähnlichkeiten mit phobischer Vermeidung (»Wenn im Fernsehen was über Krankheiten kommt, muss ich umschalten, sonst steigere ich mich da rein«). Die Folge kann sein, dass medizinisch sinnvolle und notwendige Untersuchungen unterlassen werden. Sollte den körperlichen Symptomen tatsächlich eine schwere Erkrankung zugrunde liegen, so würde diese nicht erkannt.

Patienten mit hypochondrischen Ängsten suchen selten direkte Hilfe bei einer Psychotherapeutin, sondern konsultieren in der Regel organmedizinische Ärzte und stellen diese dabei vor häufig große Herausforderungen, sodass die Patienten in hausärztlichen Praxen zwar häufig, aber nicht »beliebt« sind. Neben der erhofften Entlastung führen die Arztbesuche oft zu weiterer Verunsicherung, nach folgenden Mustern:

- »Sie sind körperlich gesund, aber ich würde Ihnen eine Psychotherapie empfehlen«: Der Patient fühlt sich als »Simulant« oder »eingebildet krank« abgestempelt.
- Oder: »Da ist nichts, aber sicherheitshalber empfehle ich noch folgende Untersuchungen«: »Wenn der Arzt sich nicht sicher ist, dann habe ich vielleicht doch was Ernsthaftes ...«.

2.10 Andere Störungen, bei denen Angst im Vordergrund steht

2.10.1 Posttraumatische Belastungsstörungen (PTBS)

Angst, Übererregung und Vermeidung sind Symptome sowohl der PTBS als auch von Angststörungen. Dies spiegelt sich in hoher Komorbidität zwischen beiden Störungsgruppen wider. Gründe dafür scheinen sowohl unscharfe Abgrenzung bzw. Überlappung der diagnostischen Kriterien zu sein als auch gemeinsame Prozesse der Auslösung und Aufrechterhaltung der Störungen.

Sowohl im DSM-5 als auch in der ICD-11 wird die PTBS durch folgende Symptombereiche beschrieben:

1. *Wiedererleben: »Verrutschen in der Zeit«*
   Tauchen sensorische Trigger auf, die an das alte Erleben erinnern, so kann dadurch ein dissoziatives Wiedererleben der alten Erfahrung in Form von Flashbacks, Albträumen oder sich aufdrängenden Erinnerungen ausgelöst werden. Die alte Erfahrung wird jedoch meist nicht als Erinnerung empfunden (d. h. vergangen, raumzeitlich eingeordnet), sondern als gegenwärtig: »Es passiert gerade jetzt!«

Beispiel: Ein Klient stellt fest, dass das körperliche Erleben der Panikattacken, die er bisher meist in Überforderungssituationen erlebte, dem Körpergefühl in Situationen aus der Kindheit ähnelt, wenn der Vater in manische Erregungszustände abglitt.

Das Wiedererleben der alten Erfahrung geschieht dabei oft nur in Fragmenten (z. B. nur Bilder oder Gefühle oder Körperreaktionen), z. B. könnte ein Klient mit sexuellen Missbrauchserfahrungen Panik und Ekel in Intimsituationen empfinden, ohne dabei Bilder der alten Situation vor sich zu sehen oder die erlebten Gefühle damit bewusst zu verbinden.

2. *Übererregung und veränderte Reaktivität*
   Traumatisches Erleben ist meist mit Übererregung (Hyperarousal) verbunden. Dies zeigt sich in Form von Schreckhaftigkeit, unspezifischen Ängsten, Konzentrationsstörungen, Schlafstörungen, Unfähigkeit zu entspannen und schneller Auslösung von Panikattacken oder Wutausbrüchen.
3. *Vermeidung*
   Vermeidung dient dazu, das mit starker Furcht, Angst oder Ekel verbundene Wiedererleben der alten Erfahrungsfragmente vorsorglich zu unterbinden. Vermieden werden dabei sowohl konkrete äußere Situationen und Trigger mit Bezug zum Trauma (z. B. Autofahren nach Unfall, intime Beziehungen nach sexueller Gewalt) als auch traumabezogene Gefühle, Gedanken/Assoziationen und Beziehungen, was oft mit Entfremdung sowie der generellen Vermeidung von Nähe und Vertrauen einhergeht.

Im DSM-5 wird als Symptomgruppe zusätzlich »negative Veränderungen in mit dem Trauma assoziierten Kognitionen oder Affekten« aufgeführt, das sind z. B.:

- die Unfähigkeit, wichtige Aspekte des traumatischen Ereignisses zu erinnern
- anhaltende oder übersteigerte negative Überzeugungen in Bezug auf die eigene Person, andere Personen oder »die Welt«
- anhaltende veränderte Gedanken über die Ursache oder die Folgen des traumatischen Ereignisses
- anhaltend negatives Gefühlserleben, wie z. B. Angst, Schuld, Schamgefühle
- deutliche Verminderung von Interesse oder sozialen Aktivitäten
- Gefühl der Losgelöstheit oder Entfremdung von anderen
- eingeschränkte Wahrnehmung von positiven Affekten, z. B. die Unfähigkeit, zärtliche Gefühle zu empfinden.

In der ICD-11 findet sich dieser zuletzt genannte Symptombereich v. a. in der neu eingeführten Diagnose »*komplexe PTBS*« wieder. Diese **komplexe posttraumatische Belastungsstörung** umfasst neben den Symptomen aus den oben genannten drei klassischen Symptomgruppen der einfachen PTBS zusätzlich:

- Probleme in der Emotionsregulation,
- ein negatives Selbstbild verbunden mit Gefühlen von Scham, Schuld oder Versagen sowie
- Schwierigkeiten in den Beziehungen zu anderen Personen und dabei, anderen nah zu sein.

Typische Traumafolgen sind zudem eine große Bandbreite an weiteren dissoziativen Symptomen, wie z. B.:

- Amnesien
- Schmerzunempfindlichkeit, unklare und wechselnde körperliche Beschwerden
- Depersonalisation, z. B. das Erleben, aus dem eigenen Körper herausgehen zu können
- Derealisation, z. B. veränderte Zeit- und Raumwahrnehmung (alles wie von Ferne oder durch einen Schleier wahrzunehmen, Tunnelblick, schwankender Boden)
- Dämmer- oder Trancezustände
- plötzliche schwere Wutausbrüche ohne erkennbaren Grund.

Sowohl Angststörungen im engeren Sinn als auch die PTBS sind mögliche Traumafolgestörungen. Praktisch orientiert sich die diagnostische Abgrenzung am Bezug der Symptome zu traumatischen Ereignissen und dem Kriterium des Wiedererlebens. Beides ist im Einzelfall oft nicht eindeutig.

2.10.2 Weitere Störungen

Angst findet sich als häufiges Symptom zudem in den diagnostischen Beschreibungen der folgenden Störungen, auf die hier nicht ausführlicher eingegangen werden kann:

- Zwangsstörungen
- depressive Störungen
- somatische Belastungsstörungen

- ängstlich-vermeidende bzw. selbstunsicher-vermeidende Persönlichkeitsstörung
- substanzinduzierte Angststörungen
- Angststörungen bei körperlichen Erkrankungen
- Psychosen.

3 Ideenpools: Theoretische Perspektiven auf Angst

In den folgenden Abschnitten sollen einige wichtige Perspektiven auf Angst beschrieben werden, die in den Neurowissenschaften, der Psychoanalyse, der Verhaltenstherapie etc. entwickelt wurden. Bei deren Auswahl habe ich vor allem solche Konzepte und Ideen berücksichtigt, die in systemische Ansätze eingeflossen, mit ihnen verwandt oder kompatibel sind – die somit einen Ideenpool auch für systemisches Arbeiten bieten können.

Die Darstellung dieser »nichtsystemischen« Ansätze in diesem Buch hat mehrere Gründe. Systemische Psychotherapie als relativ neues Verfahren ist ohne den historischen Kontext, ohne die Erkenntnisgewinne früherer Theorien und Methoden aus anderen Therapieverfahren nicht denkbar. Eine systemische Theorie kann zudem als Meta-Theorie von Psychotherapie viele Konzepte, Methoden und Hypothesen anderer Therapieverfahren und psychologischer Theorien integrieren (vgl. Kriz 2010). Trotz unterschiedlicher Grundannahmen über Krankheit und Gesundheit, Wirklichkeit, Kausalität und die Rolle des Therapeuten können viele dieser Ideen aus anderen Ansätzen auch in der systemischen Therapie einen Beitrag zum Hypothesen- und Methodenpool der Therapeutin und für das Selbstverstehen der Patienten leisten.

3.1 Neurobiologische Perspektive auf Angst

Vorab eine Begriffsklärung: Wenn in diesem Abschnitt von den neurobiologischen Grundlagen von Angst bzw. Furcht die Rede ist, so ist damit nicht Angst als subjektives und bewusstes Gefühl gemeint, sondern dessen Ausgangsbasis: das zentrale Alarm- und Abwehrsystem unseres Gehirns, das bei Bedrohungen aktiviert wird[4] (LeDoux 2016; Grawe 2004).

4 Joseph LeDoux, der wie kein anderer die neurobiologischen Grundlagen von Angst erforscht hat, plädiert in neueren Arbeiten (LeDoux 2016) dafür, die Begriffe Angst und Furcht nur für bewusste Gefühle zu nutzen und die zugrunde liegenden, unbewusst ablaufenden neurobiologischen Funktionen als Prozesse der Bedrohungsverarbeitung und -abwehr zu beschreiben. Genau genommen ist also auf neurobiologischer Ebene nicht von einem Angst- oder Furcht-System die

Eine Beschreibung der Neurobiologie der Angst beinhaltet bei einem so komplexen System wie dem menschlichen Gehirn vielfältige und enorme Wechselwirkungsprozesse. Die Darstellung hier ist jedoch notwendigerweise sehr reduziert. Mein Bemühen ist es darum, bei aller Vereinfachung keinen erwiesenen Unsinn zu erzählen und die Auswahl auf solche Aspekte einzugrenzen, die für die therapeutische Arbeit mit Angst unmittelbar nutzbar sind.

3.1.1 Woher wissen wir, dass wir Angst haben?

Auch wenn die meisten Menschen ein ziemlich ähnliches Bild von Angst haben und uns eine Verständigung darüber scheinbar universell möglich ist, so lohnt es sich, kurz innezuhalten und nach den Informationen zu suchen, die wir brauchen, um Angst zu fühlen.

Joseph LeDoux, der wohl prominenteste Forscher auf dem Gebiet der Angst aus neurowissenschaftlicher Sicht, versteht Emotionen als psychologisch konstruierte Zustände und plädiert dafür, die Begriffe von Angst und Furcht ausschließlich für bewusste Gefühle zu verwenden. Bewusste Gefühle sind nicht biologisch verdrahtet wie etwa die neuronalen Überlebens- und Abwehrschaltkreise rund um die Amygdala (hierzu gleich mehr).

Angst als bewusstes Gefühl wird, ähnlich dem Kochen einer Suppe, aus einer Vielfalt von Zutaten im Arbeitsgedächtnis erzeugt (LeDoux 2016, S. 362 ff., siehe Abb. 1 auf S. 56). Diese Zutaten oder Erscheinungsebenen von Angst sind dann vor allem:

- angstbezogene sensorische Inputs und deren Verarbeitung
- der Erregungszustand des Gehirns (Arousal)
- die Aktivität der Überlebens- und Abwehrschaltkreise um die Amygdala
- Feedback über körperliche Vorgänge (»mein Herz rast, meine Hände schwitzen«)
- Gedächtnisprozesse
- exekutive Funktionen wie die Aufmerksamkeitsausrichtung auf Gefahren, die Benennung als gefährlich usw.
- Verhalten, z. B. Fluchtimpulse.

Rede, sondern von den *neuronalen Schaltkreisen der Bedrohungsverarbeitung* und der *Abwehrreaktionen*.

Erst durch die genaue Zusammensetzung der einzelnen Zutaten »wissen« wir, ob wir Angst, Aufregung, Nervosität, Unsicherheit, Besorgnis, Furcht, Panik oder Entsetzen fühlen.

Diese Zutaten und deren Auswirkungen auf die »Suppe« zu kennen, ist in der Therapie von Bedeutung. Therapeutische Arbeit besteht dann nicht darin, die bisherige »Angstsuppe« auszukippen, sondern in einer Veränderung der Zutaten und Differenzierung des Geschmacks, sodass sich vielleicht Panik in Aufregung verwandelt oder Angst in sorgende Vorsicht.

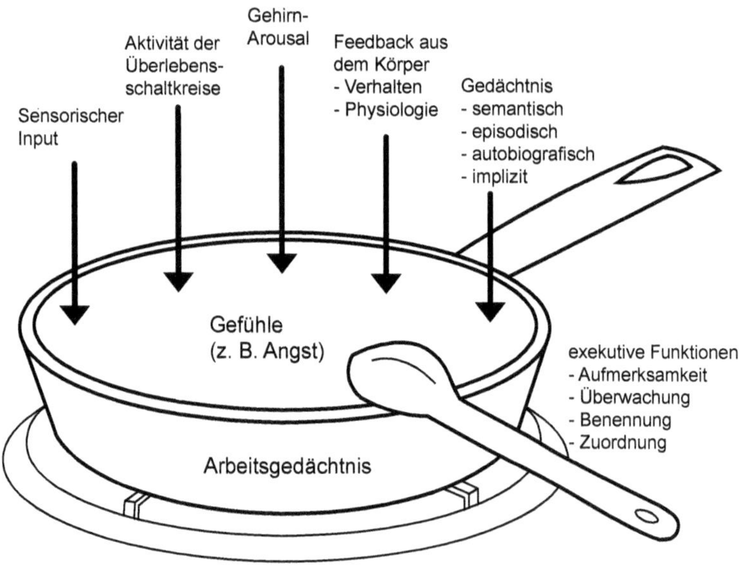

Abb. 1: Angst als Suppe (nach LeDoux 2016, S. 362)

3.1.2 Das Denker-Häschen-Modell und die Neurobiologie der Angst

Das von Hantke und Görges (2012) entwickelte »Denker-Häschen-Modell« (s. Abb. 2) beschreibt das Zusammenspiel von älteren Gehirnbereichen – die wir stammesgeschichtlich mit anderen Säugetieren (und teilweise auch mit den Reptilien) teilen - mit den genuin menschlichen Gehirnarealen, der Großhirnrinde (Neokortex). Stellvertretend für die Säugetiere und das autonome Nervensystem steht hier ein Häschen - sodass wir vom Häschen-Gehirn sprechen. Der Neokortex wird als »Denker-Gehirn« bezeichnet. Das Modell entstand ursprünglich im traumatherapeutischen Kontext, lässt sich aber gut auf die Arbeit mit Angst übertragen. Welche Funktionen sind nun mit Häschen und Denker verbunden?

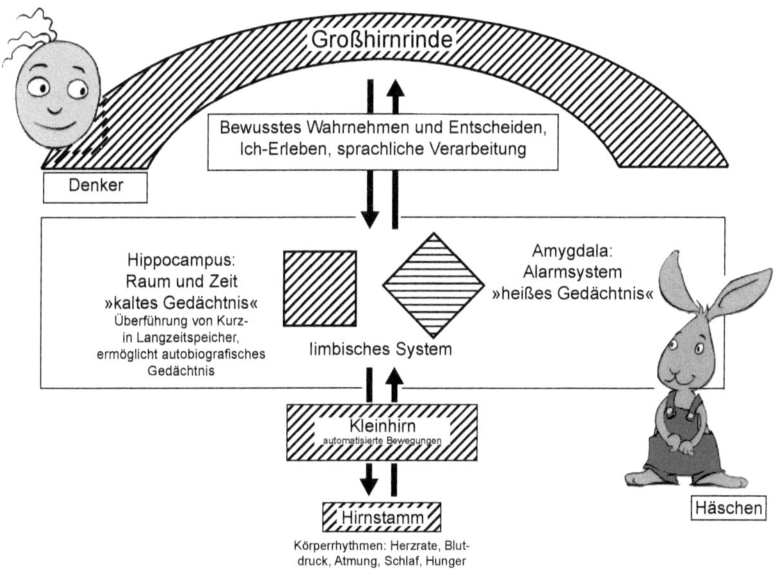

Abb. 2: Denker und Häschen, wenn alles o. k. ist (nach Hantke u. Görges 2012)

3.1.2.1 Das Häschen: Für Sicherheit sorgen und Energie sparen

Das Häschen-Gehirn mit seinen effektiven Verschaltungen ins autonome Nervensystem dient der Sicherung des Überlebens und ist über Jahrmillionen der Evolution darauf geprägt, Bedrohungen schnell zu erkennen, Energie für wichtige Körperfunktionen bereitzustellen und mit dieser Energie effizient umzugehen. Folgende Strukturen sind hier besonders wichtig:

- das limbische System oder vereinfacht Gefühlssystem – ein komplexes Zusammenspiel verschiedener Strukturen mit Amygdala, Hippocampus und Hypothalamus als zentralen Elementen. Deren Funktion ist für das Verstehen von Angst besonders wichtig und wird unten genauer beschrieben.
- das Kleinhirn, in dem automatisierte Bewegungsabläufe gespeichert sind, z. B. Gehen, Essen oder Fahrradfahren. Es steuert Bewegung und Raumempfinden auf nicht-bewusster Ebene.
- der Hirnstamm – der Bereich direkt oberhalb des Rückenmarks, wo in engem Zusammenspiel mit dem limbischen System zentrale Rhythmen und Funktionen des Körpers gesteuert werden, z. B. Blutdruck, Herzrate, Atmung, Temperatur, Hunger, Schlaf-Wach-Rhythmus etc.

3.1.2.2 Der Denker: Beobachter, Sinngeber, Problemlöser

Hiermit ist die Großhirnrinde (Neokortex) gemeint, v. a. der präfrontale Kortex (PFC), der stammesgeschichtlich neueste und zugleich größte Teil des Gehirns, der das limbische System umschließt. Durch ihn werden unsere spezifisch menschlichen Fähigkeiten ermöglicht: die Wahrnehmung und Interpretation sensorischer Informationen, Sprache, Gefühlswahrnehmung, Reflexion, Empathie, vorausschauendes Planen und Selbstkontrolle sowie ein großer Schatz an deklarativem Wissen. Seine Stärke ist es, Probleme zu lösen. Aus systemischer Perspektive der Kybernetik 2. Ordnung bildet der Denker mit dem Häschen ein System und ist gleichzeitig innerer Beobachter dieses Systems. Diese Fähigkeit zur inneren Beobachtung oder Reflexion ist kein Selbstzweck: Sie dient der Integration des Gesamtsystems, der Erschaffung von Sinn und einer Ordnung der Wahrnehmung.

Meist sind Häschen und Denker ein gutes Team (s. Abb. 2) und arbeiten eng miteinander verbunden. Wenn es jedoch hart auf hart kommt, wenn also der Organismus entweder bedroht ist oder nicht genügend Energie zur Verfügung steht, dann wird der Denker in den Stand-by-Modus geschaltet, während das Häschen mit seinen lebenssichernden Funktionen weiterhin aktiv ist. Das Häschen wird dann zum unangefochtenen Chef – dies ist für Zustände von Angst und Panik von einiger Bedeutung. Dazu später mehr, zunächst zum Häschen.

3.1.2.3 Das Häschen-Gehirn und seine Rolle bei Angst

Alarmanlage Amygdala: die Zentrale für Bedrohungsabwehr
Für den Umgang mit Bedrohungen und die Steuerung von Abwehrreaktionen ist die Amygdala (deutsch: Mandelkern) die zentrale Schaltstelle im Häschen-Gehirn. Dieses Areal in beiden Temporallappen, direkt unterhalb des Neokortex, ist verantwortlich für das Verknüpfen von Erinnerungen mit Emotionen und damit für die emotionale Schnellerkennnung von Situationen. Es wird vor allem mit Angst- und Furchtkonditionierung in Verbindung gebracht - ist allerdings auch am Erleben anderer Emotionen beteiligt.

Die Amygdala ist vergleichbar mit einer Alarmanlage, die alle sensorischen Informationen auf potenzielle Gefährlichkeit hin überprüft, indem sie diese auf Ähnlichkeit zu bekannten Gefahrenreizen scannt. Die Amygdala empfängt diese Informationen noch vor der bewussten Wahrnehmung und unter Ausschluss des Denkers, also noch bevor diese in den jeweiligen sensorischen Projektionsfeldern ankommen. Wichtig ist, dass es sich dabei um extrem schnelle und unbewusst ablaufende Prozesse handelt. Die Amygdala ist daher in der Lage, die Abwehr einer Bedrohung einzuleiten, noch bevor sie uns bewusst ist.

Wenn die Amygdala etwas als gefährlich bewertet, aktiviert sie blitzschnell über den Hypothalamus das sympathische Nervensystem. Die damit verbundenen hormonellen Veränderungen (z. B. Ausschüttung von Kortisol) führen zu starker sympathischer Aktivierung (Erhöhung von Herzrate und Blutdruck, Schwitzen) und motorischem Abwehr-/Fluchtverhalten.

Ein Beispiel: Ich liege im Urlaub am Strand, lesend auf einer Liege. Plötzlich spüre ich ein Kribbeln auf meinem Bauch, hebe den Blick von meinem Buch, und bevor ich irgendetwas denken kann, springe ich mit einem Schrei von der Liege auf und wische eine große Spinne mit einer schnellen Bewegung weit von mir weg.

»Neurons that fire together, wire together«
Die Amygdala verknüpft Reize über klassische Konditionierungsprozesse: Wenn ein gefühlt lebensbedrohlicher Panikanfall mit leichtem

Herzklopfen begann, so kann in Zukunft ein bisher als harmlos erlebtes Herzklopfen allein schon massive Angst- und Abwehrreaktionen auslösen. Durch die Verknüpfung von ursprünglich neutralen Reizen mit unkonditionierten Angstreizen entsteht ein Angst-/Furcht-Netzwerk. Die Amygdala ist zudem unser »heißes Gedächtnis«: Je höher das Spannungslevel, desto aktiver und lernbereiter ist sie (während die Zentrale des »kalten Gedächtnisses«, der Hippocampus, am besten bei mittlerer Spannung funktioniert und unter Hochstress abschaltet).

Der Hippocampus: Ein Tiger im Zoo ist kein Tiger im Dschungel
Der Hippocampus ist für die raumzeitliche Einordnung von Reizen und den Abgleich mit früheren Erfahrungen zuständig. Er ermöglicht uns ein autobiografisches Gedächtnis, indem er Erfahrungen in Raum (Wo war das?) und Zeit (Wann war das?) einsortiert. Er ist in etwa der »Bibliothekar« unseres Gedächtnisses, der die ankommenden Informationen mit passenden Signaturen versieht und in die richtigen Regale einsortiert. Der Hippocampus bildet die Schaltstelle zwischen dem Kurz- und dem Langzeitgedächtnis und daher zugleich eine wichtige Verbindung mit dem Denker und der dort gespeicherten »Bibliothek«.

Der Hippocampus bewertet Gefahr anhand des Kontextes, in dem ein Reiz auftritt. Das Brüllen eines Tigers im Dschungel ist gefährlich und löst wahrscheinlich Angst und Fluchtimpulse aus, im Zoo jedoch führt es nur zu einem kurzen Schreck. Der Hippocampus kann also die Furcht eindämmen, indem er die Merkmale einer Situation feiner analysiert und einen Reiz als ungefährlich bewertet.

Fortsetzung Beispiel: So kann es sein, dass ich nach meinem Sprung von der Liege meine lachende Tochter sehe und die Spinne im Sand, die sich nicht bewegt, weil sie aus Gummi ist – sodass ich eine Sekunde später erleichtert auflache, weil ich einem Fehlalarm aufgesessen bin.

Der Hippocampus liefert also wichtige Kontextinformationen an die Amygdala. Diese Kontextinformationen können deren Reaktionen hemmen (keine Gefahr) oder weiter anfeuern (reale oder erinnerte Gefahr).

Während aber die Amygdala bei zunehmender Spannung umso aktiver ist, so ist es beim Hippocampus genau umgekehrt: Er braucht ein ausgeglichenes Spannungslevel, ist sehr störanfällig und schaltet unter hoher (aber auch extrem niedriger) Spannung ab. Daher wird er - im Gegensatz zur Amygdala - auch als »kaltes Gedächtnis« bezeichnet. Seine Fähigkeiten stehen uns unter extremem Stress nicht oder kaum zur Verfügung - Gefahrensignale der Amygdala können dann nicht bewertet und eingeordnet werden.

3.1.2.4 Der Denker und seine Rolle bei Angst

Präfrontaler Kortex: die Angstbremse
Während die Verarbeitung von Gefahrenreizen über die Amygdala schnell, unbewusst und ungenau erfolgt (»quick and dirty«), so gibt es den langsameren, aber genaueren Weg der Informationen vom Thalamus zum Hippocampus und vor allem zum präfrontalen Kortex (PFC, »high road«). Während der Hippocampus nur einen verhältnismäßig kleinen Speicher und ein einfaches Ordnungssystem hat, so verfügt der Denker mit dem präfrontalen Kortex über ein enormes Potenzial an Informationen und möglichen Verknüpfungen.

Der PFC kann die Amygdala beeinflussen und so die Form und Intensität der Abwehrreaktionen an die tatsächliche Situation anpassen. LeDoux (2016, S. 163 f., S. 455 ff.) stellt fest,

> »dass der PFC (...) die Amygdala steuert und dass diese Regulation bei Menschen mit pathologischen Angstzuständen gestört ist. Man kann sich die Amygdala als Gaspedal für die Abwehrreaktionen vorstellen und der PFC (...) ist die dazugehörige Bremse.«

So kann der PFC etwa trotz der Erfahrung eines Hundebisses die Abwehrreaktion der Amygdala abschwächen, wenn man einem Hund begegnet, der schwanzwedelnd gestreichelt werden möchte.

Das Zusammenspiel von Häschen (Amygdala, Hippocampus) und Denker (präfrontalem Kortex) bei Wahrnehmung eines Angstreizes wird in Abbildung 3 noch einmal verdeutlicht.

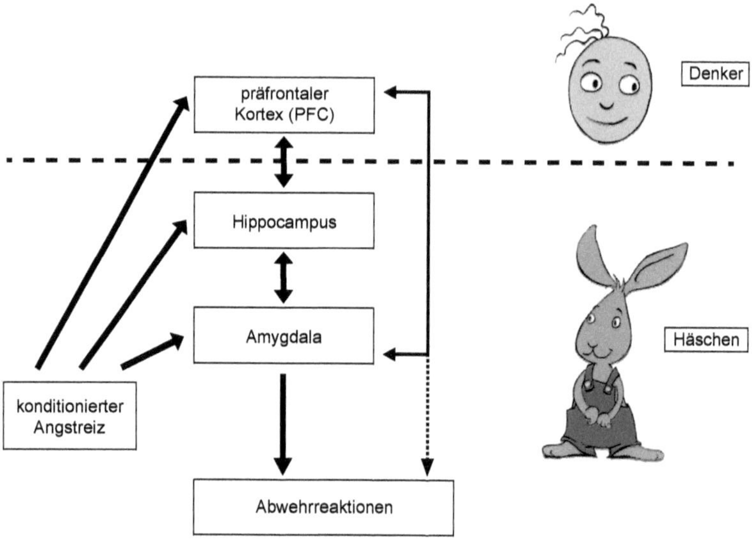

Abb. 3: Das Zusammenspiel von Amygdala, Hippocampus und PFC bei Abwehrreaktionen auf Angstreize

Der Denker und sein PFC können aber (ebenso wie der Hippocampus) ihre Aufgabe nur erfüllen, wenn die Spannung sich in einem tolerierbaren »grünen Bereich« befindet. Denn bei Hochspannung und maximalem Stress funktioniert nur noch die Amygdala gut und leitet automatisierte Notfallreaktionen ein - Denker und Hippocampus sind dann abgemeldet. Darum zunächst zum grünen Bereich:

Der grüne Bereich: Wo Denker und Häschen ein gutes Team sind

Das Fenster der mittleren Spannung nenne ich den »grünen Bereich«, Hantke und Görges (2012) bezeichnen es als »Ressourcenbereich« (s. Abb. 4, S. 64). Die Idee stammt vom Psychiater und Neurobiologen Daniel Siegel, der diesen optimalen mittleren Spannungszustand »Toleranzfenster« nennt. Außerhalb dieses mittleren Spannungslevels liegen einerseits extreme Übererregung (Hyperarousal, in Extremform bei einer Panikattacke) und andererseits Unterspannung (Hypoarousal, wie in Zuständen von starker Erschöpfung, Benommenheit, Apathie oder, im Extrem, dissoziativer Ohnmacht). Im grünen Bereich sind Denker und Häschen gut verbunden, es gibt eine optimale Verarbeitung von Informationen sowie Zugriff auf Ressourcen und Lernfähigkeit. Wir können wahrnehmen, was in uns und der Welt passiert und darauf adäquat reagieren. Selbst kurzer »Amygdala-Alarm« kann gut abgefedert werden, wie in dem o. g. Beispiel mit der Spinne. Der grüne Bereich ist keineswegs statisch, sondern abhängig von einer Vielzahl von Variablen, wie Alter, Stimmung, erfüllten Grundbedürfnissen (Schlaf, Essen, Sicherheit etc.), positiven oder negativen Bewältigungserfahrungen von Stress u. v. m. Bei Kindern ist der grüne Bereich noch sehr eng, sie benötigen bereits bei kleinen Spannungsausschlägen Hilfe von Erwachsenen, um sich zu regulieren. Aber auch wer als Erwachsener hungrig, müde und akut verunsichert ist, hat einen engeren grünen Bereich, als wenn die Grundbedürfnisse versorgt sind - es reicht dann ein kleiner Spannungsanstieg, um die Spannungskurve aus dem grünen Bereich in Richtung Notfallreaktion zu schicken.

3.1.2.5 Notfallreaktion: Die Amygdala als Alleinherrscherin

Warum folgen Menschen ihren Ängsten selbst dann, wenn sie (bzw. ihr Denker) diese als irrational und unnütz erkannt haben? Warum ist der gut gelernte Stoff unter Stress in der Prüfung nicht mehr abrufbar? Warum kriegt jemand im Kontakt mit einem als attraktiv empfundenen Gegenüber vor Angst kein Wort heraus, kann aber in vertrauter Runde witzig und schlagfertig sein?

Was verändert sich, wenn die mit Angst und Furcht verbundene Spannung den grünen Bereich verlässt, meist in Richtung Hyperarousal? In diesem Zustand werden Denker und auch Hippocampus weitgehend abgeschaltet. Stattdessen aktiviert das Häschen-Gehirn automatisch durch die Amygdala evolutionär geprägte Häschen-*Notfallreaktionen*[5]. Diese sind nur noch zu einem geringen Teil der bewussten Kontrolle zugänglich. Die vier prototypischen *Notfallreaktionen* (s. Abb. 4) des Häschen-Gehirns sind Kampf oder Flucht (*fight or flight*), Erstarrung (*freeze*) oder, als letzte Möglichkeit, Apathie/Ohnmacht (Totstellreflex).

5 Der Begriff der Notfallreaktion stammt aus der frühen Stressforschung und wurde in diesem Zusammenhang erstmals von Walter B. Cannon 1914 für Kampf und Flucht als Stressreaktion verwendet (Hüther 1997, S. 28).

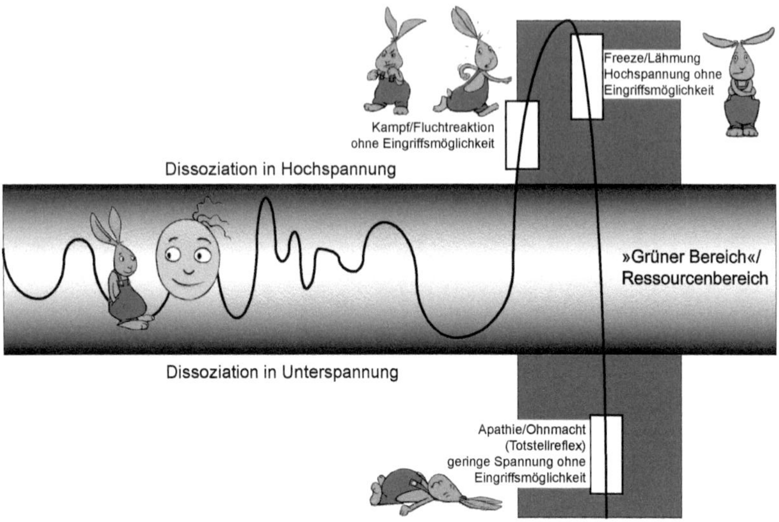

Abb. 4: Grüner Bereich und Notfallreaktionen mit Dissoziation in Hoch- oder Unterspannung (nach Hantke u. Görges 2012)

Bei Bedrohungen werden bei Säugetieren im Hyperarousal häufig zunächst Kampf oder Flucht aktiviert. Lässt sich die Bedrohung damit abwenden, so kehrt die Erregung langsam in den grünen Bereich zurück. Sind Kampf oder Flucht aber unmöglich oder helfen sie nicht, die Spannung zu regulieren und die Bedrohung abzuwenden, so tritt Erstarrung ein, eine Art Einfrieren auf gleichbleibend hohem Spannungslevel. In diesem handlungsunfähigen Zustand ähneln wir einem Reh im Scheinwerferkegel eines Autos. Die mit der hohen Spannung verbundene Belastung ist jedoch extrem energieaufwendig und lässt sich darum nicht lange aufrechterhalten. Bei vielen Tieren folgt auf diese drei stark sympathisch gesteuerten Reaktionsmuster als letzte Option das Totstellen, ein parasympathisch bestimmter Zustand mit stark reduzierten Körperfunktionen und sehr geringer Spannung, eine Extremform des Hypoarousal. Das Totstellen hat für Beutetiere zudem evolutionär lebensrettende Funktion, wenn das Raubtier dann von ihm ablässt. Dieser Spannungsabfall im Angesicht bedrohter Sicherheit äußert sich bei Menschen in Apathie, Erleben von starker Isolation und Unverbundenheit, innerer Leere, Depressivität bis hin zu Depersonalisation, Derealisation, Ohnmachtsanfällen oder auch plötzlichem Einschlafen (wie es z. B. von Soldaten des 1. Weltkriegs im Schützengraben mitten im Gefecht berichtet wurde). Sowohl Hoch- als auch Unterspannung (Hyper- und Hypoarousal) führen somit zu einer Dissoziation zwischen Denker und Häschen - aktive Handlungssteuerung durch den Denker ist nicht mehr möglich (s. Abb. 4 und 5).

Das subjektive Angsterleben findet sich meist in den Notfallreaktionen Flucht und Erstarrung (freeze) wieder. Allerdings sind auch Kampf und Apathie/Ohnmacht oft nicht weit von Angst entfernt.

Hierzu eine Erfahrung von Herrn O. (siehe Abschnitt 2.7):
Herr O. hat sich nach langem Zögern zu einem ersten Treffen mit einer Online-Bekanntschaft verabredet. Die bisherige elektronische Konversation per Chat war angeregt und witzig. Auch der erste Teil des Treffens in einem Café verläuft besser als gedacht, die Frau findet ihn nett. Herr O. wird jedoch zunehmend von Gedanken geplagt wie: »Jetzt findet sie mich noch o. k., aber wenn sie erst weiß, dass ich noch nie 'ne Freundin hatte, wird sie mich für den totalen Freak halten ...« oder »Ich schaffe das nicht, mit ihr später Sex zu haben, dann merkt sie, was ich für einen Versager bin«. Als der Abend später wird, fragt sie ihn auffordernd: »Und was machen wir jetzt, wir könnten noch zu mir gehen?« Die Anspannung von Herrn O. ist nun extrem hoch, er spürt seinen Puls rasen, hört die Stimme der Frau wie von fern, sodass er nur noch weg will, aber sich gleichzeitig wie unter Strom und gelähmt fühlt. Er tut so, als würde er ihr weiter zuhören, und ringt sich mühsam ein schiefes Lächeln ab, die Zeit scheint wie in Zeitlupe zu fließen (Erstarrung). Als die Frau dann kurz zur Toilette geht und wiederkommt, packt es ihn wie ferngesteuert - er verabschiedet sich unter einem Vorwand hastig und verlässt das Café mehr rennend als gehend (Flucht). Nach kurzer Erleichterung, der Situation entronnen zu sein, empfindet er Scham: »Was bin ich für ein Versager - ich bin zu blöd« und die Spannung steigt erneut. Als ihm dann ein offensichtlich verliebtes Pärchen entgegenkommt, rempelt er es aggressiv an. Als der Mann ihm wütend nachkommt und ihn zur Rede stellen will, pöbelt er weiter und spürt Erleichterung dabei, ihn zu Boden zu schubsen (Kampf). Zu Hause in seiner Wohnung angekommen, fällt

er auf sein Bett und fühlt sich leer und apathisch, seine Gedanken scheinen nicht zu ihm zu gehören, auch der Körper fühlt sich an wie fremd (Apathie/Leere/Totstellen).

Denker und Häschen in der Notfallreaktion: Neue Erfahrungen werden nicht integriert

In der Notfallreaktion ist der Denker außer Gefecht gesetzt und auch der Hippocampus kann die dabei erlebten Erfahrungen nicht abgleichen und einsortieren. Viele Angstpatienten »überstehen« immer wieder schwierige Situationen, ohne dass die Angst jedoch nachlassen würde. Der erhoffte Lerneffekt stellt sich also nicht ein. Ein Grund dafür ist, dass diese Erfahrung des Überstehens nicht integriert und verankert wird, weil die hierfür zuständigen Areale (Hippocampus und Denker) in der Notfallreaktion inaktiv sind (s. Abb. 5). Lernen und die Integration neuer Erfahrungen gelingen nur, wenn Patienten sich mit ihrer Spannung im grünen Bereich befinden.

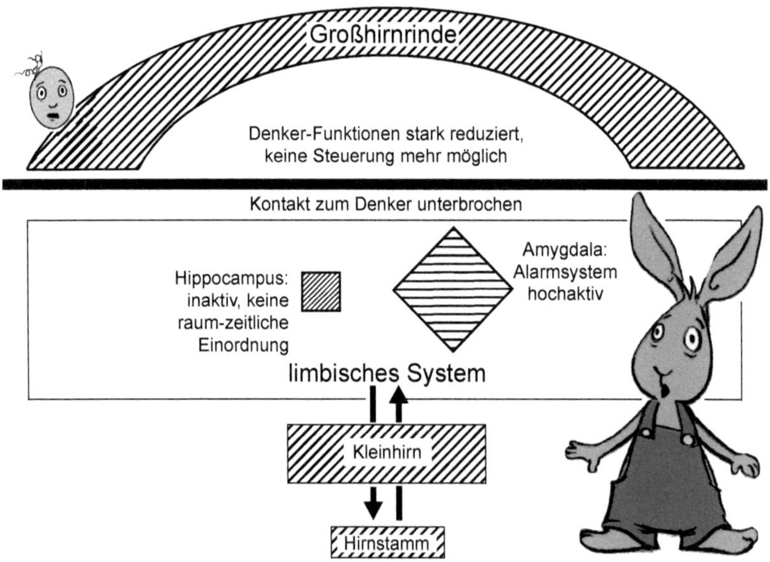

Abb. 5: Dissoziation zwischen Denker und Häschen in der Notfallreaktion (nach Hantke u. Görges 2012)

Das Häschen bei Angstpatienten lernt: Nur Flucht hilft
Für viele Angstpatienten ist die Gefahr jedoch nicht so einfach zu bannen wie in dem Beispiel mit der Spinne und es kommt nicht zur erleichternden Erkenntnis des Fehlalarms. Vielmehr erleben sie in wichtigen Situationen immer wieder Notfallreaktionen wie der Patient aus dem Beispiel oben (Herr O.). Sie befinden sich in wiederkehrenden Zuständen von extremer Spannung bis hin zu Panikattacken, suchen dann verzweifelt nach Erleichterung, finden sie aber nicht, da Denker und Hippocampus abgeschaltet sind, die Amygala nicht mehr regulieren können und bewusstes Handeln nicht mehr möglich ist. Und während der Denker von Herrn O. sich im Nachhinein fragt, warum er das nicht hingekriegt hat und stattdessen so peinlich weggelaufen ist, so hat Herrn O.'s Häschen nur eins gelernt: Die Begegnung mit der Frau war gefährlich, denn alles war auf Alarm. Nur Flucht hat geholfen, diese furchtbare Spannung und Erstarrung zu lösen.

Angst kann nicht gelöscht, aber gehemmt werden
Die angstbezogenen neuronalen Verknüpfungen der Amygdala habituieren nicht oder nur unzureichend (LeDoux 2016). Die Verknüpfungen verschwinden also nicht, auch wenn nach einem Angstreiz die befürchtete Konsequenz immer wieder ausbleibt. Die in früheren verhaltenstherapeutischen Konfrontationstherapien vertretene Idee der Habituation bzw. Löschung von Angst scheint daher nicht zuzutreffen (Hoyer u. Heinig 2015; Grawe 2004). Stattdessen ist die Wirkung von Konfrontation eher auf positive Bewältigungserfahrungen zurückzuführen, die durch eine Hemmung des Amygdala-Inputs über den PFC zur Verminderung des Angsterlebens führen (sog. Inhibitionslernen, ausführlicher dazu im Abschnitt 3.3.2).

Extremer oder andauernder Stress verengt den grünen Bereich und erhöht die Grundspannung
Vor dem Beginn von Angststörungen finden sich häufig kritische Belastungen: Trennung, Verlust von Bezugspersonen, Verlust des Arbeitsplatzes, einschneidende Erkrankungen etc.

In der Folge kommt es zu einem verengten grünen Bereich, erhöhter Daueranspannung und schnellerer Bereitschaft zur Auslösung von Notfallreaktionen, z. B. in Form von Panikattacken. Übererregung als chronische Stressreaktion erhöht somit die Bereitschaft zu traumatischer Verarbeitung auch von Belastungen, die in einem stabileren, ausgeglicheneren Zustand durchaus integriert werden können.

Kontrollierbare und unkontrollierbare Stressreaktionen

Hüther (1997) betont, dass Angst immer Teil von Stressreaktionen ist. Wenn sich eine Belastung als kontrollierbar erweist, so wandelt sich Angst in ein Erleben von spannender Herausforderung, positiver Aufregung, Zuversicht und Lust. Unkontrollierte Stressreaktionen jedoch führen zu weitreichenden Dysregulationen vor allem der sogenannten Stressachse, des HPA-Systems (hypothalamo-hypophyseo-adrenokortikales System), mit anhaltender Stimulation der Ausschüttung des »Stresshormons« Kortisol. Es entsteht chronischer Stress mit Übererregung und dauerhaft eingeschränktem grünen Bereich, sodass bereits kleinere Stresssignale die Spannung aus dem grünen Bereich heraus und zu Notfallreaktionen führen.

Generalisierung: Das Angstnetzwerk wird größer

Immer mehr Reize, die mit der Angstsituationen verknüpft sind, werden über die Amygdala als bedrohlich bewertet und darüber selbst zu Auslösern von Notfallreaktionen. So werden nach einer ersten Panikattacke im Kaufhaus zunächst Kaufhäuser, dann Menschenansammlungen und schließlich alle möglichen unerwarteten Körperempfindungen zu Auslösern von Übererregung, die in Notfallreaktionen münden (z. B. Flucht durch Verlassen der Situation, Erstarrung etc.).

Die Grundlagen von Angst und Furcht werden ohne Denker gelernt

Angst ist überwiegend unbewusst gelernt und Angstreaktionen werden unbewusst ausgelöst. Die Amygdala strickt ein Angstnetzwerk ohne bewusstes Erleben, d. h., sie verknüpft ursprünglich neutrale Reize mit Bedrohungsreizen, sodass diese ehemals neutralen Reize dann selbst Stressreaktionen auslösen, die gar nicht bewusst als Angst erlebt werden.

Auslöser von Angst sind meist innere Prozesse statt äußerer Bedrohungen

Im Gegensatz zum echten Häschen auf der Wiese, das bei herannahenden Schatten oder beim Knacken eines Zweiges vor Bussard oder Fuchs flieht, sind die Auslöser für eine Amydala-Aktivierung bei uns Menschen oft nicht im Außen zu finden. Grawe (2004, S. 97) betont:

> »Angst haben wir vor allem dann, wenn wichtige motivationale Ziele bedroht werden, wenn wir also zu scheitern drohen, uns ein wichtiger Verlust droht ... Es sind die Bedeutungen, die diese Lebenssituationen im Hinblick auf unsere motivationalen Ziele haben, die so bedrohlichen Charakter annehmen können, dass unsere Amygdala dauernd überaktiviert ist. Weder diese Bedeutungen noch die hinter ihnen stehenden motivationalen Ziele müssen uns bewusst sein, aber die Amygdala feuert unabhängig davon.«

Die Amygdala kapert Arbeitsspeicher und Aufmerksamkeitsfokus
Auch außerhalb von Notfallreaktionen, also bei nur moderater Anspannung, verlaufen mehr Bahnen von der Amygdala zum PFC als umgekehrt, d. h., die Amygdala steuert unsere Aufmerksamkeit und Wahrnehmung. Angstbezogene Amygdala-Aktivität beeinträchtigt daher auch außerhalb von Notfallreaktionen die Konzentration und zielgerichtetes Handeln. Menschen mit Ängsten haben immer den Gefahrenscanner an und dadurch weniger Ressourcen für anderes zur Verfügung.

3.1.2.6 Veränderte Bedrohungsverarbeitung und übersteigerte Abwehrreaktionen bei Angststörungen

Für die Schaltkreise der Bedrohungsverarbeitung und der Abwehrreaktionen bei Angst sind zusammengefasst die folgenden Strukturen besonders von Bedeutung:

- die Amygdala
- der Hippocampus und der präfrontale Kortex
- die erweiterte Amygdala (der Bed Nucleus der Stria terminalis [BNST], der Nucleus accumbens im Striatum) und das periaqäduktale Grau (LeDoux 2016, S. 178 ff.).

Angst- und Furchtstörungen scheinen dabei durch folgende Veränderungen gekennzeichnet zu sein:

- verstärkte Aufmerksamkeit für Gefahren
- gestörte Unterscheidung zwischen Bedrohung und Sicherheit

- verstärkte Vermeidungsreaktionen
- verstärkte Reaktion auf unsichere Bedrohungslage
- überbewertung der Bedeutung und Wahrscheinlichkeit von Bedrohungen
- unangemessene Verhaltenssteuerung bei Bedrohungen.

3.1.3 Therapeutische Konsequenzen aus der Neurobiologie

Welche Schlussfolgerungen lassen sich nun aus dem Wissen um die neurobiologischen Aspekte von Angst für die Psychotherapie ziehen?

1. *Angstreduktion durch Hemmung:* Angst wird nicht gelöscht, sondern kann nur gehemmt werden. Dafür brauchen wir den Denker und seine präfrontale Angstbremse. Menschen müssen im grünen Bereich sein, um sich angstauslösenden Situationen wirksam stellen zu können. Nur so kann mit ihnen therapeutisch gearbeitet werden. Denker und Hippocampus müssen aktiv sein, damit Angst gehemmt werden kann. In der Notfallreaktion sind Denker und Hippocampus aber abgeschaltet – es findet keine korrigierende Lernerfahrung statt, sondern die Situation wird überstanden nach dem Motto: »Augen zu und durch.« Erst durch neue Erfahrungen, die im grünen Bereich bewusst erlebt werden, kann Angst wirksam gehemmt werden, also: »Augen auf und durch.« Konfrontation mit Situationen außerhalb des grünen Bereichs, also in einer Notfallreaktion wie z. B. Erstarrung oder Dissoziation in Unterspannung, ist nicht therapeutisch wirksam.
2. *Spannungsregulation und Erleben von Sicherheit als zentrales Ziel:* Patienten benötigen daher Methoden, um ihre Spannung zu regulieren und ihr autonomes Nervensystem in das Erleben von Sicherheit zu führen. Dadurch wird der Denker aktiviert und das Häschen beruhigt. Erst dann können angstauslösende Situationen aktiv bewältigt werden.
3. *Therapie als Aufbau von Angsthemmung:* Grawe (2004, S. 107) beschreibt Therapie als Hemmung von Angst. Das bedeutet,

   > »das Gehirn des Patienten in einen Zustand bringen [zu] können, der möglichst unvereinbar mit Angst ist, ehe wir ihn mit der angstauslösenden Situation konfrontieren«.

Hierzu dienen nach Grawe (ebd.) die folgenden Faktoren:

- *Eine sichere Bindungsbeziehung zur Therapeutin:* Vertrauen, Sicherheit und Verstandenfühlen beim Patienten ermöglichen durch eine engagierte, Kompetenz und Verständnis ausstrahlende Therapeutin
- *Positive Ziele:* Nötig ist eine Aktivierung wichtiger positiver motivationaler Ziele des Patienten, die ihn in eine möglichst starke Annäherungshaltung bringen (statt Vermeidungshaltung)
- *Das Aktivieren von Ressourcen und Selbstwirksamkeit:* Gestaltung der Therapiesituation so, dass die positiven Fähigkeiten und Ressourcen des Patienten zum Zuge kommen
- *Für gute Stimmung sorgen:* Auslösung möglichst vieler positiver Emotionen
- *Handlungskompetenz:* Steigerung der Kompetenzerwartung für den Umgang mit Angstsituationen durch Klärung von Erwartungen (Was passiert in der Situation?) und Erarbeitung von Handlungsstrategien im Umgang mit sich selbst und der Situation.

3.1.4 Vertiefung: Spezielle neurobiologische Aspekte bei einzelnen Angststörungen

Panikstörung als Trennungsangst?
Der neurobiologische Ansatz von Panksepp (vgl. Peichl 2007, S. 28 ff.; Grawe 2004, S. 171) liefert interessante Erkenntnisse für die Unterscheidung von Furcht/Angst und Panik. Panksepp beschreibt zwei neurobiologische, hirnanatomisch getrennte, allerdings in enger Verbindung stehende Systeme: ein Furchtsystem und ein Paniksystem.

Das Furchtsystem, wie weiter oben beschrieben, aktiviert als Reaktion auf Bedrohungen über die HPA-(Stress-)Achse das sympathische Nervensystem. Der Organismus wird auf die Notfallreaktionen Kampf oder Flucht bzw. Erstarrung eingestellt. Das Furchtsystem ist über die Erregung und Sympathikus-Aktivierung auch mit Aggression und Wut verbunden.

Das Paniksystem hingegen dient der Erzeugung von Trennungsfurcht und ist eng mit dem Bindungssystem verbunden. Es reagiert primär auf Trennung und führt zur Aktivierung des Parasympathikus (weiche Knie, Schwächegefühl, Drang zu weinen, Beklemmung, Kloß im Hals) sowie von Bindungsverhalten und Schutzsuche bei anderen Personen. Dies geht oft mit Empfindungen von Verlassenheit und Bedrückung einher. Ziel ist es, Bezugspersonen zu Hilfeleistungen in Form von Schutz und Trost etc. zu veranlassen. Sowohl diese körperlichen Symptome als auch die Gefühlsqualitäten erleben Menschen typischerweise in Panikzuständen. Diese stehen daher möglicherweise zum Teil mit dem Bindungssystem und Trennungsangst in Verbindung.

Generalisierte Angststörung
Während bei den meisten Angststörungen eher konkrete Furcht im Vordergrund steht, mit Abwehrreaktionen angesichts einer unmittelbaren oder kurz bevorstehenden Gefahr, ist die generalisierte Angststörung (GAS) vielmehr durch Sorgen über Bedrohungen gekennzeichnet, bei denen unsicher ist, ob sie eintreten. Diese Sorgen sind ein Kernsymptom der GAS. LeDoux (2016) beschreibt, dass bei Angst und Sorge die Rolle der Amygdala zusätzlich von einer anderen Formation erfüllt wird, dem erwähnten Bed Nucleus der Stria terminalis (BNST), der auch zur sog. »erweiterten Amygdala« gezählt wird. Der BNST hat die gleichen Output-Verknüpfungen wie die Amygdala, ist aber stärker mit dem Hippocampus und dem präfrontalen Kortex vernetzt, also dem »Denker«-Gehirn, ohne das wir uns keine Sorgen machen können, wie sie bei der GAS typisch sind.

3.1.5 Genetische Vulnerabilität und Temperament

Angststörungen werden nicht vererbt. Die komplexen Wechselwirkungsprozesse zwischen Genetik, Epigenetik, Lernerfahrungen und Umwelteinflüssen sind erst in Ansätzen erforscht. Die Bereitschaft, mit Angst zu reagieren, und die Vulnerabilität für die Entwicklung von Angststörungen wird jedoch offensichtlich auch genetisch vermittelt. Diese genetischen Prädispositionen scheinen weniger auf spezifische Ängste oder Angststörungen zu wirken als vielmehr auf allgemeine Persönlichkeitsmerkmale wie Neurotizismus, negative Affektivität oder Verhaltenshemmung, die wiederum eine Vulnerabilität schaffen für verschiedene Störungen im Kontinuum von Angst und affektiven Störungen.

Hinweise auf spezifische genetisch prädisponierende Faktoren gibt es für Panikstörung und soziale Angst. Diese beziehen sich aber auch nur auf die Vulnerabilität, also Voraussetzungen, welche die Entwicklung einer Angststörung erleichtern. Für die Panikstörung nennt Morschitzky (2009, S. 200) als solche angeborenen Voraussetzungen z. B. Kreislauflabilität, höhere Sensibilität gegenüber körperlichen Veränderungen und bildhafte Vorstellungsfähigkeit.

Besondere Beachtung fand in der Forschung zu klinischen Ängsten und Temperamentsmerkmalen das Konzept der Verhaltenshemmung bzw. behavioralen Inhibition nach Gray und Kagan (vgl. Schneider 2004, S. 61 ff., S. 111 ff.). Damit wird vorsichtiges Verhalten, Empfindlichkeit gegenüber aversiven Reizen und hohe sympathische Erregung in neuen Situationen beschrieben - eine Eigenschaft, die über die Lebensspanne oft relativ stabil zu sein scheint. Nach Ergebnissen von Längsschnittstudien scheint frühe Verhaltenshemmung mit erhöhter Häufigkeit von Angststörungen im weiteren Leben einherzugehen (Schneider 2004, S. 113).

3.2 Psychoanalyse, psychodynamische Konzepte und Bindungstheorie

3.2.1 Psychoanalytisches/psychodynamisches Störungsverständnis

Im psychoanalytischen Theoriemodell spielte Angst schon von Beginn an eine zentrale Rolle zum Verständnis psychischer Störungen - Freud sah in ihr »das Grundphänomen und Hauptproblem der Neurose« (1928, S. 85, zit. n. Beutel, Wiltink u. Subic-Wrana 2012).

Er beschrieb neben der bei Gefahren angemessenen Realangst zwei Formen von neurotischer bzw. traumatischer Angst: einerseits die Angstneurose mit frei schwebender Angst, Erwartungsangst und Angstanfällen und andererseits die Angsthysterie, deren Beschreibung heute den Phobien ähnelt. Die Angstneurose würde nach heutigem Verständnis sowohl die Symptomatik der generalisierten Angststörung als auch der Panikstörung umfassen. Im ursprünglichen biologistischen Modell Freuds war Angst vor allem eine Folge blockierter Triebe und Impulse, meist sexueller und aggressiver Natur.

Auf dieses »triebhydraulische« Modell folgte eine Umformulierung von Freuds Angsttheorie, in der er »das Ich als eigentliche Angststätte« ansah (Ermann 2019, S. 43 ff.). Diese zweite Angsttheorie Freuds führte zu zwei zentralen Modellen der Angstentstehung in der Psychoanalyse: Angst als Folge eines Konflikts sowie Angst als Folge von Ich-Schwäche/Strukturschwäche.

Konfliktmodell: Angst als Ergebnis misslungener innerer Konfliktlösungen

Nun war Angst die Folge eines inneren Konflikts, etwa zwischen Triebimpulsen (Es) und inneren Verboten (Über-Ich), der vom Ich trotz Abwehrversuchen nicht gelöst werden konnte. Intrapsychische Konflikte und deren problematische (»unreife«) Abwehrmechanismen oder das Versagen der Abwehr sind somit die zentrale Ursachen von Angst. Ungelöste Konflikte in der frühen Entwicklung und Traumata galten dabei als lebensgeschichtlicher Hintergrund des aktuellen Konflikts. Freud ging davon aus, dass Angst die ursprüngliche Reaktion auf die Hilflosigkeit im Trauma ist. Diese Angst und andere unbewusste Impulse werden in der aktuell angstauslösenden Situation reaktiviert und vom Ich als Gefahr bewertet (»Signalangst«). Um ein Überfluten mit dieser Angst zu verhindern, werden im günstigen Fall Abwehrmechanismen mobilisiert, die »reif«, also erfolgreich sind, wie Verdrängung oder Sublimierung, sodass keine Angst mehr spürbar ist. Im ungünstigen Fall folgen »unreife« Abwehrmechanismen, wie Verschiebung (bei Phobien) und Regression (bei Angstneurosen).

Ein typischer innerer Konflikt dreht sich um das Spannungsfeld von Autonomie vs. Abhängigkeit, also dem Wunsch nach Bindung und Beziehung einerseits und dem Streben nach Unabhängigkeit andererseits. Dieser Konflikt zeigt sich (im sog. *passiven Modus*) durch Angst vor Bindungsverlust, die Suche nach Abhängigkeit erzeugenden Beziehungen, Unterordnung eigener Wünsche unter die des Partners usw. Im sog. *aktiven Modus* kann das Herstellen und Erhalten von Unabhängigkeit zum wichtigsten Ziel im Leben werden. Das Bedürfnis nach Bindung wird dem geopfert, Beziehungen werden als einengend und bedrohlich erlebt. Wichtig ist dabei die Idee, dass durch Angst, quasi als letzte Möglichkeit, eine Überflutung des Ichs mit traumatischen Inhalten vermieden wird.

Während also bei Phobien die Angstinhalte auf äußere Objekte verschoben und dadurch vermieden werden können, bricht nach psychoanalytischer Vorstellung bei der Angstneurose die Abwehr aufgrund innerer oder äußerer Bedrohung zusammen und führt zu einer Überflutung mit Angst. Diese Unterscheidung zwischen Ängsten mit situativen Auslösern (Angsthysterie/Phobien) und ohne situative Auslöser (Angstneurose/Panikstörung, GAS) ist bis heute prägend für die allgemeine Unterscheidung von Angststörungen.

Strukturschwächemodell: Angst als Folge von Ich-Schwäche
Im Strukturschwächemodell der Psychoanalyse wird neben den angstauslösenden Konflikten das »Ich« als handelnde Struktur der inneren Konfliktaustragung in den Blick genommen. Zur sogenannten Ich-Struktur gehören die Fähigkeiten

- zur Selbst- und Objektwahrnehmung, z. B. eine kohärente Identität herauszubilden, ein differenziertes Bild von sich und anderen Menschen zu entwickeln, zwischen innerer und äußerer Wirklichkeit unterscheiden zu können,
- zur Selbststeuerung eigener Impulse, Wünsche, Bedürfnisse und Affekte,
- zur Kommunikation, also sich anderen mitzuteilen und sie zu verstehen,
- zur Bindung, d. h. positive Bezugspersonen (»Objekte«) innerlich zu repräsentieren, sich an andere Menschen binden und von ihnen lösen können,
- zum flexiblen Einsatz von reifen Abwehrmechanismen.

Wenn die Ich-Strukturen wenig ausgeprägt (»integriert«) sind, dann können aufgrund von Ich-Schwäche schon geringe äußere Bedrohungen oder innere Konflikte nicht bewältigt werden. Die Folge sind dann andauernde, zum Teil überflutende Ängste ohne konkreten oder mit wechselndem Bezug (»frei flottierend«), die nicht zugeordnet werden können und scheinbar grundlos sind.

Diese ungerichteten Ängste, wie sie für die GAS und z. T. die Panikstörung typisch sind, werden als Störung der Affektregulation infolge unzureichenden frühen Containments verstanden, also der mütterlichen Fähigkeit, aversive Gefühle des Kindes zu »halten«, ihnen Worte und eine Bedeutung zu geben und sie damit für das Kind aushaltbar zu machen.

Auf eine Darstellung der inhaltlichen Deutung und Bedeutungsgebung von klinischen Ängsten in der Psychoanalyse (z. B. als Kastrationsängste oder im Rahmen des Ödipuskomplexes) verzichte ich hier, auch weil diese für die Hypothesenbildung außerhalb der Psychoanalyse kaum von Relevanz sind, im Gegensatz zu den oben beschriebenen Modellen.

Neuere psychodynamische Modelle und Therapieansätze zur Panikstörung

Aktuelle psychodynamische Theorien sehen als Grundlage der Panikstörung die Verbindung früher Beziehungserfahrungen und deren Internalisierung im Sinne von inneren Objektrepräsentanzen mit geringer Affekttoleranz und erhöhten Trennungsängsten in aktuellen Beziehungen an. Sie gehen davon aus, dass Panikpatienten nicht auf stabile innere Objektrepräsentanzen zurückgreifen können und daher ihre Beziehungen als unsicher und gefährdet sowie sich selbst als hilflos und schwach erleben (Milrod et al. 1997; Rudden et al. 2003, zit. n. Beutel, Wiltink u. Subic-Wrana 2012).

Die geringe Affekttoleranz wiederum ist Folge traumatischer Erfahrungen, einer genetischen Vulnerabilität und intrapsychischer Konflikte. Aufgrund der geringen Affekttoleranz wird Ärger über nahestehende Personen abgewehrt. Trennungsängste und Angst vor Autonomie münden dann in eine furchtsame Abhängigkeit von Bezugspersonen und eine Selbstwahrnehmung als hilflos, schwach und abhängig. Dieses Dilemma führt zu Kränkungen oder Enttäuschungen in der Beziehung und so kommt es zu reaktiver Aggression gegen die als enttäuschend erlebte Bindungsperson. Aufgrund der mangelnden Affekttoleranz wecken eigener Ärger, Selbstbehauptungs- und Distanzierungsbestrebungen (kontraphobische Haltung) Ängste, die dringend benötigte Bezugsperson gleichsam zu zerstören und sie zu verlieren. Dies führt zu intensivierten Ängsten vor Bestrafung und Verlassenwerden, was schließlich in Panikattacken mündet. Diese wiederum vermindern die Angsttoleranz und erhöhen das Gefahrenerleben.

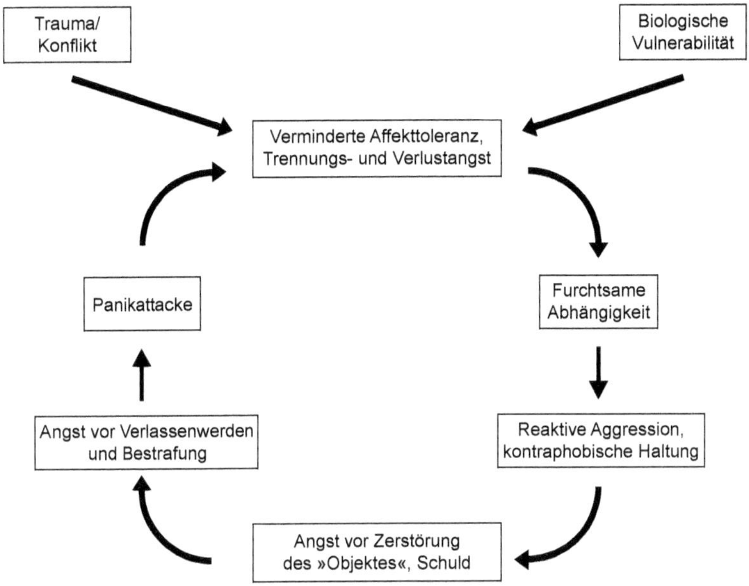

Abb. 6: Psychodynamisches Modell der Panikstörung (aus: Beutel, Wiltink u. Subic-Wrana 2012, nach Milrod et al. 1997; Rudden et al. 2003)

So kann Panik als Kompromissbildung angesehen werden, indem Panikpatienten (1) sich als hilflos, bedürftig und ungefährlich präsentieren, (2) diese Abhängigkeitswünsche hinter einer somatischen Präsentation verbergen und (3) sie somit zumindest partiell erfüllen können (Beutel, Wiltink u. Subic-Wrana 2012). Die Autoren beschreiben, wie im Rahmen dieses Modells auch die Entstehung von Fehlinterpretationen körperlicher Reaktionen und die erhöhte Angstsensitivität erklärt werden:

> »Die verminderte Toleranz für intensive Affekte aufgrund unsicherer Selbst- und Objektrepräsentanzen begünstigt die Verdrängung oder Verleugnung von Ärger, Wut und/oder sexueller Erregung, um die dringend benötigte Bindungsfigur nicht zu verlieren oder zu zerstören. Begleitende physiologische Erregungssymptome lösen Angst aus (erhöhte Angstsensitivität), da sie nicht im Sinne der zugrunde liegenden Emotionen interpretiert werden. Die körperlichen Erregungssymptome der abgewehrten Affekte werden

vielmehr als Zeichen schwerer körperlicher Gefährdung interpretiert. Demnach lässt sich der in kognitiven Modellen zentrale Mechanismus der Fehlinterpretationen auch als bevorzugter Abwehrmechanismus auffassen, der sich aufgrund einer biologischen Vulnerabilität oder frühen traumatischen Erfahrungen ausgebildet hat. Psychodynamische Ansätze zielen daher darauf, diese Konflikte und Entwicklungsdefizite zu verstehen und die psychologische Vulnerabilität gegenüber Panik und somit auch das Rezidivrisiko zu reduzieren ...«

3.2.2 Psychodynamische Therapieansätze

Psychodynamische Therapieansätze orientieren sich neben der vorliegenden Symptomatik vor allem am Strukturniveau der Patienten und den angenommenen vorherrschenden intrapsychischen Konflikten. Joraschky und Petrowski (2015) teilen Angstpatienten anhand ihres Strukturniveaus in 3 Komplexitätsstufen ein. Bei gut integriertem Strukturniveau (Komplexitätsgrad I) stehe als Leitaffekt Ärger im Vordergrund und damit die Entwicklung der Fähigkeit, Ärger und andere negative Affekte leichter wahrnehmen und zulassen zu können. Verfahren wie die Panikfokussierte Psychodynamische Psychotherapie (PFPP, Milrod et al. 1997) zielen zunächst auf die Klärung der mit der Panik verbundenen aversiven Bedeutungen und Gefühle wie Ärger und Scham ab. Im Verlauf stehe dann die Übertragungsarbeit an der Art und Weise des Patienten im Vordergrund, seine aversiven Gefühle gegenüber dem Therapeuten zum Ausdruck zu bringen. Im Konfliktfokus stehen vor allem Trennungs- und Verlustängste im Rahmen eines Abhängigkeits-Autonomie-Konflikts.

Bei Komplexitätsgrad II und III, also geringer ausgeprägtem Strukturniveau, stehen nach Joraschky und Petrowski neben der klinischen Angst vor allem Bindungs- und komplexe Traumafolgestörungen im Vordergrund. Daher orientiere sich die Therapie dann bei Komplexitätsstufe II stark an der Form der Bindungsunsicherheit (verstrickt vs. vermeidend). Bei Komplexitätsstufe III seien klassische analytische Methoden wie die Arbeit an der Abwehr oder Deutungen kontraindiziert, stattdessen werden integrierte traumatherapeutische Techniken vorgeschlagen - mit Fokus auf Stabilisierung und Arbeit mit dem »inneren Kind«.

3.2.3 Bindungstheorie: Sicherheit und Exploration gehören zusammen

Die moderne Bindungstheorie (z. B. Brisch 2013) verbindet psychoanalytische, entwicklungspsychologische und systemische Konzepte. Sie geht zurück auf John Bowlby, der ein Bindungssystem postulierte, mit dem Kinder über ein Nähesuchen zur Bindungsperson zu Schutz und Beruhigung finden können. Diese Bindungserfahrungen der Kindheit werden nach Bowlby in Form von inneren Arbeitsmodellen repräsentiert und prägen auch im weiteren Leben die engen Beziehungen. Eng verbunden mit dem Bindungssystem ist das Explorationssystem - angstfreie Exploration der Umwelt ist gekoppelt an ein befriedigtes Bindungsbedürfnis.

Sichere Bindung ist vor allem durch die Erfahrung gekennzeichnet, in Not und Unsicherheit geschützt und getröstet zu werden. Im inneren Arbeitsmodell von sicherer Bindung bedeutet das etwa: »Wenn ich Angst habe, finde ich bei nahen Menschen Hilfe oder kann mich selbst trösten und beruhigen.« Als entscheidend für die Entwicklung einer sicheren Bindung wird in der Bindungstheorie die sog. »elterliche Feinfühligkeit« angesehen. Diese Feinfühligkeit bei der Beruhigung des kleinen Kindes ermöglicht dem Kind zu lernen, eigene negative Affekte, wie Angst und Ärger, auszuhalten und sich später selbst zu beruhigen.

Negative Bindungserfahrungen in der Kindheit werden aus Sicht der Theorie in Form unterschiedlicher *unsicherer Bindungsstile und Repräsentationen* verarbeitet.

Unsicher-vermeidend organisierte Menschen legen Wert auf Unabhängigkeit und messen Bindung wenig Bedeutung bei. Dies führt dazu, dass diese Personen in Krisen wenig auf emotionale Hilfe von anderen zurückgreifen können und daher anfälliger für Störungen sind.

Unsicher-verstrickt/ambivalent organisierte Menschen können sich einerseits nach Nähe und Unterstützung sehnen, verbinden damit aber auch stark aversive Gefühle wie Angst, Ärger und Einengung.

Unsicher-desorganisierte Bindungsrepräsentationen sind gekennzeichnet durch extreme und widersprüchliche Gefühle gegenüber nahen Personen (z. B. extreme Sehnsucht und Angst oder Hass), deren Widersprüchlichkeit den Betroffenen oft kaum bewusst ist. Hintergrund dieser Bindungsform ist häufig die Erfahrung von frühem Verlust, Gewalt oder anderen Formen von Traumatisierung durch Bindungspersonen in der Kindheit.

Aus bindungstheoretischer Sicht werden Angstsymptome daher auch im Erwachsenenalter auf eine Störung der kindlichen Bindungsentwicklung zurückgeführt. Bindungstheoretische Hypothesen sind dann z. B. (vgl. Brisch 2013, S. 249 ff.) die folgenden:

- Autonomie- und Erkundungsbedürfnisse des Kindes wurden durch elterliche Kontrolle eingeschränkt und die Welt seitens der Eltern als voller Gefahren vermittelt, mit denen das Kind ohne ständigen Schutz der Eltern nicht zurechtkommt.
- Gleichzeitig geben diese Eltern dem Kind tatsächlich wenig Unterstützung im Umgang mit Ängsten und Gefahren, sondern verhalten sich strafend (z. B. durch Verbote, Suiziddrohungen) oder sind aufgrund eigener Belastungen (Ängste, emotionaler Rückzug, Krankheiten) wenig emotional verfügbar.
- Unsicher-ambivalente Bindungsstile werden v. a. mit generalisierter Angst in Verbindung gebracht, unsicher-vermeidende Bindung vor allem mit sozialen Ängsten und der Erwartung von Zurückweisung (Scheidt u. Waller 2005).

Für die Arbeit mit Angst bedeutet das:

- Angst kann als Äußerung des Grundbedürfnisses nach Sicherheit und Bindung verstanden werden. Angst aktiviert Bindungsverhalten und hat damit eine zentrale Schutzfunktion. Entsprechend kommt es bei bindungsbezogenen Gefahren (z. B. Trennungswunsch oder reale Trennung) zur Angstentwicklung, die dazu motiviert, die Nähe zur Bindungsperson wiederherzustellen oder früh internalisierte Abwehr- bzw. Bewältigungsmuster dieser Angst zu aktivieren.
- Gelungene Angstbewältigung wird erleichtert durch ein inneres Arbeitsmodell von sicherer Bindung.
- Die Fähigkeit zur Selbstregulation ist entscheidend für den konstruktiven Umgang mit Belastungen im Gegensatz zum Überschießen in Angst oder Panik.

3.3 Lerntheorien und kognitive Verhaltenstherapie

3.3.1 Klassische und operante Konditionierung: die Zwei-Faktoren-Theorie

Basis der frühen Verhaltenstherapie und ihres Konzepts zur Entstehung von Angst waren die Lerntheorien vor allem der klassischen und operanten Konditionierung, wie sie in der Zwei-Faktoren-Theorie von Mowrer zusammengefasst wurden (vgl. Margraf u. Schneider 2018).

In der klassischen Konditionierung werden ursprünglich neutrale Reize (z. B. der Anblick eines Hundes, schneller Herzschlag) durch die damit verbundenen aversiven Erfahrungen (Hundebiss, Panikattacke) mit einer unkonditionierten Angstreaktion verkoppelt. Der ursprünglich neutrale Reiz wird zum konditionierten Auslösereiz für die Angstreaktion.

Die Angst wird jedoch nicht verlernt durch neue Erfahrungen, etwa dass nicht alle Hunde beißen oder dass Herzrasen wieder vergeht, ohne in eine Panik zu münden. Für diese Aufrechterhaltung der Angst ist die operante Konditionierung verantwortlich - das Lernen durch Konsequenzen des eigenen Verhaltens: Wenn ich etwas tue und etwas Angenehmes tritt ein oder ein unangenehmer Zustand verschwindet, so wird das Verhalten verstärkt gezeigt, das Prinzip der sog. »Verstärkung«. Wenn ich also die konditionierten Angstreize (Hund, Herzrasen) vermeide, kommt es (zumindest kurzfristig) zu einer Verringerung der Angst (der sog. »negativen Verstärkung«). Ich werde diese Reize also immer wieder und öfter vermeiden. Die Lernerfahrung ist: Wenn ich Hunde oder Herzrasen meide, wird die Angst geringer. Die fehlende Lernerfahrung ist: Nicht jeder Hund beißt, nicht jedes Herzklopfen mündet in eine Panikattacke. Langfristig bleibt die Angst dadurch bestehen bzw. wird stärker.

Operante Konditionierung bei der Aufrechterhaltung von Ängsten ist empirisch gut belegt und erklärt die hohe Stabilität von Vermeidungsverhalten und Sicherheitsstrategien.

Die klassische Konditionierung erklärt die Entstehung von Ängsten zwar nicht ausreichend, ist aber gut vereinbar mit neurowissenschaftlichen Modellen wie der von der Amygdala gesteuerten Bildung eines Furchtnetzwerks und der Generalisierung von Angstreaktionen auf immer weitere Kontexte.

Soziales Lernen
Kinder und auch Erwachsene orientieren sich bei der Gefahrenbewertung von Situationen stark an ihren Bezugspersonen und deren Reaktionen. Konditionierungsprozesse als Basis von Lernen beruhen daher natürlich nicht nur auf eigenen individuellen Erfahrungen, sondern stellvertretenden sozialen Lernerfahrungen (Modelllernen) sowie inneren Vorstellungen und Bildern.

3.3.2 Moderne kognitive Verhaltenstherapie

Zentraler Teil der Verhaltenstherapie ist die Konfrontation mit angstauslösenden Situationen, Körperempfindungen, Gefühlen oder Gedanken. Grundidee dabei ist, dass Patienten die Erfahrung machen, dass die befürchteten Szenarien nicht eintreten und die Angstintensität von allein wieder nachlässt. Dieses auch Exposition genannte Prinzip wird entweder als sog. Flooding bzw. massierte Exposition umgesetzt oder in kleinen Schritten, der graduierten Exposition. Beim Flooding wird die Situation mit der maximalen Angst direkt aufgesucht, so lange bis die Angst nachlässt. Das setzt jedoch bei Patienten die Bereitschaft voraus, dabei auch extreme Spannungszustände bis hin zu Panikattacken zu erleben, was für einen großen Teil der Patienten nicht zutrifft. Bei der graduierten Exposition werden zunächst Situationen mit geringerer Schwierigkeit gewählt und diese dann langsam gesteigert.

Habituation: Löschung durch Gewöhnung
Ein Erklärungsmodell für die Wirkung von Exposition ist das Konzept der Habituation. Es wird davon ausgegangen, dass das Furchtnetzwerk zunächst maximal aktiviert werden muss, um es veränderbar zu machen. Es wird eine möglichst hohe Angstaktivierung in der Exposition angestrebt und jede Form von Ablenkung oder Vermeidung unterbunden. Das Furchtnetzwerk soll sich dadurch verändern, dass eine Löschung bzw. Abschwächung der konditionierten Reiz-Reaktions-Verbindungen erreicht wird und damit eine Abnahme der Angst.

Inhibition: Angstreduktion durch Hemmung

Die ursprüngliche Idee der Habituation mit einer »Löschung« der Angstreaktion ließ sich jedoch so nicht halten. Trotz intensiver Exposition mit nachlassender Angst kommt es in anderen Situationen, nach einiger Zeit oder unter Belastung oft zu einem Wiederauftreten der Angstreaktionen. Exposition wirkt, aber scheinbar nicht durch Löschung, sondern durch Hemmung der Angst. Dieses Konzept des Inhibitionslernens nach Michelle Craske ist empirisch besser abgesichert als das Konzept des Angstabbaus durch Habituation bzw. Gewöhnung (Craske et al. 2008, 2014, vgl. Hoyer u. Heinig 2015 und Morschitzky 2009).

Für die Wirkung von Exposition scheint auch nicht die Höhe der in der Therapie erreichten Angstaktivierung wesentlich zu sein, sondern die Erfahrung, trotz und mit Angst Situationen bewältigen und erfolgreich meistern zu können. Die Integration von korrektiver, das Angstnetzwerk hemmender Information scheint das zentrale Wirkelement aller Expositionsverfahren zu sein (Hoyer u. Heinig 2015). Wenn ein Kind Angst vor Wasser und Baden hat, so muss diese Angst nicht gelöscht werden durch wiederkehrende, vielleicht sogar massierte Exposition. Sondern es genügen die angstinkompatiblen Erfahrungen der angenehmen Kühle des Wassers, des Spaßes am Plantschen, das angenehme Körpergefühl im Wasser sowie die Erfahrung, sich zu überwinden und dabei Freude zu erleben. Parallel wird immer das Gefühl von Sicherheit erlebt, vielleicht zunächst auf dem Arm der Eltern, dann allein bis zu den Knien im Wasser usw. Ohne jedoch ins Wasser zu gehen, also ohne Exposition, bleiben diese Erfahrungen aus.

Das Inhibitionsmodell erklärt auch, warum klassische Konfrontationstherapie mit Reaktionsverhinderung, also ohne jedes Sicherheitsverhalten, für viele besonders belastete Patienten mit chronifizierten Störungen nicht funktioniert – denn für diese bedeutet die klassische Exposition eine Überforderung der Selbstregulation, oder im Denker-Häschen-Modell gesprochen: eine Überschreitung des grünen Bereichs mit Aktivierung von Notfallreaktionen, sodass kein Neu-Lernen möglich ist.

Die Erfahrungen von Selbstregulation negativer Gefühle, von Selbstbestimmung, Kontrolle und Selbstwirksamkeit sind daher in der neueren Verhaltenstherapie wichtiger als das Durchhalten um jeden Preis. Auch Atemtechniken und andere Hilfsmittel sind in dieser Konzeption von Exposition keine »problematische Vermeidung«, sondern sogar hilfreich.

Kognitive Arbeit in der Verhaltenstherapie bezieht sich vor allem auf die Identifizierung von die Angst aufrechterhaltenden dyfunktionalen Überzeugungen, z. B. »Angst ist gefährlich« oder »Wenn ich Fehler mache, werde ich kritisiert und verachtet«. Ziel ist dann die Neubewertung und Relativierung dieser Überzeugungen, z. B. durch neue Erfahrungen anhand von Realitätsprüfungen oder in Form kognitiver Infragestellung.

Die Stärken der kognitiven Verhaltenstherapie sind seit Langem ihr Fokus auf reale neue Erfahrungen, die methodische Vielfalt sowie das Bemühen, neurowissenschaftliche und lernpsychologische Erkenntnisse in therapeutisches Handeln zu übersetzen und empirisch zu überprüfen. Systemische Therapie und Verhaltenstherapie (VT) sind auf der Ebene der Methoden gut miteinander zu verbinden. Auch die VT zeigt eine hohe Offenheit gegenüber neuen Methoden und Konzepten, z. B. in der Verbindung mit den Ideen der Schematherapie und der Akzeptanz- und Commitmenttherapie, die im folgenden Abschnitt vorgestellt wird.

3.4 Akzeptanz- und Commitmenttherapie (ACT)

Die Akzeptanz- und Commitmenttherapie - ACT, ausgesprochen als engl. *act* - zielt darauf ab, emotionalen Problemen mit Achtsamkeit und Mitgefühl zu begegnen und gleichzeitig eigene Werte und Ziele zu verfolgen. Als Kernproblem verschiedener psychischer Störungen wird psychische Inflexibilität verstanden - dazu gehören die Vermeidung von Gefühlen, Untätigkeit und enges Festhalten an Vorstellungen über das eigene Selbst sowie unklare Werte (Luoma, Hayes a. Walser 2012). Übergeordnetes Ziel ist daher die Erweiterung von psychischer Flexibilität. Es geht um Akzeptanz problematischer, unerwünschter Gedanken und Gefühle und andererseits engagiertes Handeln nach selbstbestimmten Werten, die als »Treibstoff des Lebens« verstanden werden. Das Aufgeben des Kampfes gegen die Angst, deren Akzeptanz und die Orientierung auf eigene Ziele sind therapeutische Grundideen, die einer systemischen Haltung zu Angst sehr nahkommen. Entlastung entsteht durch das Einüben von Achtsamkeit im Hier und Jetzt statt ängstlichem Verhaften in vergangenen Belastungen und zukünftigen Herausforderungen. ACT fokussiert darauf, das Ich als beobachtende Instanz zu schulen, die den aufkommenden Gedanken und Gefühlen mit Akzeptanz, aber auch nötiger Distanz begegnen kann. Durch Techniken der kognitiven »Defusion« lernen Patienten, sich von der Verstrickung (»Fusion«) mit angstbezogenen Überzeugungen zu lösen (z. B. Eifert u. Gloster 2016). Eine Stärke der ACT ist die Verbindung von übergeordneten Lebensfragen nach Sinn und Orientierung, grundlegenden Ideen zur Entstehung von psychischen Störungen (psychische Inflexibilität) mit werteorientiertem Handeln und sehr konkreten Ideen zum akzeptierenden Umgang mit Symptomen. Dies zeigt sich auch in überzeugender Selbsthilfeliteratur, die für Therapeutinnen ebenfalls gut nutzbar ist (z. B. Forsyth u. Eifert 2010; Harris 2013).

3.5 Traumaperspektive - Angst als Verrutschen in der Zeit

Angststörungen sind typische Folgestörungen von traumatischem Stress (neben einfacher oder komplexer PTBS, Depression, Suchterkrankungen usw.). Viele Angstpatienten haben traumatisierende Erfahrungen gemacht, die in direktem Bezug zur Angstsymptomatik und zum Umgang mit Belastungen stehen. Dies zeigen auch die Fallbeispiele von Frau N. (s. Abschnitt 2.3: einfache Phobie, Flugangst) und Frau F. (s. Abschnitt 2.5: Agoraphobie).

Angst, Furcht und Hilflosigkeit bilden meist den Kern traumatischer Erfahrungen. Traumatisierende Wirkung haben besonders Ereignisse, bei denen Menschen mit drohendem Tod, Verletzung, körperlicher oder sexueller Gewalt gegen sich selbst oder Bezugspersonen und mit Gefährdung ihrer körperlichen Unversehrtheit konfrontiert sind.

Die Traumadefinition wird jedoch zunehmend von den konkreten Belastungsereignissen selbst abgelöst und bezieht sich stärker auf die dadurch gestörten Verarbeitungsprozesse:

> »Traumatisierung tritt ein, wenn ein Ereignis nicht während des Geschehens verarbeitet (also raum-zeitlich einsortiert) werden konnte und auch in der Folge die körperlichen, geistigen, emotionalen und sozialen Voraussetzungen für die Integration nicht gegeben waren« (Hantke u. Görges 2012).

Das Trauma entsteht also *nach* der traumatischen Situation. Neben der Belastung durch das Ereignis selbst (Ausmaß der Lebens- oder Existenzbedrohung) sind die danach verfügbaren Ressourcen entscheidend für die Verarbeitung und Integration der Erfahrung (z. B. Sicherheit, Kontrollierbarkeit, Trost, Gesundheit, materielle Bedingungen). Die bedrohliche Erfahrung wird bei Traumatisierung nicht integriert, sondern durch sensorische Trigger unkontrolliert und oft in Fragmenten aufgerufen und wiedererlebt, als würde sie »hier und jetzt« passieren. Einige wichtige Unterscheidungen traumatisierender Ereignisse sind in Kasten 3 dargestellt.

Die Bedeutung von sequenzieller Traumatisierung und von »small-t«-Traumatisierungen für die Entwicklung von Ängsten wird sicherlich unterschätzt, v. a. weil sie von Patienten nicht als singuläre Belastungsereignisse geschildert werden, sondern eher der »Normalzustand« in der frühen Biografie und damit selbstverständlich waren. Viele Studien zeigen einen starken Zusammenhang zwischen frühen Belastungsfaktoren (Verluste, familiäre Gewalt, körperliche und sexuelle Misshandlung, psychische Erkrankungen der Eltern etc.) und Angststörungen sowie anderen psychischen und körperlichen Störungen (z. B. Adverse Childhood Experiences Study [ACE-Studie] Felitti et al. 1998).

Unterteilung traumatisierender Ereignisse nach Leonore Terr (1991)

Typ I (auch: Monotrauma, Schocktrauma): einmalige Situationen, z. B. Unfall, Überfall, Vergewaltigung

Typ II (auch: sequenzielle Traumatisierung, Entwicklungstrauma): wiederholte oder andauernde Traumatisierung (z. B. wiederholter sexueller Missbrauch, Erfahrung oder Zeugenschaft von häuslicher Gewalt)

Unterteilung nach Francine Shapiro (1995)

BIG-T-Trauma: reale äußere und innere Lebensbedrohung

small-t-Trauma: keine reale Lebensbedrohung, aber: inneres Bedrohungserleben, z. B. durch emotionalen Missbrauch, Demütigung, Beschämung, Entwertung oder Schuld

Kasten 3: Unterteilung von Traumata nach Terr und Shapiro

Es kommt bei traumatischer Verarbeitung immer wieder zu unkontrollierten Notfallreaktionen – diese Angst- und Furchterfahrungen werden durch Erinnerungen ausgelöst, die nicht raumzeitlich eingeordnet und nicht als »vergangen« erlebt werden. Das »heiße Gedächtnis« der Amygdala ist dann dominant. Es ist nicht sprachlich, sondern sensorisch-assoziativ strukturiert: Erinnerungen werden als emotionale Erfahrungen im »Hier und Jetzt« erlebt. Bei traumatischer Verarbeitung gibt es keine korrigierende Gegenregulation durch Hippocampus und Denker, denn diese Erfahrungen sind im autobiografischen expliziten Gedächtnis gar nicht oder nur in Fragmenten gespeichert. Die von der Amygdala gesteuerte Dynamik schaukelt sich dann unkontrolliert auf, zum Teil mit Wiedererleben und Flashbacks der alten Erfahrungen.

Aus traumapsychologischer Sicht ist klinische Angst daher häufig ein »Verrutschen in der Zeit«. Therapeutisches Ziel ist es dann, die Angst zu rekontextualisieren. Die alten Erfahrungen müssen im autobiografisch-deklarativen Gedächtnis von Hippocampus und Denker verankert und damit als »vergangen« erlebbar gemacht werden (»es ist vorbei«). Um Denker und Hippocampus aber im Angesicht der Traumareize zu aktivieren und ein Abrutschen in Notfallreaktionen zu verhindern, muss die Klientin gut im sicheren Hier und Jetzt orientiert sein und die Spannung im grünen Bereich bleiben.

Die mit traumatischem Erleben verbundene Übererregung erhöht möglicherweise die Bereitschaft, unter Belastung auch in nicht traumaassoziierten Situationen unkontrollierbare Spannungszustände zu erleben, mit Notfallreaktionen zu reagieren und daraufhin eine Angststörung mit Furcht und Vermeidung der Situationen zu entwickeln.

Viele Erfahrungen im Zusammenhang mit Angst werden von Patienten zudem traumatisch verarbeitet, überfordern also die Verarbeitungskapazitäten der Person: Dies sind typischerweise mit Todesangst oder Kontrollverlust verbundene Panikattacken, Derealisationserleben, aber auch Erfahrungen von Hilflosigkeit, Versagen oder Beschämung in Angstsituationen.

4 Systemische Perspektiven auf Angst

4.1 Allgemeine Aspekte

In diesem Abschnitt versuche ich, allgemeine systemische Störungsideen auf das Verständnis von Angst als Störung zu übertragen und stelle verschiedene systemische Perspektiven auf die Entstehung und Aufrechterhaltung von Angststörungen vor. Eine einheitliche störungsspezifische Theorie von Angst in der Systemischen Therapie gibt es bisher nicht.

4.1.1 Zirkularität: Störungserhaltende Feedbackschleifen

Systemtherapeutische Ideen von Störungen befassen sich statt mit der »Ursache« eher mit deren Aufrechterhaltung und Chronifizierung. Unter welchen Bedingungen verschwindet eine einmalige oder unspezifische Störung nicht, sondern stabilisiert sich als Problem, wie wird aus einer Panikattacke eine Panikstörung?

> »Somit lohnt es sich zu fragen, wie eine Person es gemeinsam mit anderen schafft, eine Störung immer wieder neu hervorzubringen« (Schweitzer u. von Schlippe 2007, S. 30).[6]

Systemisch lassen sich Störungen als selbstverstärkende Feedbackschleifen im intrapsychischen System des Klienten und in seinem Beziehungssystem beschreiben (ein Beispiel für eine solche Feedbackschleife findet sich in Abb. 8 in Abschnitt 4.2). Eine Angststörung ist daher ein in diesen Systemen erzeugter Wechselwirkungsprozess zwischen Körper, Psyche, Verhalten und Personen. Statt Störungen als persönliches

6 Frühere systemische Ansätze beschäftigten sich zur Beantwortung dieser Frage mit den Wechselwirkungen und Konstellationen im Familiensystem der Klienten und einer scheinbar objektiven Beobachtung dieser Zusammenhänge (Kybernetik 1. Ordnung). Mit der Kybernetik 2. Ordnung und narrativen Ansätzen wurden zusätzlich das innere System des Klienten und seine Wirklichkeitskonstruktion (also das Konstruieren und Dekonstruieren von Problemen) in den Blick genommen, z. B. in der lösungsorientierten Therapie nach de Shazer (1985), dem strategisch-lösungsorientierten Ansatz (z. B. Nardone 2003) und dem narrativen Ansatz (White 2010) sowie Schwartz' Konzept der »Inner Family Systems« (Schwartz 2018).

Merkmal oder Zustand zu verstehen (»Ich habe eine Angststörung«), wird eine Störung als Prozess aktiv und interaktiv (aber natürlich nicht absichtlich) erzeugt und zugeschrieben. Daher geht es auch in der therapeutischen Arbeit darum, Angst aus der Verdinglichung heraus wieder zu einer aktiven Handlung zu »verflüssigen«, auf die dann handelnd Einfluss genommen werden kann, z. B. durch eine neue, weniger gefahrenlastige Bewertung der Symptome. Thoma (2009) betont dies, indem er von »angsten« (und »entangsten«) spricht.

4.1.2 Keine Angststörung ohne passende Wirklichkeitskonstruktion

Zur Entwicklung einer Angststörung sind spezielle Wirklichkeitskonstruktionen nötig, z. B. die Überzeugung, dass Herzrasen der Vorbote eines Herzinfarkts ist, dass das Zulassen von Angst in Kontrollverlust mündet oder ein Zeichen von Schwäche ist und bestraft wird. Diese Wirklichkeiten werden natürlich nicht im »stillen Kämmerlein« konstruiert, sondern durch Kommunikation innerhalb eines sozialen Kontextes. Therapie dient nicht dazu, »falsche« durch »richtige« Wirklichkeitskonstruktionen zu ersetzen, sondern störungserhaltende Konstruktionen in den Kontext einzuordnen, auf den sie sich beziehen, und sie zu rekontextualisieren (»Wo war das mal sinnvoll?«). So mag bei einem Patienten die Hochrisikobewertung aller möglichen abweichenden Körperempfindungen zunächst rein sinnlos und defizitär wirken. Diese Wirklichkeitskonstruktion lässt sich jedoch als durchaus sinnvoll verstehen - z. B. im Kontext einer Vorgeschichte von unerkannten lebensbedrohlichen Krankheitsfällen in der Familie oder wenn die Eltern des Patienten in dessen Kindheit mit massiver Aufregung auf kleinste Symptome reagiert haben.

4.1.3 Vermeidung, Kontrolle und Kampf: Die störungserhaltenden Lösungsversuche

Klienten definieren in der Regel ihre Angst als zentrales Problem, das behandelt werden soll. Aus systemtherapeutischer Sicht sind jedoch vor allem die daraus folgenden Lösungsversuche der Klienten im Kampf gegen das »Problem Angst« von Bedeutung, wie Vermeidung, Selbstbeobachtung und -kontrolle. Diese führen zwar kurzfristig zu einer Reduktion der Angst, mittelfristig aber zu ihrer Verfestigung und Generalisierung. Wie dies passiert, wird im nächsten Abschnitt genauer beschrieben.

Diese Aspekte – Entstehung und Verstärkung der Störung durch Feedbackschleifen und Lösungsversuche sowie gefahrenbezogene Wirklichkeitskonstruktionen – lassen aus vorübergehenden Auffälligkeiten eine manifeste Störung entstehen (s. Abb. 7), z. B. aus einer einmaligen Panikattacke eine Panikstörung.

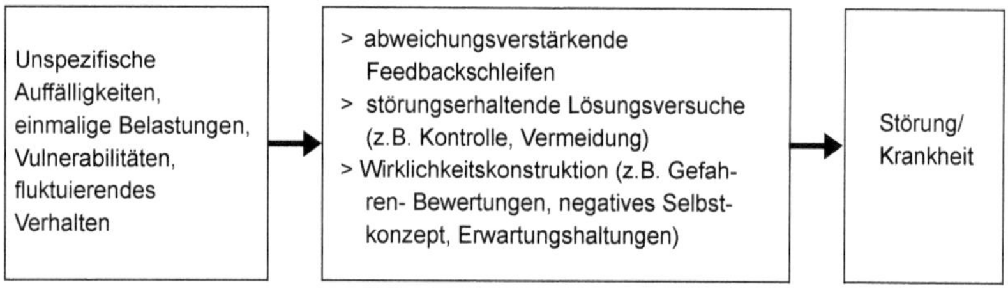

Abb. 7: Von unspezifischen Auffälligkeiten zur Störung/Krankheit

4.2 Das Ziel ist im Weg: Die Lösungsversuche stärken die Angst

Wenn Klienten ihre Angst als Problem erleben, so versuchen sie meist, dieses Problem mit bestimmten Lösungsversuchen unter Kontrolle zu bekommen – durch Vermeidung der vermeintlichen Auslöser, intensive Selbstbeobachtung, Ablenkungsversuche und Sicherheitsstrategien.

Sie suchen Beruhigung und Absicherung bei anderen oder regulieren die hohe Anspannung mit Alkohol und anderen Substanzen sowie exzessiven Formen von Essen, Arbeit, Sex oder Medienkonsum. Diese Strategien funktionieren kurzfristig oft gut, lindern Angst und Anspannung und erhöhen das Sicherheitsgefühl. In akuten Belastungssituationen ist all dies sinnvoll und hilfreich. Wenn Angst jedoch zu einer Störung wird, dann ist die Auswirkung dieser Lösungsversuche eine Verfestigung des Problems Angst, also wieder eine selbstverstärkende Feedbackschleife oder schlicht gesagt: ein Teufelskreis (s. Abb 8).

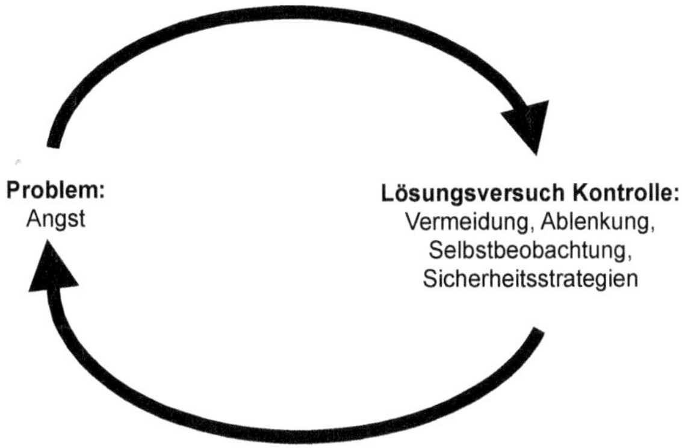

Abb. 8: Angst und Kontrolle als Lösungsversuch

Im folgenden Abschnitt werden diese Lösungsversuche und ihre möglichen Auswirkungen genauer beschrieben.

4.2.1 Typische Lösungsversuche »gegen« die Angst

4.2.1.1 Kontrollversuche: »Wie kann ich verhindern, dass ...?«

Klientinnen bekämpfen die Angst, indem sie versuchen, Gefühle, Gedanken und Körperreaktionen sowie die äußere Situation zu kontrollieren. Die Formen der Kontrollversuche sind vielfältig (vgl. Schumacher 2011):

- *Ablenkung:* Dies ist die häufigste Antwort von Klientinnen auf die Frage, was sie tun, wenn Angst aufkommt. Ablenkung ist gezielte Fokussierung auf andere Inhalte, Themen oder Handlungen. Sie hilft meist kurzfristig gut, um Angst zu lindern. Praktisch alle Aktivitäten können der Ablenkung von Angst dienen: Fernsehen, Internet und andere Medien, Freunde treffen, Arbeit, Sex usw. Die eigentliche Handlung ist dann jedoch kaum von Bedeutung – »Hauptsache, ich bin abgelenkt«. Ist Verminderung der Angst das treibende Motiv für all diese Handlungen, so müssen die Betroffenen natürlich regelmäßig prüfen, ob die Ablenkung auch »wirkt«, ob also die Angstgedanken weniger werden oder das Herz langsamer schlägt. Damit bleibt die Aufmerksamkeit gerade auf die

Angst fokussiert. Absichtliche Ablenkung und alle Formen der aktiven Negation von Gedanken und Gefühlen sind von vornherein zum Scheitern verurteilt. Dies wird jedem klar, der schon mal aufgefordert wurde, »jetzt auf keinen Fall an rosa Elefanten zu denken«. Echte Ablenkung hingegen, also fokussierte Vertiefung in eine Aktivität, lässt sich jedoch kaum aktiv erzeugen, sondern geschieht meist unwillkürlich und spontan, z. B. wenn ein Kind von seiner Angst vor Wasser durch den Spaß am Planschen abgelenkt wird.

- *Vermeidung:* Betroffene versuchen, alle vermeintlichen Auslöser der Angst zu vermeiden. Dies bezieht sich auf die äußere Situation (z. B. allein zu sein, in Menschenmengen zu sein, vor anderen zu sprechen, spannende Filme zu schauen), aber auch auf eigene Gedanken und Körperempfindungen (»daran darf ich gar nicht denken!«, keine Treppen steigen, keinen Sport machen). Vermeidung bestärkt sich durch ihren durchschlagenden Erfolg, nämlich das schnelle Nachlassen der Angst.
- *Selbstbeobachtung:* Geht es schon wieder los? Dies ist praktisch das Gegenstück zu Ablenkung und Vermeidung, nämlich das Mittel, um zu prüfen, ob diese auch wirken. Körper und Geist werden auf mögliche Zeichen von Angst oder ihre Auslöser gescannt. Aber: Alles Erleben, Wahrnehmen und Beobachten ist das Ergebnis von Aufmerksamkeitsfokussierung. Je mehr Aufmerksamkeit auf Angst gerichtet wird, desto stärker werden entsprechende Angstphänomene wahrgenommen.
- *Sicherheitsstrategien:* Diese dienen der Bewältigung von normalerweise angstbesetzten Situationen. Sie bedienen sich einer Art magischen Denkens, indem die Angstbefürchtungen durch die Sicherheitsstrategien außer Kraft gesetzt werden. Hierzu gehören Medikamente, die Patienten immer bei sich führen (»für den Notfall«), die aber fast nie eingenommen werden, das Sichbegleitenlassen durch Partner, die Platzsuche im Kino nah am Notausgang oder, im Extrem, die Angst neutralisierende Zwangsgedanken und -handlungen.
- *Detaillierte Planung, nichts dem Zufall überlassen:* Vertrauen ist gut, Kontrolle ist besser. Angstpatienten sind oft im Alltag Meister

der Planung. Diese Planung folgt jedoch oft ausschließlich dem Ziel, potenzielle Auslöser für Angst zu vermeiden. Im Fall von Panik und Agoraphobie ist fehlende Planung z. B. mit der Befürchtung verbunden: »Wenn etwas Unvorhergesehenes passiert, auf das ich nicht vorbereitet bin, könnte ich einen Angstanfall bekommen.« Bei sozialer Angst versuchen Klienten z. B., der befürchteten Ablehnung durch akribische Vorbereitung etwa einer Prüfung oder eines Meetings mit Kolleginnen zu entgehen.
- *»Augen zu und durch!«:* Das ist meist die Strategie, wenn eine Begegnung mit der ängstigenden Situation unausweichlich ist, z. B. wenn agoraphobische Klienten mit dem Zug oder der U-Bahn fahren, wenn sozialängstliche Menschen in Kontakt mit anderen kommen. Mit geschlossenen Augen und angehaltenem Atem können sie die Situation überleben. Allerdings können sie nicht sehen, wie ungefährlich die Situation tatsächlich ist. Der Realitätscheck fehlt. Was bleibt, ist die Überzeugung, dass »es gerade noch mal gut gegangen ist« und wahrscheinlich gefährlich war.

4.2.1.2 Der Angst die Energie nehmen

Wenn jedoch die Kontrolle an ihre Grenzen stößt – und das tut sie bei Angstklienten meistens – stehen noch weitere Lösungen zur Verfügung, um Angst zu bekämpfen. Die Strategie ist dann, dass der Angst die nötige Energie genommen, ihr gewissermaßen »der Stecker gezogen« wird. Auch diese Lösungen haben jedoch ihren Preis. Einige typische Lösungsversuche, um der Angst die Energie zu nehmen, sind im Folgenden aufgeführt:

- *Kanalisierung der Energie in Arbeit, Sport etc.:* Hier finden sich viele Patienten wieder, die von anderen vielleicht als »Workaholics« oder erfolgreiche Sportler wahrgenommen werden. Der Preis dafür sind oft Erschöpfung und Probleme, zur Ruhe zu kommen.
- *Depression:* Depression ist eine Art »Lösungsversuch 2. Ordnung«, der erst dann zum Zuge kommt, wenn Kontrolle die Kapazität der Person übersteigt oder nicht mehr hinreichend wirksam ist, sodass Hilflosigkeit und Hoffnungslosigkeit verbunden mit niedrigem Energielevel eintreten. Dies deckt sich mit klinischen

Beobachtungen, wonach eine länger dauernde Angstsymptomatik im Zeitverlauf häufig in depressives Erleben mündet.

- *Kanalisierung* von Angst in Wut: Auf der Ebene der Notfallreaktionen gibt es eine Verschiebung von »Flucht«/»Erstarrung« hin zu »Kampf«, was jedoch weiterhin unkontrolliertes Erleben und Verhalten bei hoher Spannung bedeutet. Auf der Ebene der bewussten Gefühle öffnet Wut oft mehr Handlungsmöglichkeiten als Angst.
- *»Vernichtung« von Energie* durch Kanalisierung in Ablenkung und Suchtverhalten wie Rauchen, exzessive Formen von Konsum, Mediennutzung, Essen etc.
- *Alkohol, Cannabis und anderen Substanzen* lockern die Kontrollversuche über die Angst und wirken dadurch angstdämpfend.

Viele Patienten berichten, dass ihre Ängste sich insbesondere in Phasen verstärken, »wo man eigentlich entspannen könnte«, wo also Energie frei wird, die sonst von Arbeit, Familie und anderen Aufgaben gebunden ist.

4.2.2 »Wenn du etwas stärken willst, bekämpfe es«[7] – die Kampf-Kontroll-Beziehung zur Angst

Schumacher (2011) betont, dass nicht die Angst selbst das zentrale Problem des Klienten ist, sondern dessen Kampf-Kontroll-Beziehung zu seiner Angst:

> »Angstklienten leiden nicht an zu wenig Kontrolle (wie sie selber glauben), sondern an zu viel Kontrolle.«

Er beschreibt, dass Kontrolle für Angstklienten in der Regel ein Erfolgsmodell ist, um Alltagsanforderungen zu bewältigen und »in den Griff zu bekommen«. Dies funktioniere jedoch nur, solange die zu kontrollierende Aufgabe kein Teil des Subjekts selbst sei und im »Außen« liege, also bei Arbeitsprojekten, Prüfungen, Familienmanagement etc. Wenn hingegen die zu bewältigende Aufgabe Teil des Subjekts selbst ist (wie z. B. bei Angst), so versage diese Kontrollstrategie, denn

7 Milton Erickson (1996, zit. nach Schumacher 2011, S. 277).

> »in keinem System, das geistige Charakteristika hat, kann ein Element dieses Systems über ein anderes herrschen« (ebd., Zitat von G. Bateson).

Der Versuch, spontan auftretende angstbezogene Gedanken und Gefühle aktiv zu verhindern, führt dann dazu, dass die Aufmerksamkeit und das Erleben der Klienten bei eben diesen Gedanken und Gefühlen verhaftet bleiben.

4.2.3 Selbsterfüllende Prophezeiungen: Die Angst erzeugt, was sie befürchtet

Durch die störungserhaltenden Lösungsversuche werden die Angstbefürchtungen zu einer selbsterfüllenden Prophezeihung. Die Angst erzeugt über die Lösungsversuche oft genau das, was sie befürchtet. Sozial ängstliche Klienten werden von anderen oft als unsicher, seltsam oder anstrengend erlebt, was die Befürchtung bestätigt: Wenn ich befürchte, abgelehnt zu werden (»die Kollegen finden mich inkompetent und wollen nicht mit mir befreundet sein«),

- werde ich mich aus Angst so verhalten (z. B. schweigen, Aufgaben vermeiden, »angeben«, stottern, nicht auf andere eingehen, scheinbar ernst und förmlich sein),
- dass andere von mir irritiert sind (»der ist komisch/arrogant«) und sich zurückziehen.
- Das interpretiere ich dann als Beweis für die Richtigkeit meiner Befürchtung, sodass meine Angst vor Ablehnung größer wird.

4.2.4 Selbstverstärkung der Angst: Der Angstkreislauf

Lieb (2014) formuliert folgenden selbstverstärkenden Kreislauf, der bei dem Versuch entsteht, Angstsymptome zu kontrollieren:

> »So kommt es zu einer Art symmetrischer Eskalation im Angstkreislauf. Dieser hat vier Elemente: (1) Angst; (2) Versuch, die Angst zu kontrollieren; (3) zunehmende Zentrierung der Aufmerksamkeit auf die Angst und auf weitere Kontrollversuche gegen die Angst; (4) dadurch und durch deren Erfolglosigkeit erzeugte psychische und physiologische Phänomene der Angst.«

Die Selbstverstärkung der Angst ist in Abb. 9 (s. S. 96) noch einmal visuell dargestellt.

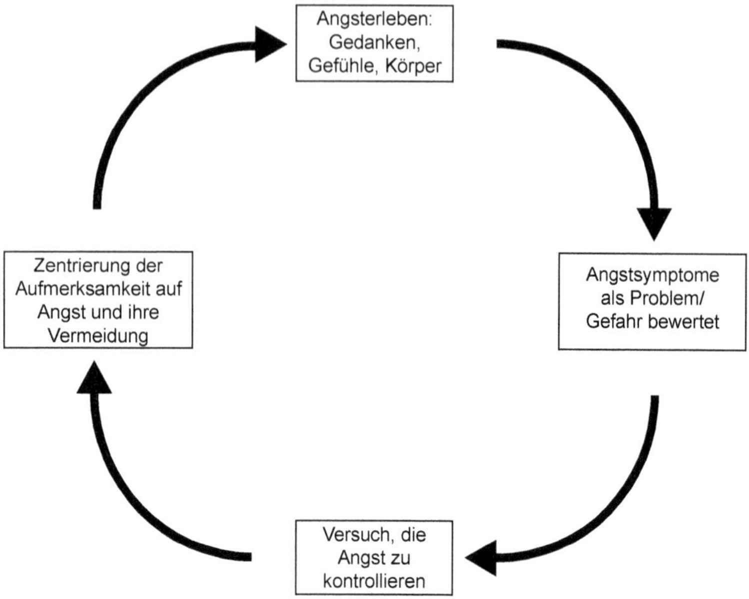

Abb. 9: Selbstverstärkung der Angst (nach Lieb 2014)

Schumacher (o. J.) formuliert einen ganz ähnlichen Angstkreislauf, nur mit einem höheren »Auflösungsgrad«, wie Abb. 10 zeigt.

4.3 Funktion der Angst: Symptome als Bedürfnisinformation und beziehungsgestaltende Fähigkeit

Im vorigen Abschnitt habe ich die Auswirkungen der Lösungsversuche (Kontrolle, Vermeidung usw.) im Umgang mit dem »Problem Angst« beschrieben. Die daraus entstehenden Feedbackschleifen halten die Angst aufrecht und führen zur Chronifizierung und Selbstverstärkung der Störung.

Systemische Therapie beschäftigt sich darüber hinaus mit der Funktion von Symptomen. Für welches Problem ist oder war Angst eine möglicherweise sinnvolle Lösung, auch wenn diese Lösung mit einem hohen Preis verbunden ist? Auf welche Bedürfnisse weist die Angst hin? Wie werden Beziehungen über die Symptomatik gestaltet?

In einigen systemischen Publikationen wird die Angstsymptomatik als unbewusster Lösungsversuch für Konflikte im intrapsychischen System (von inneren Anteilen, Bedürfnissen, Zielen) und in Beziehungssystemen (Partnerschaft, Familie) konzeptualisiert (z. B. Häuser u. Eher 2000).

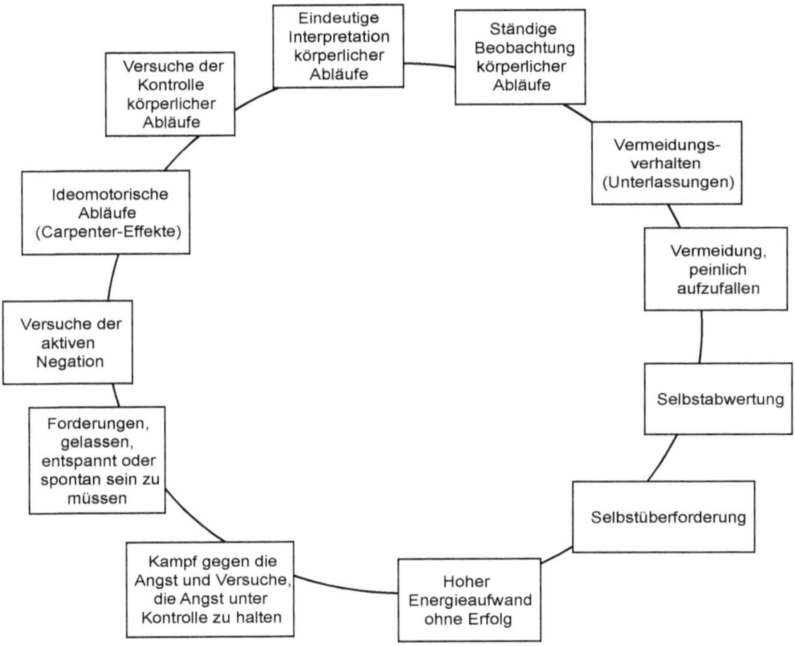

Abb. 10: Der Kreislauf der Angst (aus Schumacher [o. J.])

4.3.1 Angst als unbewusster Lösungsversuch: eine systemische Hypothese?

Symptome als unbewusste Lösungsversuche zu verstehen – diese Hypothesenrichtung ist in der Geschichte der Psychotherapie nicht neu. Sie findet sich schon in den frühen psychoanalytischen Ideen von Angst als Kompromissbildung zwischen aggressiven Fantasien gegenüber Bezugspersonen/internalisierten Objekten einerseits und der Furcht vor Verlust dieser Objekte andererseits (vgl. Abschnitt 3.2) Auch im sehr defizitorientierten Konzept des »sekundären Krankheitsgewinns« geht es um die problemlösende Wirkung von Symptomen - die Störung geht nicht weg, weil ein heimlicher Gewinn damit verbunden ist, z. B. Zuwendung, Entlastung usw. Diese Patienten sind nach der Logik dann schlechte Patienten, weil sie nicht »wirklich« etwas ändern wollen, aber die Zeit und Ressourcen der Helfer beanspruchen.

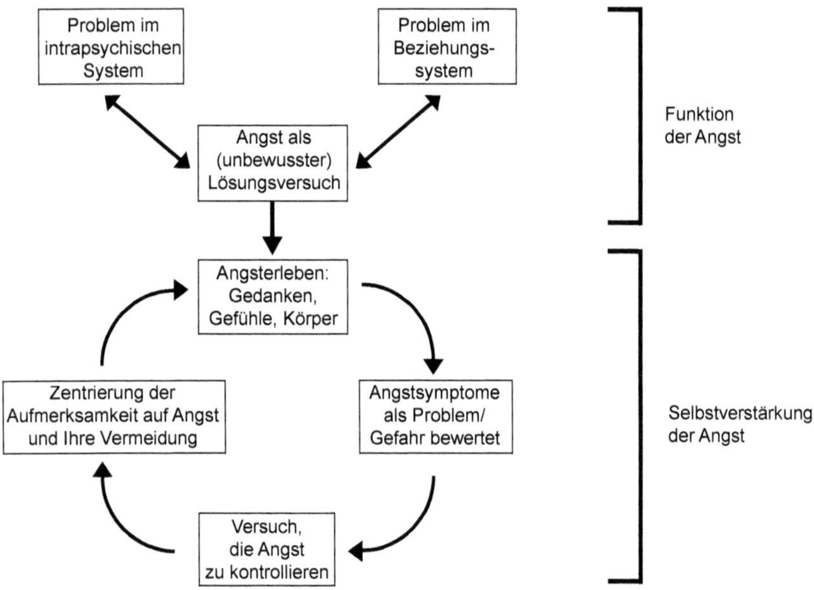

Abb. 11: Funktion und Selbstverstärkung der Angst

Problematisch an dieser Konstruktion einer »Funktion der Angst« ist aus systemischer Sicht, dass sie die Annahme einer »wirklichen Wirklichkeit« von inneren Konflikten oder Beziehungskonflikten voraussetzt. Die Deutung als »Funktion der Angst« bzw. »unbewusster Lösungsversuch« ist eine Wirklichkeitskonstruktion rein aus therapeutischer Expertenrolle. Sie beinhaltet unter Umständen sogar die wertende Interpretation, dass der Klient »unbewusst« gar nicht wirklich etwas ändern will, da er vom Symptom profitiert.

Um diese Ideen der »Funktion des Symptoms« trotzdem für systemische Hypothesenbildung zu nutzen, sollte klar sein: Funktionshypothesen sind kein objektives Diagnostizieren durch die Therapeutin, sondern eine Konstruktion von Wirklichkeit gemeinsam mit der Klientin - ein »Geschichtenerzählen« mit dem therapeutischen Ziel, ihr Selbstverstehen zu verbessern, ihr neue Lösungen zu ermöglichen und ihren Handlungsspielraum zu erweitern. Eine anschauliche Darstellung von systemischer Hypothesenbildung und daraus folgenden therapeutischen Ideen findet sich bei Rotthaus (2015, S. 133 ff.).

Abb. 9 aus Abschnitt 4.2.4 lässt sich nun wie in Abb. 11 dargestellt ergänzen.

4.3.2 Funktion der Angst im intrapsychischen System

4.3.2.1 Angst als Bedürfnisinformation und Wächterin der Grenzen

Auf welche Bedürfnisse weist Angst möglicherweise hin und welche inneren Konflikte werden durch sie zumindest provisorisch gelöst?

Es wäre denkbar, Angst als »Wächterin der Grenzen« bzw. als »Anwältin« der vitalen Bedürfnisse nach Schutz und Erholung zu verstehen. Therapeutisch kann die Angst als Signalfunktion für die Gefährdung dieser Bedürfnisse gewürdigt und genutzt werden:

Herr T. (siehe Abschnitt 2.4) arbeitet für ein ambitioniertes Projekt in einer anderen Stadt über mehrere Monate bis zu 14 Stunden täglich. Im Konflikt zwischen Pflichtgefühl und dem Wunsch nach Anerkennnung durch Vorgesetzte einerseits und Erschöpfung mit Erholungsbedürfnis andererseits entwickelt Herr T. Panikattacken, die er später so reflektiert: »Rückblickend würde ich sagen: Erst die Panikattacken haben mir gezeigt, dass ich in einem Hamsterrad stecke und mich dauernd überfordere. Heute bin ich irgendwie dankbar dafür, obwohl es eine schreckliche Zeit war.«

Angst schützt häufig vor Forderungen anderer oder vor eigenen Ansprüchen, ohne dass diese Forderungen aktiv zurückgewiesen werden müssen, sie ermöglicht also ein »Nicht-Können« ohne »Nicht-Wollen«: »Die Angst schützt mich vor Überforderung/zu viel Nähe/..., ohne dass ich dafür verantwortlich bin.«

4.3.2.2 Angst vor ... = Lust auf ...?: Die Angst als Zeichen von anstehender Entwicklung

Angst ist die natürliche Begleiterin von Veränderung und Entwicklung. Wilms, Wittmund und Mory (2004) sehen Angst als Zeichen für »Reformstau«: Anstehende Veränderungen und Rollenwechsel sind häufig schon lange Zeit aufgeschoben und werden durch die Angst verstärkt in den Blick gerückt.

4.3.3 Funktion der Angst in Beziehungen

4.3.3.1 Angst als beziehungsgestaltende Fähigkeit

Über Angstverhalten kann in Beziehungen sowohl Nähe als auch Abstand erzeugt werden. Nähe entsteht durch das Einbinden der Partner als Helfer, Beruhiger und Beschützer. Abstand bildet sich, wenn die Angstsymptome wie ein »Puffer« zwischen den Partnern stehen, wobei Kontakt und Entwicklung blockiert werden. Der Partner einer Angstklientin formulierte das direkt so:

> »Immer wenn wir über heikle Themen sprechen, wie Heirat und Kinderkriegen, kriegst du deine Angstzustände und alles dreht sich wieder darum!«

In Paarbeziehungen scheint die Symptomatik für das bestehende Beziehungsmuster meist stabilisierende Auswirkungen zu haben und fungiert oft wie eine »Veränderungsbremse«:

> Frau V.: »Ich hab eigentlich öfter den Wunsch, mehr mein Ding zu machen, auch mal ohne meinen Partner allein was zu unternehmen, aber dann krieg' ich Angst, dass es mir dabei schlecht gehen und ich am Ende wieder diese Panikattacken kriegen könnte, und lasse es bleiben.«

Auch in anderen nahen Beziehungen hat Angst beziehungsgestaltende Auswirkungen. Sie erscheint dann wie eine Unterstützung von Bedürfnissen nach Nähe, Schutz, Entlastung, Beachtung:

> Im Beispiel der 19-jährigen Frau S. (siehe Abschnitt 2.5), führte die Eskalation der Angst bei der Patientin zu verstärkter gemeinsamer elterlicher Sorge um ihre Tochter. Das erlebte die Patientin als sehr erleich-

ternd, da sie sich bisher von den Eltern gegenüber ihrer Schwester, dem »Problemkind«, häufig benachteiligt und ungesehen gefühlt hatte.

4.3.3.2 Panikattacken bei Wut auf den Partner und Angst vor den Konsequenzen

Häuser und Eher (2000) beschreiben Panikattacken als Konsequenz einer symmetrischen Eskalation zwischen Wut/Ärger auf den Partner und Angst vor deren befürchteten Auswirkungen (Verlust, Trennung, vgl. auch Eher, Binter u. Scholze 1997). Sie sind dann ein »Lösungsversuch« in dem eskalierenden Dilemma zwischen dem Bedarf nach Autonomie und dem nach Bezogensein gegenüber dem Partner oder anderen wichtigen Bezugspersonen. Der drohende Konflikt mit dem Partner wird durch die Panik im Interesse des Beziehungserhalts gestoppt. Die Angst sichert, dass der Partner als Bezugsperson präsent bleibt - Autonomie wird dann vor allem über die Symptomatik gelebt.

Hier ähneln systemische Hypothesen den neueren psychodynamischen Modellen der Panikstörung (Milrod et al. 1997; Rudden et al. 2003; vgl. Beutel et al. 2012). Aus Sicht der Angstpatienten lassen sich dann etwa folgende hypothetischen Überzeugungen formulieren:

- »Durch meine Angst kann und muss ich bei dir bleiben, obwohl ich eigentlich unabhängiger sein will.«
- »Nur wenn ich mich ängstlich zeige, kann ich sicher sein, dass du mich beschützt und bei mir bleibst.«
- »Wäre mein Partner auch dann noch bei mir, wenn ich ihn nicht mehr als Helfer gegen die Angst brauche?«
- »Durch meine Angst kann ich dich auf Abstand halten, ohne dich zu kränken und Konflikte zu riskieren.«
- »Ich zeige mich schwach und ängstlich, sodass du dich als stark erleben kannst und nicht von mir bedroht fühlst.«

Aus Sicht der Partner ließe sich fragen:

- »Würde ich mich noch so stark und sicher fühlen, wenn mein Partner mich nicht mehr wegen seiner Angst braucht und unabhängiger wird?«
- »Ich kann sie nicht verlassen, weil ich mich sonst schuldig fühlen würde, da sie mich so sehr braucht.«

In Paarbeziehungen geht klinische Angst oft mit hoher Beziehungskohäsion und geringer Autonomie beider Partner einher. Wenn Partner stark unterstützende Funktionen für Angstklienten übernehmen, dann führen therapeutische Erfolge der Klienten in Richtung Zugewinn von Handlungsspielräumen und Selbstvertrauen häufig zu einer Destabilisierung der Beziehung und zu erhöhter Belastung und Verunsicherung bei den Partnern.

4.3.3.3 Der Fluch des Helfens - Partner und Freunde als Unterstützer

Angstklienten verfügen oft über hocheffiziente Helfersysteme. Die entlastende Unterstützung für Angstklienten durch ihre Partner wird jedoch zum Preis der Festschreibung von Inkompetenz und Hilflosigkeit erkauft. Der Spielraum der Klienten und ihrer Partner engt sich immer weiter ein. Systemtheoretisch gesprochen, nehmen Fluktuationen ab und das Beziehungssystem »erstarrt«. Dies macht es unflexibler und wenig adaptiv gegenüber den äußeren Herausforderungen, die mit dem Leben verbunden sind.

Interessant ist dann die Beziehung des Partners zur Angst des Klienten. Einerseits wird meist auch hier eine Kampfbeziehung beschrieben, der Partner sieht sich als Helfer im Kampf gegen die Angst. Dabei können auch Partner sich ähnlich wie die Klienten der Angst gegenüber als ohnmächtig, hilflos oder ausgeliefert erleben. Andererseits geht die Helferrolle der Partner häufig mit einer Verschiebung von Macht und Selbstwert in der Partnerschaft einher, sodass die Partner der Klienten aus ihrer Helferrolle auch Selbstbestätigung und Kompetenzerleben ziehen. Dies mündet dann manchmal in Abwertung und Verachtung des Angstklienten für dessen »Schwäche«. Währenddessen bleibt den Angstklienten lediglich ihre Symptomatik als Mittel des Bestimmens in der Beziehung. Kurz gesagt: Wer seine Partnerin wegen deren Angst überall hinfahren und für sie finanziell sorgen muss, da diese keiner Arbeit mehr nachgehen kann, der hat mehr Stimmrecht, wenn es um gemeinsame Themen wie z. B. die Wahl des Urlaubsziels geht. Es sei denn, die Angst meldet sich zu Wort, z. B. indem sie Flugreisen ausschließt und Campingurlaube (wegen der Spinnen) oder Städtereisen (wegen der vielen Menschen).

Allerdings reflektieren viele Angstklienten diese Dynamik und versuchen, die Angst über weite Strecken vor dem Partner zu verstecken oder diesen zumindest nicht in die Angst einzubinden. Hierfür werden dann ersatzweise Eltern oder beste Freundinnen herangezogen.

4.3.3.4 Die Angst gehört allen - »Gefährlichkeit« als gemeinsame Wirklichkeitskonstruktion

Omer und Lebovitz (2012, S. 12) zeigen am Beispiel kindlicher Ängste sehr eindrücklich, wie die gefahrenbezogenen Wirklichkeitskonstruktionen als geteilte Wirklichkeit gemeinsam geschaffen werden (s. Abb. 12).

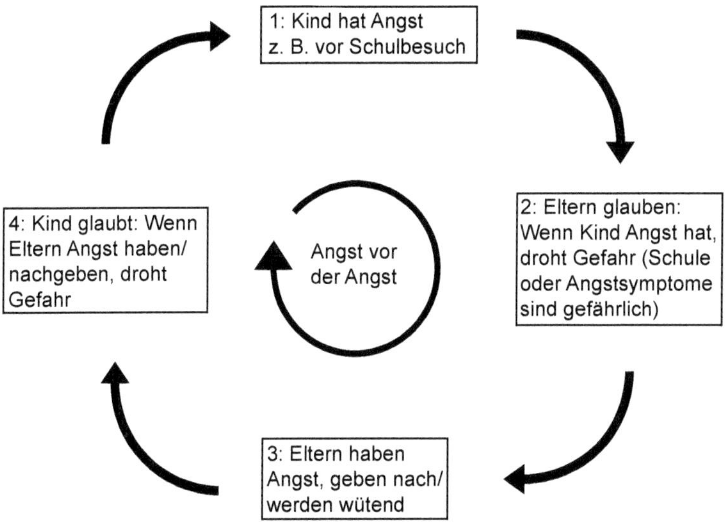

Abb. 12: Angst als Systemeigenschaft (nach Omer u. Lebovitz 2012)

Angst ist in diesem Modell eher eine Systemeigenschaft statt ein individuelles Erleben.

Kindliche Angstsymptome werden von Omer und Lebovitz als »Pakt der Ängste« beschrieben: der Angst des Kindes, der Angst der Eltern und der »Angst vor der Angst«. Die Angstansteckung besteht darin, dass die Eltern in einer Affektlogik davon ausgehen, dass an der Angst des Kindes ja etwas dran sein muss, wenn sie so stark ist. Sie zweifeln also die Ungefährlichkeit (z. B. des Schulbesuchs) an und bekommen nachvollziehbar ebenfalls Angst, denn sie möchten ihr Kind ja beschützen. Diese Angst und Verunsicherung nimmt das Kind wahr und interpretiert sie als Bestätigung seiner Befürchtungen, zudem haben die Eltern ja jetzt erlaubt, zu Hause zu bleiben. Dies kann das Kind dann folgendermaßen verstehen: »Entweder meine Angst ist sowas wie eine Krankheit, wegen der man zu Hause bleiben muss, oder sie ist berechtigt, weil Schule zu gefährlich/zu schwierig für mich ist.« Dadurch verstärkt sich die Angst des Kindes natürlich und der Kreislauf schaukelt sich weiter auf.

4.3.3.5 Strukturelle Perspektive

Im von Salvador Minuchin (1992) geprägten strukturellen Ansatz der systemischen Therapie werden Symptome als Hinweise auf die problematische Gestaltung von Grenzen, Konflikten und Koalitionen innerhalb von Systemen betrachtet. Als problematisch werden etwa Koalitionen über Generationengrenzen hinweg gesehen, z. B. die Allianz einer Klientin mit ihren Eltern gegen den Ehemann, die Triangulierung von Konflikten, z. B. zwischen Eltern über das Kind, oder die Parentifizierung von Kindern, d. h. die Übernahme von Elternfunktionen für die eigenen Eltern. Die Stärkung von Subsystemgrenzen wie des Paarsystems oder des Geschwistersystems ist daher häufiges Ziel struktureller Interventionen.

4.3.3.6 Mehrgenerationale Perspektive

Die Herkunftsfamilie und die darin geprägten Beziehungswirklichkeiten spielen in vielen systemischen Konzepten, wie z. B. bei Stierlin (1982) und Boszormenyi-Nagy (1981), eine zentrale Rolle. Für das Verstehen von Angstsymptomen sind besonders Fragen nach der Loyalität zur Herkunftsfamilie und der Delegation elterlicher Wünsche und Aufträge an die Kinder sowie der Ausgleich von Geben und Nehmen in Beziehungen interessant:

- Welche Muster, Konflikte, Gefühle und Themen der Herkunftsfamilie werden in der aktuellen Symptomatik und den damit verbundenen Interaktionen wiederholt? Zu wem gehört die Angst?

- Welche verinnerlichten elterlichen Haltungen trägt die Klientin weiter (»Was denken die anderen von dir?«; »Die Welt ist gefährlich!«)?
- Angst kann zudem als Signal dafür verstanden werden, dass relevante Personen, Beziehungen oder Wirklichkeiten aus dem System der aktuellen Beziehungswirklichkeit ausgeschlossen sind.

4.3.4 Systemische Teilemodelle: Angst als Störung im inneren Team

Die innere Dynamik von Angst und Angststörungen lässt sich gut und anschaulich anhand der Beziehungen innerer Seiten, Persönlichkeitsanteile oder Ich-Zustände zueinander beschreiben.

Frau V.: »Wenn ich an die Prüfung denke, dann glaub' ich irgendwie, dass der Prüfer mich total fertigmachen und in Grund und Boden fragen wird (Anteil 1 glaubt, dass die Prüfung gefährlich wird), obwohl ich eigentlich weiß, dass der ganz nett ist und mir wohlgesonnen (Anteil 2 weiß, dass der Prüfer nett und eigentlich nichts zu befürchten ist). Dann kommt jetzt schon Panik auf und ich fühl mich hilflos (Anteil 3 reagiert auf die Schreckensvorstellung, die Anteil 1 verbreitet, ängstlich-panisch, so als würde diese ganz sicher eintreten). Dabei versuche ich, möglichst hundertprozentig vorbereitet zu sein und ganz viel zu lernen, um mir keine Blöße zu geben (Anteil 4 versucht darum, den Schrecken mit perfekter Vorbereitung zu vermeiden). Dann will ich auch am liebsten die Prüfung absagen (Anteil 5 will am liebsten die Herausforderung vermeiden - nix wie weg), aber dann bin ich ja die totale Versagerin. Eigentlich müsste ich das doch mal hinkriegen, ohne immer gleich durchzudrehen, ich bin immer so furchtbar instabil! (Anteil 6 findet die Klientin instabil, eine Versagerin). Meistens halte ich die Anspannung dann irgendwann nicht mehr aus, sodass ich mich mit Serien betäube und kiffe (Anteil 7 zieht den Stecker und sorgt erst mal für Ruhe im System).«

4.3.4.1 Teilemodelle als therapieschulenübergreifendes Paradigma

Teilemodelle haben in der Psychotherapie viele Wurzeln und Variationen - sie finden sich schon in Freuds Instanzenmodell mit Es, Ich und Über-Ich, später in der Transaktionsanalyse (E. Berne), der Gestalttherapie und dem Psychodrama (F. Perls, J. Moreno), der Ego-State-

Therapie (J. u. H. Watkins) und der Schematherapie (J. Young). Allen psychotherapeutischen Teilemodellen liegt die Idee der Multiplizität des Selbst zugrunde: Das Selbst wird nicht als unteilbare Einheit, sondern als Zusammenspiel verschiedener Ich-Zustände oder Persönlichkeitsanteile mit typischen Gefühlen, Überzeugungen und Handlungsimpulsen beschrieben.

Im systemischen Feld prägend waren die Ansätze von Virginia Satir (»Inneres Theater«, »Parts Party«), Richard Schwartz' Konzept der »Internal Family Systems« (IFS, Schwartz 2018; Anderson, Sweezy u. Schwartz 2018), Friedemann Schulz von Thuns (1998) Idee des inneren Teams sowie Gunther Schmidts Konzepte der inneren Familie/des inneren Parlaments und der hypnosystemischen Teiletherapie (Schmidt 2004, 2005; Peichl 2019). In diesen Modellen wird meist von inneren Anteilen gesprochen. Ähnlich ist die Formulierung der Ego-States in der Ego-State-Therapie (vgl. Fritzsche u. Hartman 2014) oder der Schemamodi in der Schematherapie (Young, Klosko u. Weishaar 2005). Eine sehr anschauliche, an Schulz von Thuns »innerem Team« und Schwartz' »Internal Family Systems« orientierte Integration verschiedener Teilemodelle beschreibt Dagmar Kumbier (2013).

4.3.4.2 Grundidee systemischer Teilemodelle

In der Konzeption eines systemischen Teilekonzepts folge ich hier zunächst den Ideen Gunther Schmidts (2004, 2005) und Jochen Peichls Integration einer (hypno)systemischen Teiletherapie (Peichl 2019).

Aus systemisch-konstruktivistischer Sicht ist klar: Innere Anteile sind keine objektive Beschreibung der Psyche, keine Wesen im Kopf, sondern sie werden vom Klienten (bzw. dessen »Ich«, »innerem Beobachter« oder »Denker«) und der Therapeutin gemeinsam konstruiert. Die Arbeit mit inneren Anteilen ermöglicht jedoch einen Zugang zu sich immer wieder reproduzierenden Mustern der Klienten, den »Struktur gewordenen Erfahrungen« (Peichl 2019, S. 45) oder Fühl-Denk-Verhaltensprogrammen (Ciompi 1997), mit denen wir uns in der Welt bewegen. Diesen geprägten Mustern folgt unser Erleben und Verhalten – sie werden in Abhängigkeit von inneren oder äußeren Stimuli aktiviert. Von Bedeutung sind dabei diejenigen Muster, die Leiden verursachen und Menschen in Therapie führen.

Die Personifizierung dieser Muster in Form von Anteilen, z. B. als »innerer Kritiker« oder »ängstliches inneres Kind«, dient dabei als Hilfsmittel, um den Zugang zu ihnen zu ermöglichen, das bewusste Erleben im Hier und Jetzt zu verstärken und gleichzeitig Distanzierung zu ermöglichen (»ein Teil von mir hat Angst« statt »ich bin ängstlich«).

Innere Anteile sind grundsätzlich gleichwertig - sie können nicht besiegt oder ausgeschlossen werden, sondern erfüllen einen Sinn für das Gesamtsystem. Die systemische Haltung der therapeutischen Neutralität bzw. Allparteilichkeit wird somit auf innere Anteile übertragen. Daraus folgt die Unterstellung einer im Grunde positiven, systemerhaltenden Absicht, auch dann, wenn die inneren und äußeren Handlungen mancher Anteile für die Klienten sehr belastende oder schädigende Auswirkungen haben. Auch destruktiv wirkende Teile wie Aggression, Rückzug oder Selbstverletzung usw. werden als Träger von Lösungsversuchen verstanden, die zwar schmerzhaft oder belastend sind, aber darauf abzielen, das System zu stabilisieren und zu schützen, z. B. indem die quälende Anspannung bei Angst durch Aggression oder Suchtverhalten reduziert wird. Übersetzt auf die therapeutische Arbeit heißt das: Innere Anteile sind unkündbar. Alle Teile sind prinzipiell in der Therapie willkommen - aber nicht alle Impulse oder Handlungen dieser Teile.

Aus der Perspektive der Kybernetik 2. Ordnung sind innere Anteile nicht denkbar ohne einen Beobachter - ein Mensch ist daher sowohl ein System von Teilen als auch Beobachter dieses Systems:

> »Die Erkenntnis, dass verschiedene Anteile in mir unterschiedliche Ziele haben, bedarf eines Beobachters, der Unterschiede benennen kann« (Peichl 2019, S. 57).

Die Beobachtung der inneren Anteile ist daher geleitet von der Wahrnehmung und den Zielen des Beobachters. Teile sind keine objektiven Entitäten - dies unterscheidet den Ansatz Gunther Schmidts von anderen Teilemodellen wie der Ego-State-Therapie und der Schematherapie. Sie werden vielmehr immer wieder neu und abhängig vom Kontext konstruiert.

Aus systemischer Sicht zentral ist die Betonung des Steuerungs-Ich als Organisator und Gestalter des inneren Systems. Mindestens ebenso wichtig wie die einzelnen Teile ist daher diese beobachtende, steuernde und integrierende Instanz, für die ich die Bezeichnung des »Ich« oder der »Chefin« des inneren Teams am passendsten finde, die aber in anderen Konzepten auch als »die gesunde Erwachsene von heute«, als »Oberhaupt«, »Selbst« oder »Denker« bezeichnet wird.

4.3.4.3 Leiden, Probleme und Symptome im Teilemodell

In der Metapher des Teilemodells lassen sich Probleme, seelisches Leid und Symptome auf folgende Arten darstellen:

- *Probleme entstehen durch Konflikte zwischen Anteilen*, die die Spannung im System erhöhen und Energie absorbieren. Innere Anteile verfolgen unterschiedliche Strategien, um z. B. mit einer Herausforderung umzugehen. (»Ein Teil in mir sagt: ›Reiß dich zusammen und überwinde die Angst!‹ Ein anderer Teil will sich am liebsten verkriechen oder weglaufen. Das ist so anstrengend …«)
- *Leiden entsteht durch eine überforderte Chefin*: Die inneren Anteile übernehmen das Kommando oder »streiten« sich darum, während die Chefin nur passiv zuschauen kann. Es geht »mal hü – mal hott« und gibt keine steuernde Regulation der Anteile. (»In mir ist totales Durcheinander, ich weiß einfach nicht was ich will …«)
- *Leiden entsteht durch Identifikation der Chefin mit einem Anteil.* (»Ich bin wirklich unfähig und gestört, wenn ich nicht mal allein aus dem Haus gehen kann, das ist doch klar – da gibt's nichts zu diskutieren!«)
- *Leiden entsteht durch starre Grenzen, fehlende Kooperation und mangelnde Verbindung* zwischen den Anteilen bis hin zu einer dissoziierten Form der inneren Organisation von Anteilen, die in der Traumapsychologie »strukturelle Dissoziation« genannt wird (Nijenhuis, van der Hart u. Steele 2008).

Übergeordnetes Ziel der therapeutischen Teilearbeit ist ein möglichst integriertes System mit guter Kommunikation und Kooperation zwischen der Chefin und den inneren Anteilen sowie zwischen den Anteilen untereinander im Dienste gemeinsamer Ziele. Die von der Chefin bisher abgewehrten oder als störend erlebten Anteile werden zur Kooperation mit ihr eingeladen. Dabei müssen sie akzeptiert, gewürdigt, in den von ihnen vertretenen Bedürfnissen versorgt, ggf. aber auch begrenzt und »entthront« werden. Die Chefin als Steuerungsinstanz geht in die Führung: Sie distanziert sich von der bisherigen Unterwerfung unter das Diktat einzelner Anteile oder der engen Koalition mit ihnen. Stattdessen reguliert und nutzt sie die Anteile im Sinne des Gesamtsystems.

Das System der inneren Familie (IFS) nach Schwartz

Im IFS werden drei Arten von Teilen unterschieden:

Verletzte Anteile oder Verbannte (»Exiles«) sind Träger von schmerzhaften, nicht integrierten Erfahrungen, die das Gesamtsystem mit diesem Schmerz überfluten können und nicht oder kaum regulierbar sind. Diese nicht integrierten Erfahrungen können z. B. kindliche unerfüllte Grundbedürfnisse oder traumatische Erfahrungen sein, aber auch die Erfahrung einer schweren Panikattacke. Ein großer Teil innerer Energie dient darum dazu, deren Erleben nicht spürbar werden zu lassen und sie in Verbannung zu halten.

Beschützer: Dabei helfen zwei Arten von Beschützeranteilen, die Manager und die Nothelfer. Deren oberste Priorität ist es, die Funktionsfähigkeit und Stabilität des Gesamtsystems zu erhalten.

- ***Manager:*** Sie versuchen vorausschauend zu verhindern, dass Verbannte getriggert werden und das System mit deren Emotionen überflutet wird. Die Manager agieren dann z. B. durch vernichtende Selbstkritik (um Fremdkritik zuvorzukommen), Perfektionismus, Anpassung an Erwartungen anderer oder Vermeidung von Herausforderungen.
- ***Nothelfer (»Firefighter«):*** Sie sind reaktive Beschützer im Notfall und verfolgen dann das gleiche Ziel wie vorher die Manager – verletzliche Teile zu verbannen und emotionalen Schmerz nicht spürbar werden zu lassen. Sie werden aber erst aktiviert, wenn den Managern dies nicht gelungen ist – wenn die Erinnerungen und Emotionen der Verbannten trotz aller Bemühungen durchbrechen. Die Mittel der Nothelfer zielen dann meist auf die Betäubung des Gesamtsystems ab: durch Alkohol, Drogen, Essen, Selbstverletzung bis hin zur Dissoziation in Unterspannung mit Apathie und Leere.

Das Selbst: Das Selbst wird im IFS nicht als Teil konzipiert. Es ist vielmehr die Ressource der Präsenz und der zwischen den Teilen ausgleichenden, nicht urteilenden und wachstumsfördernden Eigenschaften wie Mut, Neugier, Fürsorglichkeit, Mitgefühl und Verbundenheit.

Zentrale Therapieziele der IFS-Therapie sind das Entwickeln von Verbundenheit mit den Selbst-Qualitäten und die Versorgung der Bedürfnisse sowohl verletzter als auch beschützender Teile.

Kasten 4: Das System der inneren Familie

4.3.4.4 Das »Internal Family System« (IFS) von Richard Schwartz

Richard Schwartz übertrug Grundprinzipien systemischer Arbeit mit Familien auf die Innenwelt von Klienten. Er bietet mit seinem Konzept der »Internal Family Systems« (IFS, Schwartz 2018; Anderson,

Sweezy u. Schwartz 2018) eine Art Ordnungssystem für innere Anteile an, das am Erleben von Klienten oft gut ankoppeln kann und das den Sinnbezug auch von »Problemteilen« deutlich macht (siehe Kasten 4).

4.3.4.5 Ideen für ein Teilemodell von Angstdynamiken: der Angstmacher, der Ängstliche und die Beschützer

Angelehnt an das IFS-Modell sollen nun prototypische Anteile vorgestellt werden, die in ihrem Zusammenspiel für die Verfestigung zu einer Angststörung von Bedeutung sein können. Auch bei diesen Teilen handelt es sich natürlich nicht um ein Abbild von Wirklichkeit, sondern um ein Modell, das meiner Erfahrung nach gut bei Klienten ankoppeln und therapeutisch hilfreiche Unterschiedsbildungen einführen kann.

Zunächst ist die Unterscheidung zwischen einem »ängstlichen Teil« und einem »ängstigenden Teil«, dem »Angstmacher«, sinnvoll. Beide sind im inneren System der Klientin vorhanden und leisten ihren Beitrag zur Aufrechterhaltung der Angst.

Der »Angstmacher« ist trotz des Schreckens, den er verbreitet, ein Beschützeranteil. Er repräsentiert die „Angst vor der Angst“ sowie angstbezogene Befürchtungen die sich je nach Störung auf unterschiedliche Aspekte beziehen: »Das Herzstolpern ist gefährlich!« (Panikstörung), »Es könnte ein Unglück passieren ...« (GAS), »Die anderen finden dich peinlich« (soziale Angst). Ziel dieses Anteils ist, potenzielle Gefahren zu erkennen und lautstark vor ihnen zu warnen. Er bewertet zudem das Erleben von Angst selbst als gefährlich und verhindert dadurch einen adaptiven Umgang damit. Angst wird als bedrohlicher Kontrollverlust erlebt und triggert frühe traumatisch verarbeitete Angst-Erfahrungen, die mit extremer Überforderung, Entwertung, Beschämung oder fehlendem Schutz von Bezugspersonen verbunden waren.

Wichtig ist daher, dass die Befürchtungen des Angstmachers zwar im Hier und Jetzt unangemessen erscheinen, jedoch in früheren Zeiten möglicherweise sinnvoll waren. Darum wird der Angstmacher als Beschützer verstanden, meist eines verbannten verletzten Teils, der alte, traumatische Erfahrungen von extremer Hilflosigkeit, Angst und Schmerz trägt.

Der Angstmacher wird von Klienten oft als schrecklich, einschüchternd und machtvoll erlebt, Kumbier (2013) bezeichnet diese Art von Beschützern jedoch als »Scheinerwachsene«, also kindliche Anteile mit erwachsener Fassade. Ihre Strategien wirken zwar machtvoll und drastisch, sind aber kindlich unflexibel und im präoperationalen Stadium gefangen (schwarz - weiß, richtig - falsch, keine Perspektivübernahme).

Der »ängstliche Teil« wird mit dem Bedrohungsszenario des Angstmachers konfrontiert und erlebt sich dann meist als ausgeliefert und überfordert in dem verzweifelten Bemühen, dem befürchteten Schrecken zu entkommen. Er trägt die mit Angst verbundene quälende Anspannung und Hilflosigkeit. Dieser Teil wird von Klienten meist als klein und hilflos beschrieben. Er gehört, wie der verletzte/traumatisierte Teil, zu den Verbannten, ist jedoch stärker spürbar und meist weniger bedrohlich als dieser.

Der verletzte/traumatisierte Teil: Die in diesem Anteil gespeicherten, meist traumatischen Erfahrungen können frühere Gewalt und Demütigung durch Bezugspersonen sein, aber auch objektiv weniger gefährliche Erfahrungen, wie etwa eine Panikattacke - allen gemeinsam ist, dass sie die Verarbeitungsmöglichkeiten der Person überfordern und traumatische Verarbeitung (statt Integration) die Folge ist.

Das »Ich«/die »Chefin«: Dies ist der erwachsene Anteil, die Chefin oder Steuerungsinstanz des inneren Systems, die unsere Alltagsfunktionen und das Zusammenspiel der Anteile reguliert. Dieser Anteil ist unser Gegenüber in der Therapie. Er ist sowohl ein Teil des Systems als auch, im Sinne der Kybernetik 2. Ordnung, Beobachter des Systems mit dem Ziel, Sinn zu erzeugen und das System zu integrieren. Die Chefin erkennt zwar meist, dass das Bedrohungsszenario des Angstmachers und die panische Reaktion des ängstlichen Teils übertrieben und irgendwie unangemessen sind, sonst würde sie nicht zur Therapie kommen. Sie steht aber der Dynamik zwischen Angstmacher und ängstlichem Teil überfordert und hilflos gegenüber.

Idealerweise würde die Chefin das innere System nun regulieren, z. B. indem sie den ängstlichen Teil zunächst beruhigt, den Angstmacher freundlich, aber klar begrenzt, ihn jedoch als Hinweisgeber nutzt, dessen Warnungen sie im Hier und Jetzt prüft, um Gefahren oder vernachlässigte Bedürfnisse rechtzeitig zu erkennen. Dann würde die Chefin alle Anteile anregen, sich der angstauslösenden Herausforderung nochmals zuzuwenden, da dies im Sinne der Ziele des Gesamtsystems ist (z. B. allein Auto fahren, um arbeiten gehen zu können; einen Vortrag vor Kollegen halten etc.). In diesem Fall liegt jedoch sicher keine Angststörung vor.

Wenn aber der Chefin die Beruhigung des ängstlichen Teils und die Begrenzung des Angstmachers nicht gelingt, so drängen sich meist ungefragt weitere Beschützeranteile als Helfer auf, die oft in der Biografie der Klienten einmal wichtige Aufgaben hatten - z. B. in Ermangelung fürsorglicher Erwachsener.

Weitere Beschützerteile: Manager und Nothelfer
Ziel der anderen Beschützer (neben dem Angstmacher) ist es, den verletzten Teil in Verbannung zu halten, die Befürchtungen des Angstmachers zu verhindern und aus der Hilflosigkeit herauszufinden.

> ***Die Manager*** versuchen, die vom Angstmacher beschworenen Katastrophen durch eine Vielzahl von Strategien zu verhindern und treten in den folgenden Funktionen auf:
> *Vermeider:* »Sag besser nichts in der Teamsitzung, damit dich niemand kritisiert!«, »Nimm besser nicht die U-Bahn, damit du jederzeit wegkannst, wenn du Angst bekommst.«
>
> *Selbstbeobachter:* »Ich muss sofort bemerken, wenn mein Herz seltsam schlägt, um einem Herzinfarkt vorzubeugen.«
>
> *Antreiber, Perfektionist:* »Wenn ich alles berücksichtige, kann mich niemand kritisieren.«
>
> *Kontrollexperte:* »Wenn ich alles genau plane, erlebe ich keine bösen Überraschungen, die mich dann verunsichern und eventuell Angstsymptome auslösen können, mit denen ich nicht umgehen kann.«
>
> *Kritiker:* »Deine Angst ist lächerlich und peinlich. So wird das nie was! Reiß dich zusammen!«

Wie oben gezeigt, sind diese Lösungsversuche zwar oft hilfreich für das Funktionieren und Bewältigen von Anforderungen im Außen sowie das Vermeiden des Schreckensszenarios des Angstmachers im Inneren. Dieser Schrecken wird dadurch aber nicht weniger bedrohlich und die Angst bleibt.

> ***Die Nothelfer:*** Während die Manager versuchen, alle potenziellen Gefahren wie Kritik, Unsicherheit und beunruhigende Körpererfahrungen proaktiv zu vermeiden, so treten die Nothelfer reaktiv erst auf den Plan, wenn dies nicht gelungen ist. Sie können die mit der Angst verbundene quälende Spannung lösen und beruhigen. Ihre Strategie besteht meist im Abschalten und Herunterfahren der Spannung bis hin zu Dissoziation in Unterspannung oder Apathie. Bei dieser Form von Spannungsreduktion helfen Alkohol und andere Substanzen, übermäßiges Essen, Arbeit, exzessives Serienschauen, Einkaufen, Sex, Pornografie usw.
>
> Insbesondere bei traumatisierten Angstpatienten sind diese Anteile sehr bestimmend und führen zu weitgehenden Beeinträchtigungen.
>
> In der therapeutischen Arbeit werden sie von Klienten oft benannt als: die *Leere*, der *Süchtige*, der *Abschalter* etc. Der damit verbundene Spannungsabfall wird einerseits erleichternd erlebt, andererseits ist die Herrschaft der Nothelfer ein Lösungsversuch mit hohen Kosten, allen voran eingeschränkte Lebendigkeit und eine langfristige Schädigung der Patienten.

Häufig ist das erwachsene Ich sowohl mit dem Angstmacher als auch den Managern stark identifiziert, sodass es versucht, deren Anforderungen zu entsprechen: perfekt vorbereitet sein, zum Arzt gehen, um einen Hirntumor auszuschließen, den Fahrtweg zur Arbeit so gestalten, dass keine U-Bahn benutzt werden muss, etc. Das erwachsene Ich teilt dann auch meist die Haltung des Kritikers, dass der ängstliche Teil ein Zeichen von Schwäche, überflüssig und zu bekämpfen ist.

Die innere Dynamik zwischen dem überforderten Ich und den Anteilen ist in Abb. 13 (s. S. 114) veranschaulicht.

Aus systemischer Sicht ist weder das Vorhandensein eines ängstlichen Teils noch des Angstmachers oder der Manager und Nothelfer ein Problem. Problematisch ist jedoch das Ausmaß, in dem die Dynamik zwischen ihnen zu Instabilität und Belastung im System führt, die vom Ich nicht mehr reguliert werden kann.

Systemische Therapie mit inneren Anteilen fokussiert zum einen auf die Veränderung der Beziehungen dieser inneren Anteile zueinander in Richtung Akzeptanz und Kooperation, zum anderen auf eine Stärkung des steuernden Ichs, das in der Dynamik zwischen Angstmacher, den Beschützeranteilen und ängstlichem Teil die Führung übernehmen kann.

Die praktische Umsetzung des Teilemodells beschreibe ich im Abschnitt 6.4 - wie die einzelnen Anteile in der Therapie erarbeitet werden und wie konkrete Schritte im Umgang mit ihnen aussehen können.

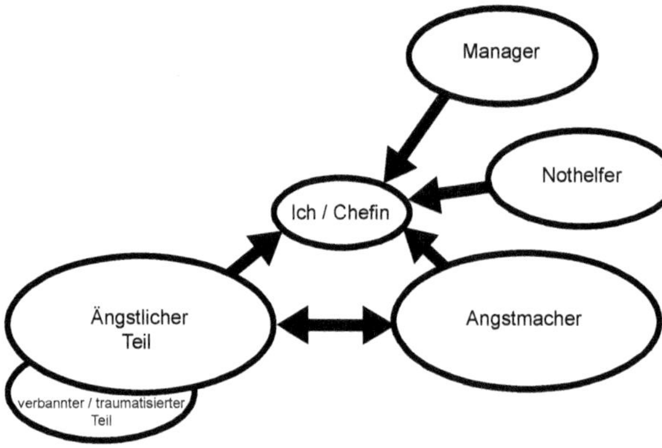

Abb. 13: Ein inneres Team bei Angst

5 Systemische Therapietheorie

Bevor es an die konkrete Praxis systemischen Arbeitens bei Angst geht, steht hier ein kleiner Ausflug in systemische Therapietheorie an. Was kennzeichnet Systemische Therapie und welche Veränderungsprinzipien nimmt sie für therapeutische Prozesse an? Dies erscheint mir wichtig, um in der praktischen Arbeit eine hilfreiche Orientierung als Leitschnur für therapeutisches Handeln zu haben. Hier gibt es zudem einige zentrale Unterschiede zu anderen Verfahren.

5.1 Grundhaltungen und Kernmerkmale Systemischer Therapie

In diesem Abschnitt habe ich einige zentrale Merkmale Systemischer Therapie im klinischen Kontext kurz zusammengefasst, der Fokus liegt dabei vor allem auf den Unterschieden zu anderen Psychotherapieverfahren und dem medizinischen Therapieverständnis.

Auftragsorientierung, Neugier und Nicht-Wissen: der Klient als Experte
Da lebende Systeme nicht gezielt instruktiv beeinflusst werden können, sondern höchstens angeregt werden zu einer anderen Form von Selbstorganisation, hat dies folgende Konsequenzen für die Therapie:

- Die Klientin ist die Expertin für sich, ihr Problem und ihre Ziele. Die Therapeutin ist Expertin für die Gestaltung von Veränderungsprozessen.
- Auftragsorientierung statt Störungsorientierung: Der Therapeut diagnostiziert und behandelt keine Störungen, sondern die Ziele der Therapie und der sich daraus ergebende Auftrag werden kooperativ verhandelt.
- Neugier und »Nicht-Wissen« sind zentrale Therapeutinnenkompetenzen, um Sinn, Funktion und Kontext von Symptomen im Klientensystem kennenzulernen.
- Das Konzept von »Widerstand« gibt es in der Systemischen Therapie nicht. Fehlende Kooperation des Klienten wird zunächst als Bedürfnisinformation verstanden oder als Ausdruck von unpassender Ankopplung an die Wirklichkeit des Klienten.

»Wozu?« statt »Warum?«: Symptome als Lösungsversuche in einem bestimmten Kontext
Der Verzicht auf linear-kausale Ursachenforschung (Warum?) lenkt die Aufmerksamkeit stärker auf Auswirkungen (Wozu?) von Symptomen, Problemerleben und -verhalten. Symptome werden daher immer auch als Kommunikation, beziehungsgestaltende Fähigkeiten und Lösungsversuche im Dienste der Bedürfnisse des Klienten verstanden. Dies rückt den inneren und äußeren Kontext des Problemerlebens und -verhaltens der Klienten in den Fokus.

Wertschätzung und Allparteilichkeit
Systemische Therapie bemüht sich darum, grundsätzlich wertschätzende Beschreibungen auch für scheinbar destruktives Erleben und Verhalten zu finden, das als Lösungsversuch einen potenziell sinnvollen Beitrag zum Erhalt des Systems zu leisten versucht. Diese Lösungsversuche sind jedoch wiederum oft mit hohen Belastungen und negativen Auswirkungen verbunden (z. B. Selbstverletzungen oder Substanzmissbrauch, um Angstreaktionen zu dämpfen). Das bedeutet auch eine grundsätzliche Allparteilichkeit bzw. Neutralität gegenüber einer Nichtveränderung, die als aktive Leistung der Klientin gewürdigt wird. Allparteilichkeit der Therapeutin bezieht sich sowohl auf die Personen des Hilfe suchenden Systems als auch auf innere Ambivalenzen, Gefühle und Motive der Klientin. Ich bevorzuge den Begriff der Allparteilichkeit gegenüber dem der Neutralität, da man, wie Klaus Mücke (2019) klarstellt, »nicht nicht bewerten kann«.

Für die Therapie bedeutet Allparteilichkeit, alle Anteile der Klientin zur Kooperation einzuladen: nicht nur diejenigen, die an einer Veränderung interessiert sind, sondern auch die Stimmen, die gegenüber der Veränderung skeptisch oder ablehnend sind. Wenig hilfreich sind einseitige Interventionen, weder gegen als einengend erlebte Partner (»Der Mann muss weg!«) noch gegen die störende Symptomatik (»Die Angst muss weg!«).

Als Therapeut bin ich daher nicht zwingend »pro Veränderung« und »kontra Angst«. Meine uneingeschränkte Parteilichkeit gehört lediglich dem Klienten als Gesamtsystem und als Experten für sich selbst, seinem Wunsch nach einem sinnvollen und weniger leidvollen Leben und dem ausgehandelten Therapieauftrag.

Diagnostik als Teil der Therapie

In systemischer Therapie wird nicht zwischen Diagnostik/Exploration und Intervention unterschieden - »diagnostische« Fragen sind sogar sehr wirksame Interventionen, welche die Sicht der Patientin auf ihr Problem und damit das Problem selbst beeinflussen. Damit grenzt Systemische Therapie sich von anderen Verfahren deutlich ab.

Flexible Settings

Die Gestaltung der Therapie orientiert sich an den Wünschen und Ideen der Kooperationspartner (Therapeutin, Klientin, Familie) hinsichtlich Dauer der Therapie, Anzahl der Sitzungen und der Entscheidung für ein Einzel- oder Mehrpersonensetting.

Balance zwischen Problemwürdigung und Lösungs-/Ressourcenfokus

Systemische Therapie beschäftigt sich explizit mit der Suche nach versteckten oder vernachlässigten Ressourcen, welche die Klientin zur Lösung ihres Problems braucht. Dabei wird davon ausgegangen, dass diese Ressourcen im Wesentlichen schon vorhanden sind und »nur« auf den aktuellen Problemkontext übertragen werden müssen. Therapie bildet dabei immer einen Balanceakt zwischen notwendiger Problemwürdigung (mit dem Risiko einer Verstärkung der »Problemtrance«) und Lösungs-/Ressourcenfokus (mit dem Risiko, dass Patientinnen sich in ihrem Bedürfnis nach Problemwürdigung nicht hinreichend angenommen fühlen).

Im Gegensatz zu anderen Verfahren (wie der Verhaltenstherapie) werden in Systemischer Therapie Ressourcen nicht nur als Gegengewicht zur »Störung« gesehen, sondern im Fokus stehen genauso die Ressourcen und Fähigkeiten, die in der Störung liegen. Theoretische Basis dafür sind Selbstorganisation, das Konzept von Symptomen als Lösungsversuch und eine konstruktivistische Perspektive (die Bewertung eines Symptoms und die Veränderung der Beziehung zu ihm verändert das Symptom selbst). Das zentrale methodische Mittel des Zugangs zu diesen Ressourcen ist das Reframing.

Verflüssigung einengender Überzeugungen

Systemische Therapie versucht, einengende Überzeugungen, Glaubenssätze und implizite Störungstheorien des Patienten zu identifizieren. Aufgabe der Therapie ist es, diese infrage zu stellen und zu einer bewussten Haltung ihnen gegenüber zu ermutigen (»Möchten Sie so darüber denken?«). Aus dem konstruktivistischen Denken folgt eine grundsätzliche Respektlosigkeit gegenüber allen Überzeugungen, ohne dabei auf moralische Wertorientierung zu verzichten (z. B. durch eine klare Haltung gegenüber der Ausübung von Gewalt).

Musterverstörung und Vertrauen in heilsame Selbstorganisation
Systemische Therapie versucht, störungserhaltende interaktionelle und intrapsychische Muster zu unterbrechen, und vertraut auf die Fähigkeit zur heilsamen neuen Selbstorganisation der Klientin im Kontext von Therapie.

Störungsspezifisches Wissen adaptiv nutzen: selektive und adaptive Indikation
Schweitzer und von Schlippe (2007, S. 33 f.) differenzieren zwischen selektiver und adaptiver Indikation. Selektive Indikation stellt die Frage nach gezielten störungsspezifischen Interventionen für einzelne Störungsbilder. Adaptive Indikationsentscheidungen sind im Prozessverlauf ständig zu stellen, um zu bestimmen, wie der nächste Schritt aussehen soll. Diese adaptiven Indikationen stehen in systemischer Therapie im Vordergrund: Die Therapie folgt keinem vorher ausgearbeiteten Therapieplan. Störungsspezifisches Wissen wird für diese adaptiven Entscheidungen in Form von maßgeschneiderten Interventionen genutzt. Diese Interventionen richten sich nicht primär nach der Störungsdiagnose, sondern beziehen sich auf die Erweiterung und Verstörung von Wirklichkeitskonstruktionen und Interaktionsmustern, die für diese Diagnose »typisch« sind (z. B. bei Angststörungen: Angst vor der Angst, Einbindung von Partnern in Vermeidungs- und Sicherheitsverhalten).

5.2 Das Therapeutendilemma und seine systemische Lösung

Aus systemischem Denken heraus ist Psychotherapie im Sinne von »Be-handlung« einer Person nicht sinnvoll und nicht möglich, da Menschen und andere selbstorganisierte (autopoietische) Systeme durch Eingriffe von außen nicht zielgerichtet veränderbar sind. Gleichzeitig ist diese Form von Behandlung aber die an Psychotherapie gestellte Erwartung im Rahmen des Gesundheitssystems, für deren Erfüllung Psychotherapeuten ausgebildet und approbiert werden. Ludewig (2009) formuliert daraus das in Kasten 5 beschriebene »Therapeutendilemma« und dessen Lösung in systemischer Therapie.

Das »Therapeutendilemma«:

»Handle wirksam, ohne im Voraus zu wissen, wie und was dein Handeln auslösen wird.«

Ausgangspunkt des Dilemmas:
Menschen als komplexe, selbstorganisierte Systeme sind prinzipiell

- nicht durchschaubar und nicht vorhersagbar (nicht trivial)
- nicht instruierbar (sondern autopoietisch)
- selbstreferenziell (sinngebend)

Das hat zur Folge:

- Unmöglichkeit exakten Diagnostizierens
- Unbestimmtheit von Interventionen
- Unvorhersagbarkeit von Kommunikation (»Die Botschaft bestimmt der Empfänger«)

Das bedeutet für Psychotherapie:

- Akzeptanz subjektiver Problemdefinitionen
- Verzicht auf objektive Diagnosen und gezielt-kausale Interventionen
- Vertrauen auf förderlichen Dialog

Lösung des Dilemmas in systemischer Therapie:
Herstellen von Bedingungen für die Selbstveränderung der Hilfe Suchenden nach eigenen Wünschen und Möglichkeiten durch:

- Orientierung am ausgehandelten Auftrag (»Nutzen«)
- Einsatz von Interventionen als »heilsame Verstörungen«, die zur Struktur des Problems und zum Empfänger passen (Passung/»Schönheit«)
- Respektvolle, würdigende, ressourcenorientierte, öffnende Haltung (»Respekt«)

Kasten 5: Das »Therapeutendilemma«, modifiziert nach Ludewig (2009, S. 75 ff.)

Systemische Therapie besteht also vor allem darin, einen Kontext zu erzeugen, in dem eine heilsame Selbstveränderung und Neuorganisation der Klienten und ihrer Beziehungssysteme möglich wird. Theoretisch eingebettet in eine Theorie der Selbstorganisation komplexer Systeme, lässt sich Psychotherapie dann verstehen als

> »ein Prozess, der Bedingungen schafft für die Möglichkeit von Ordnungs-Ordnungs-Übergängen zwischen Fühl-Denk-Verhaltensmustern in einem professionellen Kontext« (Haken u. Schiepek 2010).

Dies gelingt durch konsequente Orientierung am gemeinsamen Auftrag sowie durch die Balance zwischen Würdigung einerseits und heilsamer Verstörung der bisherigen problemerhaltenden Muster andererseits. Wie dieses Therapieverständnis mit den allgemeinen Wirkfaktoren von Psychotherapie vereinbar ist, wird im folgenden Abschnitt beschrieben.

5.3 Wirkprinzipien systemischer Therapie und allgemeine Wirkfaktoren von Psychotherapie

Welche Wirkprinzipien werden für Systemische Therapie angenommen? Hierzu ist zunächst ein Blick auf allgemeine Wirkfaktoren von Psychotherapie hilfreich. Im deutschen Gesundheitssystem wird Psychotherapie stark verfahrensspezifisch gesehen und viele Interventionen werden einem bestimmten Verfahren zugeordnet – sie dürfen laut Psychotherapierichtlinien nur von in diesem Verfahren ausgebildeten Therapeutinnen angewandt werden. In der Wirksamkeitsforschung zu Psychotherapie finden sich hingegen durchweg eher geringe Effekte verfahrensspezifischer und störungsspezifischer Faktoren, dafür aber hohe Effekte allgemeiner und kontextueller Wirkfaktoren (Wampold, Imel u. Flückiger 2018; Grawe 2000, 2005).

Diese allgemeinen Wirkfaktoren lassen sich gut mit systemischen Veränderungsmodellen vereinbaren, z. B. der Theorie komplexer dynamischer Systeme, die von Haken und Schiepek (2010) entwickelt wurde. Borst (2018) stellt die allgemeinen Wirkfaktoren nach Grawe diesem Modell von Haken und Schiepek gegenüber. Ausgangspunkt des Modells ist die Synergetik, also die Beschäftigung mit der Frage, wie sich komplexe Systeme selbst organisieren und verändern (»generische Prinzipien«) und was das für psychotherapeutische Veränderungen bedeutet. In Abb. 14 sind die allgemeinen Wirkfaktoren und generischen Prinzipien zusammengefasst.

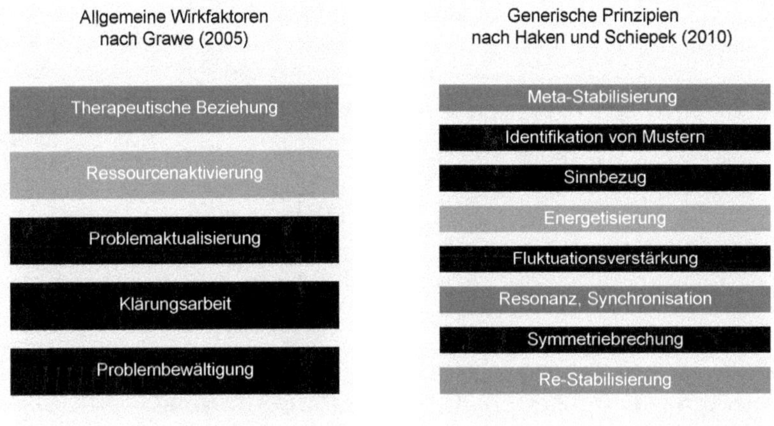

Abb. 14: Allgemeine Wirkfaktoren und generische Prinzipien (Abb. nach Borst 2018)

Der bedeutsamste Wirkfaktor »therapeutische Beziehung« findet sich bei Haken und Schiepek v. a. im Prinzip der Meta-Stabilisierung wieder. Der Begriff der Meta-Stabilisierung bezieht sich auf das Erzeugen einer »sicheren Basis« und Vertrauen durch Joining, Rapport, Wertschätzung, Empathie, Ressourcenorientierung etc.

Der stärkste Anstoß für therapeutische Veränderung ist in dem Modell die Fluktuationsverstärkung. Fluktuationsverstärkung bedeutet gezielte Destabilisierung bestehender Muster im inneren und äußeren System des Klienten, z. B. durch Reframings, positive Konnotationen, hypothetische und zirkuläre Fragen, Unterschiedsfragen, Musterunterbrechungen, Verschreibungen und Experimente und andere Formen potenziell heilsamer »Verstörung«.

6 Praktisches Vorgehen und Methoden

6.1 Drei Grundideen systemischer Angsttherapie

Systemische Therapie von Angststörungen, so wie ich sie hier beschreibe, kann methodisch sehr vielfältig sein. Den Rahmen von Angsttherapie bilden jedoch drei grundsätzliche Ideen – diese stelle ich hier in komprimierter Form vor. Alle später beschriebenen therapeutischen Methoden und Anregungen beziehen sich in unterschiedlicher Weise auf diese Grundideen.

6.1.1 Die Beziehung zur Angst verändern: Akzeptanz und Führung statt Kampf und Kontrolle

Wer unter einer Angststörung leidet, wünscht sich nichts sehnlicher, als dass die Angst verschwinden möge – am besten ganz und für immer. In der Regel sind die Patienten mit ihrer Angst auf Kriegsfuß: Sie haben Angst vor ihr und versuchen sie zu bekämpfen. Genau darin besteht jedoch der Kern der Störung. Angststörungen sind geprägt vom Dilemma der Angst-Kampf-Kontrollbeziehung der Person zu ihrer Angst und den damit verbundenen störungserhaltenden Lösungsversuchen »gegen die Angst«: unterdrücken, kontrollieren und ihre Auslöser vermeiden. Diese Lösungen waren anfangs oft hilfreich, reichen nun aber nicht mehr aus. Therapie ist daher keine neue Waffe im Kampf gegen die Angst. Ziel ist es stattdessen, mit der Angst zu leben, nicht gegen sie. Dazu muss die Klientin die Beziehung zu ihrer Angst verändern und die bisherigen Lösungsversuche erweitern oder verabschieden. Nicht die Angst selbst oder der Kampf gegen sie stehen im Fokus der Therapie, sondern der akzeptierende Umgang mit und eine neue Beziehung zu ihr. Das bedeutet auch, gegenüber der Angst in die Führung zu gehen. Etwa so, als würde der Klient seine Angst zu einer Paartherapie einladen, statt vergeblich zu versuchen, seine Partnerin umzubringen, vor ihr zu fliehen oder auf Scheidung zu hoffen.

Die Neugestaltung der Beziehung zur Angst spielt sich im Therapieverlauf oft in verschiedenen Phasen ab:

- *Phase 1:* Eine neue Haltung zur Angst finden, z. B. die Angst als Teil von sich annehmen, und entscheiden: »Wo ist sie sinnvoll, wo nicht?«, eigene Ziele setzen.
- *Phase 2:* Mit der Angst in Kontakt gehen. Die mit der Angst verbundenen Bedürfnisse, die Funktion und die »gut gemeinte Absicht« der Angst verstehen.
- *Phase 3:* Führung übernehmen und neue Lösungen suchen. Vernachlässigte Bedürfnisse selbstbestimmt versorgen, statt über Angst zu regulieren. Angst als Ressource nutzen.

Die praktische Gestaltung dieser neuen Beziehung zur Angst in der Therapie findet sich vor allem in den Abschnitten 6.3 (Reframings, Metaphern und Geschichten) und 6.4 (Externalisierung und Teilearbeit) wieder, zieht sich aber als Grundidee durch das gesamte Kapitel.

6.1.2 Safety first: Selbstregulation statt Überflutung

Man könnte die Selbstregulation auch Amygdala-Flüstern nennen. Damit sich Patientinnen für die Idee der Akzeptanz von Angst überhaupt öffnen können, muss zuerst das Häschen-Gehirn und die damit verbundene hohe Spannung beruhigt sein. Für Angsttherapie wie für Psychotherapie insgesamt gilt: »Safety first!« Hierzu sollte die Therapeutin zunächst an den hochaktiven Bedürfnissen der Klienten nach Sicherheit und Kontrolle wertschätzend und mit konkreten positiven Erfahrungen ankoppeln. So ist es für viele Klienten hilfreich, zunächst die Erfahrung zu machen, zwar nicht das Auftreten von Angst, wohl aber die damit einhergehenden körperlichen Reaktionen beeinflussen zu können – die Höhe und die Kraft der »Angstwelle« zu verringern, die Spannung und körperliche Erregung gezielt in Richtung auf den »grünen Bereich« zurückzuführen. Dabei helfen eine sichere therapeutische Beziehung sowie selbstregulierende und affektdistanzierende Methoden, vor allem mit Einbezug von Körper und Atem, gezielter Aktivierung des Denkers als präfontaler Angstbremse, Aufmerksamkeitsfokussierung und positive Imaginationen.

Das Erlernen von Selbstregulation und das Herstellen von Sicherheit in der Beziehung steht in der Therapie oft am Anfang – hier im Buch aber findet sich dieser Teil fast am Schluss des Kapitels (in Abschnitt 6.6), weil es ein in sich geschlossener Abschnitt ist.

6.1.3 Den Handlungsspielraum erweitern statt Einengung durch die Angst

Angst wird meist erst dann als Störung erlebt, wenn wichtige persönliche Ziele und Grundbedürfnissse bedroht sind. Systemische Therapie orientiert sich an diesen Bedürfnissen und Zielen des Patienten und weniger an der Behandlung der Symptome. Es geht darum zu klären, für welche Ziele jemand gern mehr Handlungsspielraum hätte, was er gern tun und können würde und wo ihm die Angst bisher im Weg stand. Ziel ist nicht Angstfreiheit oder das komplette Aufgeben von Vermeidung, sondern mit und trotz Angst eigene Ziele verfolgen zu können. Es geht immer wieder um die Fragen: Wo will ich mich durch meine Angst herausfordern lassen? Wo folge ich der Angst – welche Hürden sind mir (noch) zu hoch? Der Handlungsspielraum erweitert sich am besten durch Handeln: Ausprobieren, Experimente machen und Lösungsversuche verändern. Die meisten Ideen dazu finden sich im Abschnitt 6.5.

6.2 Einen hilfreichen Rahmen gestalten: Auftrag, Ziele und therapeutische Haltung

Ziel systemischer Therapie ist es, einen hilfreichen Rahmen zu schaffen, in dem die Klientin eine für sich heilsame, neue Form von Selbstorganisation entwickeln kann. Psychotherapie besteht aus systemischer Sicht darin, ein kooperatives Klient-Therapeut-System zu gestalten, das diese Selbstorganisation im Dienste der Ziele des Klienten möglich macht.

Dieser Abschnitt beschäftigt sich damit, was für die Gestaltung dieses kooperativen Klient-Therapeut-Systems nötig ist. Was braucht es dafür, dass die Umsetzung der drei Grundideen von Angsttherapie gelingt und dass therapeutische Methoden und Übungen sinnvoll eingesetzt werden können?

6.2.1 Ziel und Auftrag in der Angsttherapie: Hackfleisch beim Gemüsehändler?

Die Übereinstimmung zwischen Patientin und Therapeutin in Bezug auf Ziele der Therapie und die dahin führenden Wege gehört zu den wichtigsten Wirkfaktoren von Psychotherapie (Wampold, Imel u. Flückiger 2018). Häufig scheitern Therapien nicht daran, dass Therapeutinnen die »falschen« oder zu wenig Methoden anwenden, sondern an fehlendem Konsens darüber, was Ziele der Therapie sind und was für Erwartungen an die Therapeutin gestellt werden. Darüber lohnt es sich also, am Anfang und vor allem während der Therapie immer wieder miteinander zu sprechen, denn: Wer beim Gemüsehändler auf Hackfleisch hofft, wird am Ende enttäuscht, egal wie lange er danach fragt oder wie gründlich er sucht.

6.2.1.1 Auftragsklärung in der Angsttherapie

Die Erarbeitung eines gemeinsamen Ziels und eines daraus abgeleiteten Therapieauftrags ist an sich schon eine zentrale Intervention und wichtiger Teil des Therapieprozesses.

In der Ziel- und Auftragsklärung bei Angstklienten ist oft eine besonders aktive, werbende Haltung durch die Therapeutin notwendig, stärker noch als bei anderen Themen und Störungen. Das in Kasten 6 beschriebene Dilemma zeigt auf, warum.

Das Dilemma systemischer Auftragsklärung in der Angsttherapie

Die klassischen systemischen Fragen zur Klärung des Auftrags und des Therapieziels führen bei Angstklienten oft in ein Dilemma. Denn die Klienten wünschen sich meist, »die Angst endlich in den Griff zu bekommen« oder »Strategien gegen die Angst zu lernen«. Springt die Therapeutin nun auf diese Zieldefinition auf und packt vorschnell ihren Methodenkoffer aus, so wird sie schnell zur Verbündeten des Klienten im Kampf gegen die Angst – das fühlt sich erst mal für beide Seiten gut an. Gleichzeitig wird die Therapie dann aber schnell zum Teil des Problemsystems – nämlich zu einer Ausweitung des bisherigen, ja eben wenig hilfreichen Lösungsversuchs, die Angst zu besiegen oder unter Kontrolle zu kriegen.

Thoma (2009, S. 40 ff.) formuliert,

> »dass das Ziel, ›keine Angst mehr [zu] haben‹ oder ›über einen bestimmten Zeitraum keine Angst mehr [zu] haben‹, schnell zum Teil des Problems und zur Aktivierung des Angstkreislaufs führt – nämlich zu kritischer Selbstbeobachtung und Kontrolle: ›Ist die Angst auch wirklich weg?‹, ›Schlägt mein Herz wirklich nicht übermäßig schnell?‹, ›Ist das mulmige Gefühl noch da?‹«

Die Lösung des Dilemmas

Thoma (ebd.) plädiert dafür, mit dem Klienten offen zu klären, dass Psychotherapie keine Waffe im Kampf gegen die Angst sein kann und welche problemerhaltenden Auswirkungen die bisherigen Lösungsversuche (Vermeidung und Kontrolle) hatten.

> Dann kann ein Therapieziel »jenseits von Angst« angestrebt werden, z. B. »Vertrauen in die eigenen Fähigkeiten entwickeln« oder »mehr Sicherheit gewinnen«.
>
> Schumacher (2011) begegnet dem Dilemma durch den kompletten Verzicht auf eine offene Auftragsklärung und fokussiert stattdessen zügig auf die Frage »Woher wissen Sie, dass Sie Angst haben?« und damit auf das Problem der angstbezogenen Interpretation von Körperempfindungen. Dem folgt eine Erklärung der physiologischen Zusammenhänge von Angst und ihrer evolutionären Funktion zur Überlebenssicherung.

Kasten 6: Das Dilemma systemischer Auftragsklärung in der Angsttherapie

6.2.1.2 Was ist eine realistische Zielerwartung von Angsttherapie?

Die Erwartung erfüllen zu wollen, durch Therapie angstfrei zu werden oder die Angst zu besiegen, wäre ein nicht haltbares Versprechen, denn eine Löschung von Angstreaktionen ist kaum möglich (LeDoux 2016, S. 495 ff.). Ziel ist vielmehr eine wirksame Hemmung von Angst. Systemische Therapie dient dem Erweitern von selbstbestimmten Möglichkeiten und Handlungsspielräumen – statt Ausgeliefertsein und Einengung durch das Symptom. Ziel ist daher nicht Angstfreiheit, sondern handlungsfähiger und lebendiger zu werden – mit mehr oder weniger Angst.

Psychotherapie ist somit kein Abrissunternehmen – die alten Angst-Autobahnen werden nicht abgerissen – sie werden jedoch immer weniger genutzt und instandgehalten. Umgestürzte Bäume und Schlaglöcher auf ihnen werden nicht mehr beseitigt, sodass das Fortkommen auf ihnen langsamer wird. Zudem werden die Autobahnen mit Abfahrten und Hinweisschildern in Richtung neuer Wege versehen. Diese neuen Wege der Kompetenz, der Sicherheit und des Vertrauens werden in der Therapie gemeinsam gesucht und begehbar gemacht, verbreitert und ausgebaut und auf der inneren Landkarte der Klienten eingezeichnet.

6.2.1.3 Therapie ist keine Waffe im Kampf gegen die Angst

Systemische Angsttherapie beginnt also oft mit einer ziemlich massiven Musterverstörung, nämlich der Entäuschung der Erwartung, mit therapeutischer Hilfe die Angst bekämpfen zu können. Das ist einerseits eine dicke Kröte, die für Klienten oft schwer zu schlucken und erst recht zu verdauen ist. Andererseits kommt diese Erwartungsenttäuschung der skeptisch-kontrollierenden Seite der Klienten häufig entgegen, die einen guten Riecher für unrealistische Versprechungen hat. Hilfreich ist es dann, ein alternatives Angebot zu machen. Dazu bespreche ich mit den meisten Klienten die im Anfang des Kapitels genannten 3 Grundideen von Angstherapie (s. Abschnitt 6.1).

Ein nächster Ausweg aus dem oben geschilderten Auftragsdilemma ist es, gemeinsam statt über die Bekämpfung von Angst über andere Arten von Zielen zu sprechen: Ziele im Umgang mit der Angst und Ziele »jenseits von Angst« (Thoma 2009).

6.2.2 Ziele im Umgang mit der Angst

Hilfreich ist meist als Erstes die Suche nach Zielen, die sich auf den akzeptierenden und lebensbejahenden Umgang mit der Angst beziehen. Klienten finden es oft entlastend, darüber zu sprechen, wie sie trotz Angst wieder Kontrolle über ihr Leben und ihren Körper gewinnen können. Daraus können sich dann z. B. die folgenden Ziele ergeben:

- Ich will mich aus einem Angstanfall selbst beruhigen können.
- Ich will Abstand von meinen Sorgen und Grübeleien bekommen.
- Ich will trotz Angst mein Leben auf die Reihe kriegen.

Gut ist es dann, diese Ziele zu konkretisieren und in kleine Schritte zu übersetzen: »Woran würden Sie als Erstes merken, dass Sie Ihr Leben ein bisschen besser auf die Reihe kriegen?«

Diese Ziele beziehen sich auf die Entwicklung einer klaren, bewussten Haltung zur Angst: Wo will ich meine Angst überwinden, wo will ich ihr (erst mal) folgen? Schumacher (2011) fordert Klienten auf, dazu aktiv Stellung zu beziehen, wie viel Angst nötig ist und wie viel bleiben soll. Mögliche Fragen an die Klientin zur Klärung dieser Haltung sind dann:

- »Wie viel Angst wäre gut zu behalten? Und wie viel wollen Sie loswerden?«
- »Welche Angst wollen Sie gern verabschieden, welche Angst ist vielleicht erst mal noch ein guter Begleiter?«
- »Welcher Risikotyp sind Sie? Welche Sicherheit brauchen Sie, um Veränderungen zu wagen, und welche Risiken würden Sie für Ihre Ziele eingehen?«

6.2.3 Ziele jenseits von Angst

Da »keine Angst haben« kein sinnvolles Ziel ist, sondern nur die Abwesenheit von etwas, muss die Therapeutin gemeinsam mit dem Patienten Ideen entwickeln, welchen Zielen die Angst bisher im Weg stand oder was er statt Angst gern fühlen, denken und tun würde. Zwei hilfreiche Fragen zur Zielklärung sind die folgenden:

- *Sondern?*

  Prior (2018) nennt diese Frage als zentrale Intervention, wenn Patienten negative Ziele formulieren, also »keine Angst haben«, »nicht mehr so aufgeregt sein« etc. Die Aufgabe des Therapeuten ist es dann, daraus mit dem Patienten positive Ziele zu entwickeln.

  Ein Beispiel:

  PATIENT Ich will bei Meetings und Gesprächen mit meinem Chef nicht immer so angespannt und nervös sein.

  THERAPEUT Sondern? Wie wären Sie gern?

  PATIENT Na gelassener, ruhiger irgendwie …

  (Jetzt ist es wichtig, daraus möglichst konkrete und überprüfbare Ziele zu erarbeiten, also:)

  THERAPEUT Wenn Sie gelassener und ruhiger sind, wie zeigt sich das dann, was tun Sie dann in so einem Meeting?

  PATIENT Na, ich kann dann meine Meinung zu den Themen sagen, die mir wichtig sind, und halte auch mal Widerspruch aus, ohne gleich in Panik zu verfallen, dass ich jetzt total peinlich war.

  THERAPEUT Ah, Sie verfallen dann nicht in Panik, sondern – was machen Sie dann stattdessen?

  PATIENT Na, dass ich mir die Kritik anhöre und erst mal durchatme und vielleicht denke: »Der Kollege muss sich jetzt halt profilieren und meine Idee kritisieren, aber das macht der ja immer, da muss ich nicht viel drauf geben.«

- *Wofür lohnt es sich?*

  Die therapeutische Auseinandersetzung mit Angst ist für Patienten oft anstrengend und mit hohem seelischen, organisatorischen und eventuell finanziellen Aufwand verbunden. Dies mache ich zu

Beginn der Therapie sehr transparent und frage nach den Zielen, die diesen Aufwand lohnen könnten. Mögliche Anworten und damit Therapieziele »jenseits von Angst« können dann sein:

- »Ich will endlich mit meinem Freund in den Urlaub fliegen oder zumindest mit dem Auto auf der Autobahn fahren können.«
- »Ich möchte eine Frau ansprechen können und endlich eine Partnerin finden.«
- »Ich möchte allein schlafen können, wenn mein Partner auf Dienstreise ist, statt mich dann aus Angst immer bei meinen Eltern oder einer Freundin einzuquartieren, damit die mich notfalls beruhigen.«

Die Ziele »jenseits von Angst« stehen meist unter der Überschrift von »sich Dinge trauen«, »Vertrauen in die eigenen Fähigkeiten bekommen« oder »mehr Sicherheit gewinnen«.

Diese Ziele sollten für den Patienten so attraktiv sein, dass er sich auf den verunsichernden Weg des Akzeptierens der Angst und der Aufgabe von Kontrolle einlassen mag. Häufig tun Patienten dies vor allem mangels Alternativen, weil frühere Lösungen (Medikamente, Hilfe von Partnern, Vermeidung und Entlastung) nicht (mehr) hilfreich sind.

Es geht darum, dass Patienten wieder Dinge tun können, die sie gern tun würden, nach dem Motto »Freiheit *zu* handeln statt Freiheit *von* Angst«.

6.2.4 Auswirkungen des Problems und der Lösung erfragen: zirkuläre Fragen, Verschlimmerungsfragen, Wunderfrage

Das Gespräch über Ziele der Therapie beinhaltet oft schon erste Hypothesen über die Funktion des Symptoms und seine Auswirkungen im inneren System und im Beziehungssystem der Patientin. Dabei helfen die vielfältigen systemischen Fragetechniken, z. B. zirkuläre Fragen, Verschlimmerungs-/Nichtveränderungsfragen und die Wunderfrage.

Zirkuläre Fragen
»Was glauben Sie, würde Ihre beste Freundin zu folgender Frage sagen: Wie lang hält die Ehe der beiden, wenn die Angst so bleibt, und wie lang hält sie, wenn die Angst sich langsam verabschiedet?«

Verschlimmerungsfragen/Nichtveränderungsfragen
»Wenn die Angst noch stärker würde und Sie gar nicht mehr aus dem Haus gehen könnten, was hätte das für Auswirkungen auf Ihre Partnerschaft?«

»Wenn die Angst so bleibt, wie sie ist – keine Verbesserung, keine Verschlimmerung –, wie würde dann Ihr Leben weitergehen – in einem Jahr, fünf Jahren, zwanzig Jahren ...«

Die Wunderfrage
»Ich möchte dir eine ungewöhnliche Frage stellen ... Stell dir vor, heute Nacht, während du schläfst, geschieht ein Wunder ... und das Problem, weswegen du hier bist, ist gelöst. Aber du schläfst und weißt darum nicht, dass das Wunder passiert ist. Wenn du morgen früh aufwachst, was wird dann anders sein? Woran merkst du und woran merken die Menschen um dich herum, dass das Wunder geschehen ist?«

Dies ist ein zentraler Teil der Wunderfrage. Sie ist nicht nur eine Möglichkeit, Therapieziele zu erarbeiten, sondern auch dazu da, die Auswirkungen der gewünschten Lösung deutlich zu machen: Was wäre anders, wenn die Angst und die Beschwerden weg wären? Eine schöne Beschreibung und Einbettung der Wunderfrage findet sich bei de Shazer und Dolan (2008).

Zielkonflikte: »Sowohl-als-auch« statt »Entweder-oder«
Klienten hängen oft in einer »Entweder-oder«-Falle fest: Entweder ich bin geschützt und sicher und verzichte dafür auf Autonomie, eigene Wünsche usw. oder ich stelle mich meiner Angst, aber dann bin ich überfordert. Sinnvolle Ziele sollten daher im Sinne der Allparteilichkeit möglichst beide Aspekte berühren: den Wunsch nach Schutz und Sicherheit einerseits und den Wunsch nach Bewältigung von Herausforderungen andererseits. Die Allparteilichkeit ist hier besonders beim Therapeuten gefragt: Verbündet sich der Therapeut zu sehr mit dem Pol der Herausforderung und dem »sich der Angst stellen«, so wird der Klient umso stärker für Sicherheit eintreten. Umgekehrt gilt: Wenn Therapeuten sich zu stark mit dem Sicherheitsbedürfnis der Klienten verbinden, ziehen diese daraus den impliziten Schluss, dass Angst eben doch gefährlich ist, und fühlen sich entmutigt.

6.2.5 Therapie als Bergwanderung

In der systemischen Arbeit ist die Klientin Expertin für sich und ihre Ziele, die Therapeutin ist Expertin für die Gestaltung von Veränderungsprozessen, wie man Ziele erreichen kann.

Die Bergführermetapher beschreibt diese Rollenverteilung in der Therapie recht gut. Therapie wird als eine Bergwanderung verstanden, welche die Klientin mit der Therapeutin zusammen vorbereitet. Die Klientin geht dann den Weg die meiste Zeit allein oder in Begleitung von anderen. Manchmal, vielleicht an besonders schwierigen Stellen, läuft sie mit der Therapeutin zusammen. Bevor die Wanderung losgeht, sind mithilfe der Therapeutin einige wichtige Fragen zu klären: Wo will ich hin? Kenne ich mein Ziel noch gar nicht, aber die Richtung - oder möchte ich erst mal Bergluft schnuppern und die andere Landschaft kennenlernen, um dann zu entscheiden, ob ich weitergehe? Welche Strapazen kann ich auf mich nehmen - bin ich gerade erschöpft und entkräftet und schaffe nur kleine Stücke mit vielen Pausen? Welche Wege gibt es zu meinem Ziel und welche Herausforderungen sind damit verbunden? Was brauche ich an Vorbereitung und Ausrüstung?

Die Therapeutin ist Beraterin bei all diesen Fragen. Dabei helfen ihr Wissen um die nötige Ausrüstung, Geländekenntnis, Trainingstipps, Kenntnis möglicher Ziele und der Wege dorthin, Erfahrung aus der Begleitung bei anderen Wanderungen und Rettungs- und Nothilfemaßnahmen. Ihre Aufgabe ist es einzuschätzen, ob das Ziel durch die Klientin realistisch erreichbar ist, ob es zunächst vielleicht nähere und leichter erreichbare Ziele braucht, ob die Klientin gut genug vorbereitet und ausgerüstet ist, ob sie sich und der Bergführerin vertraut usw. Niemand sollte in Sandalen oder mit gebrochenem Bein eine Hochgebirgswanderung starten, zuvor muss bessere Ausrüstung her (Ressourcen sammeln und verankern), müssen Verletzungen versorgt werden (emotionale und soziale Stabilisierung) und vielleicht ist Lauf- oder Klettertraining nötig (Selbstregulation erweitern). Wenn die Therapeutin die von der Klientin gewünschten Wege als zu gefährlich oder nicht zum Ziel führend einschätzt, sollte sie auf die Risiken hinweisen oder für besser gangbare Wege werben. Die Entscheidung über all das liegt jedoch bei der Klientin.

6.2.6 Therapie als sicherer Ort

Wenn Patienten mit Ängsten in die Therapie kommen, dann sind ihre Grundbedürfnisse nach Sicherheit, Schutz und Kontrolle meist stark aktiviert. Alle anderen Bedürfnisse, wie Selbstverwirklichung, Autonomie usw., werden ihnen untergeordnet und spielen im therapeutischen Kontakt anfangs kaum eine Rolle.

Diese hochaktiven Bedürfnisse müssen zunächst versorgt werden – durch Anker von Sicherheit in der therapeutischen Beziehung und im Leben des Patienten. Die Regulation der Übererregung zurück in den grünen Bereich geschieht vor allem zu Beginn mittels Co-Regulation durch die Therapeutin. Erst dann können Patienten die herausfordernde Einladung annehmen, den Kampf gegen die Angst probeweise aufzugeben und neue Erfahrungen im Umgang mit Angst zu machen. Daher ist besonders zu Beginn der Therapie eine zu den Bedürfnissen des Patienten komplementäre Beziehungsgestaltung sinnvoll. Die Therapeutin fokussiert darauf, dass die Patientin sich sicher und geschützt fühlen kann: Durch Hilfestellung und Entlastung, Würdigung und Respekt, Transparenz und Information, die klare Übernahme von Führung im Therapieprozess und gleichzeitig ein hohes Maß an Kontrolle und Wahlmöglichkeit für die Klientin.

Selbstfürsorglicher und abgegrenzter Therapeut

Um dem Patienten einen sicheren Ort zum Ausprobieren eines neuen Umgangs mit Angst anzubieten, ist es nötig, dass der Therapeut sich selbst sicher fühlt. Angst aber ist ansteckend, auch für Therapeuten. Die Häschen-zu-Häschen-Kommunikation funktioniert auch zwischen Patient und Therapeut sehr effektiv und oft besser als die Kommunikation von Denker zu Denker.

Im Angesicht der Anspannung des Patienten sollte der Therapeut sich zunächst selbst beruhigen können und den Zugang zu seiner Sicherheit und Kompetenz finden, auch wenn der Patient in eine Panikattacke gerät, ärgerlich oder hilflos wird. Sonst wird auf dem Weg der Häschen-zu-Häschen-Kommunikation vermittelt: »Und es ist doch gefährlich, was ich hier befürchte und erlebe, denn sogar mein Therapeut hat Angst!« Die im Abschnitt 6.6 beschriebenen Methoden zur Spannungsregulation sind daher gleichermaßen für Patienten und für Therapeuten gedacht.

Die therapeutische Herausforderung in der Beziehung zu Angstpatienten besteht oft darin, empathisch, zugewandt und doch klar abgegrenzt zu sein. Die Qualitäten der freundlich-forschenden Neugier und des respektvollen Nicht-Wissens helfen dabei. Der Fokus auf gute Selbstfürsorge und eine Neuausrichtung der Beziehung zwischen Therapeut und Patient sind spätestens dann nötig, wenn beim Therapeuten das Gefühl entsteht, den Patienten retten zu müssen, wenn er mehr arbeitet als der Patient, wenn der Therapeut ärgerlich auf den Klienten wird oder gekränkt und enttäuscht ist.

6.2.7 »Ich hab's am Herzen, nicht am Kopf!«: Therapie ohne Kundenauftrag

Besonders für Patienten mit starken körperlichen Angstsymptomen wie bei Panikstörungen ist Psychotherapie oft nicht die Behandlung der ersten Wahl. Vielmehr erleben sie die Empfehlung zur Psychotherapie durch den Hausarzt oder die Rettungsstelle oft als Entwertung ihrer Beschwerden. Der »Subtext« solcher Empfehlungen ist für Patienten dann: »Sie haben nichts. Sie bilden sich das ein. Gehen Sie besser zum Psychologen, statt hier zum x-ten Mal mit Verdacht auf Herzinfarkt aufzukreuzen.« Hier gibt es keinen Kundenauftrag – diese Patienten haben zwar vielleicht eine Beschwerde, aber kein Anliegen an die Therapeutin zu deren Veränderung (de Shazer 2010, S. 102 ff.). Sie sind in der Typologie der Auftragstypen entweder Besucher (»Ich weiß nicht, was ich hier soll, mein Hausarzt sagt, ich soll hier mal einen Termin machen«) oder Klagende (»Ich hab solche Herzbeschwerden, die nimmt keiner richtig ernst«). Das ist an sich nicht schlimm, wird aber dann problematisch, wenn der Therapeut daraus seinerseits einen Auftrag zur Veränderung der Angst macht, also einen Kundenauftrag annimmt, wo keiner ist. Manchen Patienten ist durch »sich beklagen und aussprechen können, was ihnen fehlt« durchaus geholfen, auch wenn der Therapeut sich währenddessen vielleicht als wenig wirksam erlebt.

Joining

Um auch mit Besuchern oder Klagenden in Kontakt zu kommen und sie zu einer anderen Perspektive auf ihre Symptomatik einzuladen, ist sprachliches Ankoppeln an das organmedizinische Störungsmodell und an die bisherige »Odyssee des Leidens« des Patienten oft hilfreich. Im Störungsmodell dieser Patienten kommt manchmal das Konzept von Angst überhaupt nicht vor, stattdessen ist nur von körperlichen Beschwerden die Rede, wie Herzstolpern, Arrhythmien, Schwindel, Übelkeit usw., wie in folgendem Beispiel:

Der Patient hat einen dicken Ordner mit diagnostischen Befunden mitgebracht und misst sich gerade den Puls:

PATIENT Ich habe Herzrasen, Schwindel und Blutdruckspitzen, natürlich versuche ich dann, mir möglichst oft den Puls zu messen, um das im Blick zu behalten.

THERAPEUT Was haben denn Ihre Ärzte schon versucht, um dem Schwindel und den Blutdruckspitzen beizukommen?

PATIENT Ach, mein Hausarzt hat mich ja nicht mal zum Spezialisten überwiesen. Nur Blutdrucksenker verschrieben, aber die vertrage ich nicht, davon wurde der Schwindel nur noch schlimmer! Der hat gesagt, das käme vom Stress. Aber wegen Stress muss ich doch nicht den Notarzt rufen, wie letztens erst wieder! Der hat dann auch nur gesagt, dass der Blutdruck o. k. ist und ich am nächsten Tag wieder zum Hausarzt soll.

THERAPEUT Na, da hängen Sie ja ganz schön in der Luft, da kommt man sich ja veralbert vor!

PATIENT Ja, das können Sie aber laut sagen!

THERAPEUT Sollen wir mal zusammen die bisherigen diagnostischen Ergebnisse sortieren und dann zusammen überlegen, wo es noch weitere Klärung braucht und wo Sie Ihren Hausarzt oder einen Spezialisten noch mal ansprechen müssten?

PATIENT Ja, wenn Sie das können, das wär schon gut. Ich sehe langsam auch nicht mehr durch …

Wie viel organische Diagnostik soll sein und darf sein?

Wenn Klienten mit körperlichen Beschwerden kommen, so ermutige ich sie dazu, diese hinreichend ärztlich untersuchen zu lassen, und bitte gegebenenfalls den Hausarzt um eine Abklärung. Das dient sowohl der tatsächlichen medizinischen Abklärung als auch dem Vertrauensaufbau, dass ich die Beschwerden ernst nehme und nicht als »eingebildet« abtue. Häufig erleben Patienten das Gespräch mit einem

Psychotherapeuten als Wegbegleiter im Dschungel der Organmedizin als durchaus hilfreich und entlastend.

Auch wenn Patienten zum wiederholten Mal gleiche Untersuchungen erwägen, wie häufig bei Panikstörungen oder Krankheitsängsten, so verhalte ich mich auch da allparteilich: einerseits gegenüber dem Wunsch nach (kurzfristiger) Sicherheit, dass organisch alles ok ist. Andererseits thematisiere ich die erhofften und real zu erwartenden Auswirkungen einer weiteren Untersuchung. Ein Patient sagte nach längerer Betrachtung dieser Ambivalenz: »Ich weiß, dass es wahrscheinlich nichts Körperliches ist, aber gerade treibt mich die Angst vor einem Herzinfarkt wieder so um, dass ich doch noch mal ein EKG brauche, um beruhigt zu sein …«

6.2.8 Setting: Einzel- oder Paar-/Familiensitzungen

Ich habe interessanterweise in der Literatur kaum Beschreibungen zu systemischer Angsttherapie mit Paaren oder Familien gefunden (anders als z. B. bei systemischer Arbeit unter der Diagnose von Depression oder Essstörungen), obwohl dieses Setting eigentlich eine Kernkompetenz systemischer Therapie ist. Außer mit Kindern und Jugendlichen habe ich auch in meiner Praxis überwiegend im Einzelsetting gearbeitet. Ausnahmen waren einzelne Sitzungen mit Angehörigen, wenn diese stark als Helfer eingebunden waren. Nardone (2003) beschreibt als Intervention dann zunächst eine Würdigung der Hilfe und der Unterstützung, die der Patient von Angehörigen erhält. Dem folgt eine Umdeutung des Helfens als auf Dauer

> »gefährlich und schädlich, was das Problem noch verschlimmern könne … Wir betonen jedoch, dass der Patient vorerst noch nicht ohne Hilfe von Angehörigen auskomme.«

Auch die Klienten selbst wünschen sich oft explizit eine Einzeltherapie. Ein möglicher Grund dafür kann das Bedürfnis nach Kontrolle und Sicherheit sein (dann kommt der Partner eventuell »zur Sicherheit« mit, soll aber im Wartezimmer bleiben). Zudem ist ein Paarsetting für das Ziel des Zugewinns an Handlungsfreiheit und Autonomie und für die Auflösung von unheilvollen Helferverstrickungen auch nicht zwingend nötig: Den Schritt in Richtung Autonomie innerhalb einer Paarbeziehung (oder auch aus ihr hinaus) geht eine Klientin eher allein, die Kommunikation dieses Schritts in der Beziehung und der Umgang mit dessen Auswirkungen (z. B. Verunsicherung des bisher stabilen, Halt gebenden Partners) können jedoch gegebenenfalls im Paarsetting bearbeitet werden. Zumindest sollten aber das Paar- und Familiensystem in der Einzelarbeit stets mitgedacht und die Auswirkungen von Interventionen auf diese Systeme im Blick behalten werden.

6.2.9 Therapiedauer

Grundsätzlich orientiert sich die Dauer von systemischer Angsttherapie am Anliegen der Patienten. Eine Stärke der Systemischen Therapie liegt in kurzzeitorientiertem Arbeiten. In der Praxis erlebe ich häufig »Intervalltherapien«. Patienten pausieren oder beenden die Therapie, weil aktuelle Herausforderungen gemeistert sind, und melden sich dann nach einiger Zeit wieder, oft für eine »Auffrischung«, manchmal aber auch zur Bearbeitung neuer und umfangreicherer Themen. Patienten mit hoher Belastung, wenig Zugang zu Ressourcen und geringer Stabilität im inneren und äußeren System benötigen häufig längere therapeutische Begleitung, oft auch über mehrere Jahre – hier standardmäßig von einer Kurzzeitherapie auszugehen, würde aufseiten von Patient und Therapeut zu Frustration und Selbstzweifel führen. Dieser Umstand wird jedoch in der sog. »Psychotherapie-Richtlinie« nicht berücksichtigt (G-BA 2020, S. 22) – hier wird Systemische Therapie nur bis zu einer Höchstgrenze von 48 Stunden als Krankenkassenleistung finanziert und dadurch als Kurzzeitverfahren definiert, unabhängig vom Belastungsgrad und von der vorliegenden Komorbidität beim Patienten (im Gegensatz zur Verhaltenstherapie mit maximal 80 Stunden oder der Psychoanalyse mit einer Höchstgrenze von 300 Stunden).

6.3 Eine neue Haltung zur Angst finden: Reframings, Metaphern und Geschichten

»Was sich nicht vermeiden lässt, das kann man gleich begrüßen.«
(Konfuzius zugeschrieben)

Systemische Therapie ist eine Einladung, die Beziehung zur Angst zu verändern. Bei den Klienten, die in die Therapie kommen, haben in der Regel alle Versuche versagt, die Angst zu besiegen, zu vermeiden oder zu kontrollieren. Die Beziehung zur Angst zu verändern, bedeutet, Musterunterbrechungen in der Beziehungsdynamik zwischen der Klientin und ihrer Angst anzuregen. Statt weiter »mehr desselben« zu tun, lädt die Therapeutin dazu ein, Angst zu akzeptieren und zu integrieren, statt sie zu bekämpfen. Diese Einladung ist für Patienten meist eine ziemliche Herausforderung, gleicht sie doch einer 180-Grad-Wendung vom bisherigen Weg ab. Bei dieser Kehrtwende helfen Reframings, Metaphern und Geschichten.

6.3.1 Reframing

Ein Reframing lädt den Patienten dazu ein, den inneren Blick auf sein Symptom so zu verändern, dass er zur Angst eine andere, für sich hilfreichere Beziehung gestalten kann.

Wenn ein Klient sich mit den Worten beschreibt: »Ach, ich bin ein Schisser - ich hab vor allem Angst und brauche immer ewig, bis ich was entscheide!«, so könnte ein erstes Reframing dafür sein: »Heißt das, Sie sind eher so der vorsichtige und umsichtige Typ, der Risiken und Gefahren sorgfältig prüft, bevor er handelt?«

Es handelt sich bei einem Reframing nicht um eine Deutung aus wissender Therapeutenposition, sondern um eine Einladung, die der Patient annehmen oder ablehnen kann. Es macht auch wenig Sinn, therapeutische Einladungen als »Wahrheiten« an die Patienten zu bringen - zumal diese meist gute Gründe für ihre bisherigen Wirklichkeitskonstruktionen und Verhaltensweisen haben.

Stattdessen verstehe ich mich als »Ideen-Kellner« (angelehnt an die »Realitäten-Kellner«-Metapher von Gunther Schmidt), der dem Gast die Spezialitäten des Hauses anbietet, dabei aber einen Vegetarier nicht für Leberwurst-Häppchen gewinnen möchte, sondern sich am Wunsch der Klienten orientiert.

Reframing ist sowohl Methode als auch therapeutische Haltung: Die Bereitschaft zur öffnenden, ressourcenorientierten Betrachtung von Problemen und Symptomen durchzieht den gesamten Therapieprozess. Dazu dienen besonders Metaphern und Geschichten, wie im folgenden Abschnitt beschrieben.

6.3.2 Metaphern und Geschichten für eine neue Beziehung zur Angst

Was bedeutet sie nun konkret, diese Einladung zu einer neuen Beziehung zur Angst? Bevor ich die Metaphern und Geschichten vorstelle, mit denen ich arbeite, hier eine kurze Zusammenfassung der Leitideen, die mit diesen Reframings verbunden sind und die in der Therapie immer wieder auftauchen. Im Kern geht es um folgende Ideen und Einladungen:

- Angst ist scheußlich, aber ungefährlich.
- Würdigung der Angst als lebensnotwendige Beschützerin
- Angst als Zeichen von Wachstum, Entwicklung und Freiheit
- 100 % Sicherheit gibt es nicht - mit wie viel Sicherheit können Sie leben?
- Wenn du mit der Angst kämpfst, ist sie stärker - wenn du fliehst, ist sie schneller.
- Die gute Nachricht: Angst ist ein Scheinriese - je näher du kommst, desto kleiner wird sie.
- Angst ist ein Zeichen, dass du kurz davor bist, etwas wirklich Mutiges zu tun: Angst und Mut gehören zusammen.
- Das Überwinden von Angst muss sich lohnen
- Angst als Traumabewältigung: »Verrutschen in der Zeit«.

Wie spricht man diese Einladungen am besten aus? In verbal-logischer Form haben Patienten sie ja meist schon gehört und als wenig hilfreich erlebt (»Ich weiß ja, dass es eigentlich nicht gefährlich ist und ich mich meiner Angst stellen sollte, aber ... ich kann es nicht«). Um zudem nicht nur die Denker-, sondern auch die Häschen-Gehirne der Patienten anzusprechen, dafür sind Reframings in Form von Metaphern und Geschichten nützlich.

Im Folgenden werden die Einladungen mit den dazu passenden Metaphern und Geschichten ausführlicher dargestellt.

6.3.2.1 Angst ist scheußlich, aber ungefährlich

Klinische Angst hat meist die ursprüngliche Signalfunktion als Hinweisgeber für Gefahren verloren. Es ist nicht hilfreich, der Angst zu glauben. Das gilt in Bezug auf die Gefahren, die die Patienten mit Angstsymptomen verbinden, z. B. einen Herzinfakt zu bekommen, durchzudrehen, abgelehnt zu werden usw. Langfristig sind chronische Ängste und Spannungszustände zwar tatsächlich ein Risiko, auch für körperliche Erkrankungen. Die akuten körperlichen Angstsymptome sind jedoch Zeichen der hohen Anspannung, nicht eines körperlichen Schadens oder einer drohenden Gefahr.

Angstsymptome als angestaute Superkräfte

Ein schönes Reframing für die belastenden körperlichen Symptome von Angst und Panik als angestaute »Superkräfte« liefert das Kinderbuch »Hey, kleiner Kämpfer« (Young u. Dovidonyte 2019): Bei Angst werden im Gehirn duch den Mandelkern (den »kleinen Kämpfer«) Superkräfte freigesetzt, um zu fliehen oder anzugreifen. Ist beides nicht möglich, dann werden die Superkräfte nicht benutzt und stauen sich im Körper – daher kommen Zittern, Herzrasen, Übelkeit und all die körperlichen Symptome der Angst.

Angst als Alarmanlage

Mit Angst ist es wie mit einer Alarmanlage: eigentlich nützlich, aber ist sie zu scharf gestellt, gibt es dauernd Fehlalarm, und der macht Stress. Wie ein Rauchmelder, der schon anspringt, wenn der Toaster an ist oder wenn auf dem Tisch eine Kerze brennt.

Die Amygdala macht einfach ihr Ding

Viele Patienten verfallen einer normalen emotionalen Beweisführung, nach dem Motto: Wenn ich solche Angst habe, muss etwas tatsächlich gefährlich sein, sonst hätte ich die Angst ja nicht! Hier hilft der Bezug auf das Häschen-Gehirn und die Amygdala als vom bewussten Denken nicht zu steuernde, selbstständig arbeitende Alarmanlage. Eine Patientin konstatierte für sich: »Meine Amygdala macht einfach ihr Ding. Und ich kann ja versuchen, trotzdem meins zu machen.«

6.3.2.2 Würdigung der Angst als lebensnotwendige Beschützerin

Angst ist das wichtigste Gefühl, das wir haben – sie schützt unser Leben und hat dafür gesorgt, dass unsere steinzeitlichen Vorfahren überlebten, indem sie rechtzeitig vor Säbelzahntigern und anderen Gefahren fliehen konnten. Wer ohne Angst ist, lebt nicht lange.

Angst als Sicherheitsexpertin

Die Bezeichnung der Angst als Sicherheitsexpertin (das Reframing stammt von Gunther Schmidt) macht deutlich, dass sie prinzipiell eine wichtige Aufgabe für den Klienten übernimmt. Der Klient wird also nicht als ängstlich definiert, sondern in erster Linie als sicherheitsorientiert, vorsichtig, umsichtig, gefahrenbewusst. Daraus leitet sich dann die Frage ab, welche Experten jemand mit einem so starken und profilierten Sicherheitsexperten noch zusätzlich braucht, damit dieser ebenbürtige Partner hat – vielleicht wären das dann ebenso starke »Gelassenheitsexperten«, »Mutexperten« oder »Genussexperten«. Dann sind wir wieder bei den Zielen »jenseits von Angst«.

Wer keine Angst hat, den beißt der Löwe

Der Sinn von Angst lässt sich mit dieser kurzen Vorstellungsübung verdeutlichen: »Stellen Sie sich vor, Sie spazieren am frühen Abend durch den Zoo, fast alle Besucher sind schon weg, die Abendsonne glüht und wirft ihre letzten Strahlen direkt auf den Löwenkäfig. Der Löwe liegt da zufrieden, gähnt, und sein Fell glänzt golden in der Sonne. Das schöne Fell erscheint so unglaublich weich und kuschelig, dass es Ihnen seltsamerweise in den Sinn kommt, ihn einmal zu streicheln. Da fällt Ihr Blick auf die kleine Tür an der Seite des Käfigs, wo normalerweise die Wärter zur Fütterung reingehen, und Sie erkennen erstaunt: Die steht ja offen! Angenommen, Sie hätten jetzt keine Angst – was würden Sie tun?«

Angst als Wächterin der Grenzen

Häufig ist es schon zu Beginn der Therapie möglich, mit dem Patienten die Symptomatik ein bisschen aus der »Defizitecke« herauszuholen und Ideen dazu zu entwickeln, auf welche Grundbedürfnisse die Angst hinweisen könnte. Wilms, Wittmond u. Mory (2004) bezeichnen Panikattacken

»... als Schutzfunktion davor, weiter Energiereserven zu verbrauchen, weil der Körper nach der auf die Panikattacke folgenden Erschöpfung endlich die dringend nötige Erholung findet«.

Herr T., der Patient mit den Panikattacken aus Abschnitt 2.4, bilanziert: »Rückblickend würde ich sagen: Erst die Panikattacken haben mir gezeigt, dass ich in einem Hamsterrad stecke und mich dauernd überfordere. Heute bin ich irgendwie dankbar dafür, obwohl es eine schreckliche Zeit war.«

6.3.2.3 Angst als Zeichen von Wachstum, Entwicklung und Freiheit

Wachstum und Entwicklung sind ohne Angst nicht denkbar. Auch dieser Aspekt geht beim Fokus auf Angst als Störung oft unter. Das Reframing von Angst als Zeichen von anstehender Veränderung, Entwickung und Freiheit scheint manchmal auf den ersten Blick unverständlich, denn Klienten erleben ihre Angst ja häufig als genau das Gegenteil - als entwicklungshemmend und einengend. Die folgenden Metaphern machen es etwas einleuchtender:

Angst als »Wachstumsschmerz«
Angst ist sehr unangenehm, aber nicht gefährlich - im Gegenteil: Sie signalisiert oft anstehende Entwicklungsschritte und ist die Begleiterin von Wachstum.

Angst als »Schwindel der Freiheit«
So bezeichnete sie der dänische Philosoph Sören Kierkegaard. Angst ist der Indikator für die Freiheit eigener Wahlmöglichkeiten und der natürliche Begleiter bei jedem Entwicklungsschritt. Man kann sie sich und anderen nicht ersparen, außer durch einen Verzicht auf Freiheit und Entwicklung.

6.3.2.4 100 % Sicherheit gibt es nicht - Mit wie viel Sicherheit können Sie leben?

Häufig reagieren Patienten auf Anregungen, den Kampf gegen die Angst probeweise aufzugeben, mit der Frage: »Können Sie mir denn garantieren, dass ... (ich keine Panikattacke kriege / mein Chef meine Idee nicht kritisiert / die Frau mir keinen Korb gibt)?« Natürlich und hoffentlich kann die Therapeutin das nicht, wenngleich sie vielleicht dafür wirbt, dass selbst eine Panikattacke, Kritik vom Chef oder ein Korb zwar unangenehm, aber nicht lebensgefährlich sind. Das Dilemma der Sicherheit wird in der folgenden Anekdote beschrieben, die ich von Bernd Schumacher (o. J.) adaptiert habe:

»Der klatschende Mann vom Brandenburger Tor und die Löwen«
Ein Mann steht mitten in Berlin vorm Brandenburger Tor und klatscht die ganze Zeit in die Hände. Er sieht sich dabei hektisch in alle Richtungen um und wirkt, als hätte er lange nicht gegessen und geschlafen. Da fragt ein Tourist (Berliner würden nicht fragen, sondern einfach weitergehen): »Sagen Sie, was machen Sie denn da, warum klatschen Sie die ganze Zeit?« Darauf der Mann: »Na, um die Löwen zu vertreiben!« Da erwidert der Tourist: »Aber warum das denn? Hier gibts doch gar keine Löwen?« Darauf der Mann: »Na, und was glauben Sie, warum nicht? Doch nur, weil ich hier die ganze Zeit klatsche!«

Wenn man die Geschichte für Patienten erzählt, dann kann sie leicht missverstanden werden, nach dem Motto: »... und jetzt meinen Sie, ich bin genauso blöd wie der Typ da mit den Löwen?« Dann gehe ich gleich auf die andere Seite und sage, dass ich den Typen ganz und gar nicht blöd finde, sondern sogar sehr logisch, wenn er auf Nummer sicher gehen will. Und dass ich mich frage, was dem Mann eigentlich helfen könnte, zu merken, dass auch ohne Klatschen keine Löwen kommen. Na klar, sagen die Patienten, er müsste aufhören zu klatschen. Aber, sage ich dann, woher weiß der Mann dann, dass jetzt nicht nur zufällig keine Löwen da sind? Die Diskussion darüber führt dann manchmal zu der für die Therapie viel interessanteren Frage, mit wie viel Sicherheit bzw. Unsicherheit man leben kann, wenn man etwas Neues ausprobieren will (z. B. Pause machen vom Klatschen).

6.3.2.5 Wenn du kämpfst, ist sie stärker - wenn du fliehst, ist sie schneller

»Man flieht nicht, weil man Angst hat,
sondern man hat Angst, weil man flieht.«
William James

Angst lässt sich nicht durch Kampf oder Flucht besiegen. Sie lässt sich überwinden, so wie man eine Krankheit, einen Berggipfel oder eine Durststrecke überwindet. Angst als Gefühl oder Gedanke aber können wir nicht aktiv bekämpfen oder unterdrücken. Das Ziel »keine Angst haben« funktioniert daher nicht. Klientinnen verstehen dies meist und schmunzeln, wenn man sie bittet, »jetzt auf keinen Fall an rosa Elefanten zu denken«. Etwas ausführlicher illustriert das Problem die folgende Geschichte (adaptiert nach Bernd Schumacher, o. J.), die ich ab und zu erzähle:

»Der fliegende Teppich und die lila Kamele«
Eine Frau ist seit vielen Jahren auf der Suche nach einem fliegenden Teppich - das ist ihr größter Wunsch. Alle Freunde halten sie bald für verrückt, da sie ihre Suche nicht aufgibt, wo doch klar ist, dass es fliegende Teppiche nur in Märchen gibt. Aber die Frau lässt sich nicht davon abbringen. Ihre Suche führt sie schließlich zum Basar einer kleinen Stadt im Orient. Ein Händler dort habe solch einen Teppich zu verkaufen, hatte man ihr erzählt. Schließlich findet die Frau den Händler, schildert den Grund ihres Kommens und der Händler scheint sie fast schon erwartet zu haben, denn tatsächlich: Er führt sie in ein schummriges Hinterzimmer und dort liegt er, der fliegende Teppich - der flippt sogar schon unverkennbar vom Boden ab und wackelt mit den Fransen. Die Frau kann ihr Glück kaum fassen. Der verlangte Preis ist mehr als fair und der Handel fast besiegelt. Das Geld geht gerade über den Ladentisch, da hält der Händler inne und bemerkt wie beiläufig: »Ach, eine Sache noch: Der Teppich hat einen kleinen Haken - wenn Sie mit ihm fliegen wollen, dürfen Sie auf gar keinen Fall an lila Kamele denken ...«

Nun kann es eine spannende Diskussion darüber geben, ob die Frau noch eine Chance hat, mit dem Teppich nach Hause zu fliegen. Mögliche Ideen sind: Sie könnte stattdessen an pinkfarbene Schweine denken. Oder es sich auf dem Teppich mit Essen und Trinken gemütlich machen und warten, bis die Gedanken vorübergezogen sind, der Teppich abhebt und der Spaß am Fliegen alles andere überlagert. Das Kommando »lila Kamele« könnte sie als Landehilfe nutzen.

Immer auf der Flucht vor der Angst
Angstpatienten nutzen oft einen großen Teil ihrer Lebensenergie für Versuche, die Angst und alles, was sie auslösen könnte, zu vermeiden. Das ist kurzfristig erleichternd, jedoch extrem kraftraubend und führt auf längere Sicht zu mehr Angst und zur Entwicklung weiterer, z. B. depressiver Symptome. Umgekehrt gilt genauso: Die aktive Annäherung an angstbesetzte Situationen ist kurzfristig angstverstärkend, langfristig aber nimmt die Angst meist ab.

Patienten kennen oft eine Vielzahl von solchen erfolglosen »Fluchtversuchen« oder fühlen sich fast pausenlos auf der Flucht vor der Angst. Dazu erzähle ich den Klienten von Wadenbeißern:

»Die kläffenden Wadenbeißer«
Wissen Sie, was Wadenbeißer sind? Im Duden heißt es:

> »jemand, der einen andern, obwohl der ihm eindeutig überlegen ist, dennoch dreist angreift und ihm dadurch Verdruss bereitet.«

Ja genau – Verdruss bereitet die Angst ... Aber ursprünglich sind mit Wadenbeißern ja Hunde gemeint, kennen Sie die? In manchen Ländern, zum Beispiel in Rumänien, da gibt es sie noch auf den Dörfern, diese frei laufenden Biester, meistens klein und dreist – und sie fühlen sich nur im Rudel stark. Die die ganze Zeit hinter dir herlaufen und kläffen ... Und je schneller du wirst, desto schneller rennen und desto wilder kläffen sie, kommen immer näher und fangen vielleicht sogar an, nach deinen Waden zu schnappen ...
Drehst du dich aber um, schaust sie an und hebst die Arme, machst dich groß, gehst auf sie zu und schreist laut: »Na was? Was willst du? Komm her!«, so ziehen sie den Schwanz ein.
Noch besser ist es wahrscheinlich, sich hinzuhocken und zu sagen: »Na komm her, lass dich mal kraulen ...«. Aber das habe ich mich bisher noch nicht getraut – vielleicht pack' ich auf der nächsten Wanderung in Rumänien mal ein Würstchen ein und probier' es aus ...

Dazu passt ein Video von John Doe (2006) mit dem Titel »Dare Change«. Es ist zwar ein Werbeclip eines südamerikanischen Einzelhandelskonzerns, trotzdem ansprechend für den Umgang mit Angst.

6.3.2.6 Die gute Nachricht: Angst ist ein Scheinriese

Um Klientinnen zu der Idee einzuladen, dass die Angst weniger gefährlich ist, als sie scheint, und dass es sich lohnen könnte, sich der Angst zuzuwenden, erzähle ich oft folgende Geschichte:

Der »Scheinriese«

(nach »Jim Knopf und Lukas der Lokomotivführer« von Michael Ende, 2015)

Kennen Sie die Geschichte von Jim Knopf und Lukas dem Lokomotivführer? Da ist der kleine Jim mit seinem väterlichen Freund Lukas und der Lokomotive Emma auf einer langen Reise unterwegs, um die Prinzessin Li Si aus der Drachenstadt Kummerland zu befreien. Auf dieser Reise verirren sie sich in der Wüste »Ende der Welt«. Und während Lukas gerade an der Lok Emma herumwerkelt, schreit der kleine Jim plötzlich aus voller Kehle: »Hilfe, Lukas – ein Riese! Schnell weg von hier!« Da blickt Lukas auf und sieht tatsächlich eine unglaublich große Gestalt in nicht weiter Entfernung, mit langem Bart, einem Hut auf dem Kopf und erhobener Hand, sodass Jim schreit: »Schau, wie er die Faust hebt und uns droht! Schnell weg!« Lukas jedoch erwidert: »Bevor man von etwas wegläuft, sollte man es sich zumindest einmal aus der Nähe angesehen haben« und marschiert in Richtung des Riesen los. Jim hält seinen Freund jetzt für völlig verrückt. Er ist hin- und hergerissen – allein bei der Lok Emma bleiben oder mitkommen –, aber schließlich folgt er Lukas, denn die Angst vor dem Alleinsein ist doch größer. Auf dem Weg in Richtung des Riesen entgeht ihm vor lauter Angst zunächst, dass dieser immer mehr zu schrumpfen scheint. Lukas macht Jim darauf aufmerksam und auch der ist nun neugierig geworden. Und tatsächlich: Mit jedem Schritt, den die beiden näherkommen, wird der Riese kleiner und kleiner. Bis die beiden schließlich ganz nah sind und ihnen ein kleiner alter Mann mit langem Bart und zum Gruß erhobener Hand gegenübersteht. Der stellt sich ihnen vor als Herr Tur Tur und begrüßt sie voller Dank – dafür, dass sie die ersten Fremden sind, die sich in seine Nähe wagen. Er erzählt, dass er ein Scheinriese ist, der, im Gegensatz zu allen anderen Dingen, aus der Ferne groß, aber aus der Nähe ganz normal erscheine. Und sie hören, wie einsam er war, weil immer alle wegen seiner scheinbaren Größe vor ihm geflohen sind, außer diesen beiden »mutigen Herren Jim und Lukas«. Dabei wird Jim vor Stolz gleich ein paar Zentimeter größer. Schließlich gibt ihnen der Scheinriese noch wertvolle Hinweise auf den Weg und die beiden verabschieden sich in dem Wissen, einen neuen Freund gefunden zu haben.

6.3.2.7 Angst ist ein Zeichen, dass du kurz davor bist, etwas wirklich Mutiges zu tun: Angst und Mut gehören zusammen

Ängstliche Menschen glauben fälschlicherweise oft, dass sie überhaupt nicht mutig sind, sondern dass Mut und Angst sich ausschließen. Aber das Gegenteil stimmt: Nur wer Angst hat, kann mutig sein. Mutig ist, wer etwas tut trotz Angst. Wer keine Angst hat, ist einfach leichtsinnig – und Mut ist nicht Leichtsinn. Angst und Mut gehören zusammen. In dem Kinderbuch »Hey, kleiner Kämpfer« heißt es:

> »Ängste sind ein Zeichen, dass du kurz davor bist, etwas wirklich Mutiges zu tun« (Young u. Dovidonyte 2019).

Das ist eines der aus meiner Sicht schönsten und kraftvollsten Reframings.

6.3.2.8 Das Überwinden von Angst muss sich lohnen

Um etwas trotz Angst zu tun, dafür brauchen Menschen einen guten Grund – und die Angsttherapie braucht attraktive Ziele »jenseits von Angst« (s. Abschnitt 6.2.3). Manchmal erzähle ich Patienten dazu die Geschichte »Der kleine Angsthase« von Elisabeth Shaw (2019), ein weiteres schön illustriertes Kinderbuch über Angst.

Der kleine Angsthase ist ein Hasenkind, das wegen seiner Angst von den anderen Hasenkindern ausgelacht wird und bei seiner lieben Oma lebt, »die leider auch sehr ängstlich war«. Erst als er seinen kleinen Freund Uli aus den Fängen des bösen Fuchses retten muss, vergisst er seine Angst und ist so mutig wie niemand sonst. Im Anschluss wird er von allen gefeiert und erhält vom Bürgermeister sogar eine Medaille, auf der steht »Für Mut«. Nur die liebe Oma fragt: »Aber Junge, hattest du denn gar keine Angst?« Darauf der Angsthase, der kein Angsthase mehr war: »Doch, aber ich musste doch den kleinen Uli beschützen!«

6.3.2.9 Angst als Traumabewältigung: »Verrutschen in der Zeit«

Manchmal ist Angst ein Relikt aus alten Zeiten: Sie war zu früheren Zeitpunkten im Leben eines Menschen vielleicht sinnvoll oder sogar lebensrettend. Heute gilt das meist nicht mehr, die Angst kommt jedoch wie früher auch, die Patienten und ihre Angst »verrutschen« in der Zeit.

So wie Frau F., die Patientin mit agoraphobischen Ängsten aus Abschnitt 2.5, die beschrieb, dass es im Umgang mit dem gewalttätigen Vater hilfreich war, möglichst schnell drohende Veränderungen zu bemerken, um rechtzeitig zu erkennen: Wie ist er drauf? Hat er getrunken? Ist er verärgert? Heute zeigt sich dies in übertriebener Alarmbereitschaft und Angst vor allem, was nicht nach Plan läuft.

Hier passt eventuell die Geschichte »Der angekettete Elefant« von Jorge Bucay (2007):

Darin sieht der Erzähler einen Elefanten hinter dem Zirkus auf der Wiese stehen, mit einer Kette an einen kleinen Pflock gekettet. Er fragt sich und andere, wieso der Elefant mit seiner Riesenkraft nicht einfach den kleinen Pflock ausreißt, sondern da stehen bleibt. Schließlich erfährt er, dass der Elefant schon als Baby an einen damals großen Pflock gekettet war und alle Bemühungen, sich davon loszureißen, nichts halfen. Der heute kleine Pflock weckt beim Elefanten darum die alte Hilflosigkeit, sodass er keinen neuen Versuch unternimmt, sich loszureißen, sondern das Angekettetsein als Schicksal erträgt.

6.3.2.10 Die mutigsten Geschichten spielen im Leben der Patienten

Die besten Geschichten zum mutigen Umgang mit Angst liefert meist die eigene Lebensgeschichte der Patienten. Hier lohnt es sich, erfolgreiche Beispiele aus der Erfahrung einer Patientin zu wählen, die mit Angst oder Unsicherheit verbunden waren und denen sie sich *trotz Angst stellen konnte*. Da der Fokus von Patienten aber häufig auf Erfahrungen von Versagen und Scheitern an der Angst eingeengt ist, müssen Therapeutinnen die entsprechenden Netzwerke durch gezielte Ausnahmefragen anregen: Was haben Sie trotz Angst erreicht und geschafft? Wie haben Sie Ihre Angst da überwunden? Wo hat es sich gelohnt, der Angst zu begegnen, statt ihr auszuweichen? Oft braucht es zunächst recht universell nutzbare Beispiele, die in der Regel mit Angst verbunden sind: Fahrradfahren und Schwimmen lernen, der Führerschein, bestandene Prüfungen usw.

6.3.3 Für die Denker unter uns: Störungsmodelle zu Lösungsmodellen machen

Reframings, Metaphern und Geschichten sprechen eher das unbewusste Denken an. Für das bewusst-logische Denken der Patienten ist es zudem hilfreich, ein (z. B. neurowissenschaftlich) fundiertes Störungsmodell wie das Denker-Häschen-Modell zu nutzen, um daraus Lösungsideen abzuleiten. Ziel ist dann, das Störungsmodell zum Lösungsmodell zu machen.

Es fällt Patienten leichter, Angst zu akzeptieren und den Kampf gegen sie probeweise aufzugeben, wenn sie so ein plausibles Verstehensmodell entwickeln. Die im Folgenden aufgeführten Ideen nutze ich dafür gern.

6.3.3.1 Angst und Panik als Notfallreaktion: Denker und Häschen einfach erklärt

Je nach für den Patienten passender Komplexität stelle ich das Denker-Häschen-Modell und seine Implikationen für den Umgang mit Angst vor. Für manche Patienten eignet sich ein eher wissenschaftlicher Stil, wie im Abschnitt 3.1.2 beschrieben. Für manche ist es nötig, die Idee weiter zu vereinfachen. Fast immer zeichne ich Denker und Häschen dabei auf. Die zentralen Inhalte sind meist:

- Amygdala/Mandelkern = Häschen = Gaspedal der Angst
- präfrontaler Kortex/Großhirnrinde = Denker = Angstbremse
- Damit der Denker arbeiten kann und mit dem Häschen ein gutes Team bildet, muss die Spannung im grünen Bereich sein.
- Bei Angst und Panik überschreitet die Spannung den grünen Bereich und das Häschen-Gehirn übernimmt die Führung: Das Häschen kann aber nicht denken, sondern nur eine fast automatisierte Notfallreaktion ablaufen lassen, die dafür sorgen soll, dass wieder Sicherheit eintritt und die Spannung sinkt: am besten Fliehen oder Kämpfen – wenn das nicht geht, dann Erstarren oder Totstellen.

- Die Notfallreaktion ist nicht direkt beeinflussbar, sondern nur über ein Herunterfahren der Spannung zurück in den grünen Bereich und gezieltes Aktivieren des Denkers (Ziel: Selbstberuhigung, Reorientierung).
- Das Häschen beruhigt sich nicht, indem man es kontrolliert, ignoriert oder wegsperrt, sondern indem man mit ihm in Kontakt geht (Ziel: Neue Beziehung zur Angst gestalten).
- Im grünen Bereich kann der Denker dem Häschen helfen zu lernen, dass die bisher beängstigenden Situationen ungefährlich sind. Dabei müssen diese Situationen gezielt aufgesucht werden, aber immer im grünen Bereich und mit wachem Denker, also »Augen auf und durch« statt »Augen zu und durch!« (Ziel: Handlungsspielraum erweitern).

6.3.3.2 Neuroplastizität einfach erklärt: Angst-Autobahnen und Kompetenz-Dschungelpfade (»Use it or lose it«)

Die neuronalen Verknüpfungen von Auslösern, Angstreaktionen und den dazugehörigen Lösungsversuchen sind oft benutzt, erprobt und darum ausgeprochen stabil. Aus neurobiologischer Sicht handelt es sich um sehr stabile und gut gebahnte Verknüpfungen.

Dazu passt das Bild einer Angst-Autobahn, das ich oft so beschreibe: »Unser Gehirn will im Wesentlichen nur zwei Dinge: Sicherheit schaffen und Energie sparen. Darum werden besonders die Angst-Wege im Gehirn schnell und effektiv benutzt, denn da geht es um Sicherheit. Im Laufe der Zeit, wenn man diese Wege immer wieder begeht, werden die zu neuronalen Autobahnen ausgebaut und wie mit automatischen Shuttletaxis versehen, die jeden Gedanken und jede Wahrnehmung, die in ihre Nähe kommen – zack! – ins Taxi zerren und in Nullkommanichts auf der Angst-Vermeidungs-Hilflosigkeits-Autobahn entlangrasen lassen. Das Gehirn macht immer das, was es am meisten getan hat – das spart Energie. Auch wenn Menschen eigentlich andere Wege gehen wollen. Wer diese neuen Wege von Vertrauen, Freude, Sicherheit, Gelassenheit oder Kompetenz gehen und wiederfinden will, der muss diese wie einen Pfad im Neuronendschungel mit dem Buschmesser freischlagen – das braucht Energie und Aufmerksamkeit. Wenn man das dann nicht schnell wiederholt, ist der Pfad schon wieder zugewachsen. ›Use it or lose it‹:

Immer wieder benutzen ist daher die Devise, um die neuen Wege größer und begehbarer zu machen. Es hilft, sie auf der Landkarte einzuzeichnen, um sie schneller wiederzufinden. Die alten Autobahnen kann man nicht abreißen, aber sie verrotten irgendwann langsam vor sich hin.«

Wie das »innere Team« von unterschiedlichen Anteilen, Seiten und inneren Stimmen als Verstehensmodell für Angstdynamiken erarbeitet werden kann, beschreibe ich im folgenden Abschnitt.

6.4 Externalisierung und Teilearbeit – »Die Angst ist nur ein Teil von mir«

Die innere Dynamik von Angst in Form innerer Anteile sichtbar und erlebbar zu machen, ist für Patienten sehr hilfreich. Ein Teilemodell kann der Rahmen für viele weitere Interventionen sein. Es wird zunächst eine zentrale sprachliche Unterscheidung eingeführt: zwischen dem Ich der Patienten und dem jeweiligen Anteil in ihnen:

Ich habe Angst zu sterben, wenn mein Herz so schnell schlägt.	Ein Teil von mir hat Angst zu sterben, wenn mein Herz so schnell schlägt.
Ich bin zu dumm dazu!	Ein Teil von mir glaubt, ich sei zu dumm dazu.
Ich will dann nur noch weglaufen!	Ein Teil von mir will dann nur noch weglaufen.

Im Abschnitt 4.3.4 habe ich schon einige typische innere Anteile vorgestellt, die in der therapeutischen Arbeit mit Angst oft auftauchen:

- der ängstliche Teil – der die Anspannung, Angst oder Panik trägt und damit zeitweise das innere System überflutet
- der Angstmacher – ein Beschützeranteil, der die Gefahren und Befürchtungen immer wieder ins System einspielt
- weitere Beschützeranteile: die *Manager* (versuchen das Eintreten der Gefahr zu vermeiden, z. B. als innere Kritiker oder Vermeider) und die *Nothelfer* (regulieren das System meist durch Herunterfahren der Spannung z. B. mit Alkohol, Essen usw.)
- verletzte/traumatisierte Anteile, deren belastende Erfahrungen möglichst in Verbannung gehalten werden sollen
- das »Ich«/die Chefin – der erwachsene Anteil, die Steuerungsinstanz des inneren Systems, die unsere Alltagsfunktionen und das

Zusammenspiel der Anteile reguliert und das Gegenüber in der Therapie ist.

Hier noch einmal der Hinweis, dass es sich bei dieser Auflistung typischer Anteile weder um reale Einheiten noch um eine vorgegebene Ordnung handelt, sondern um eine pragmatische Sortierung, die die therapeutische Arbeit erleichtern kann.

Frau V., eine Patientin mit vielen Ängsten und Sorgen (und der Diagnose einer GAS), habe ich schon vorgestellt (Abschnitt 2.6). Ihr inneres Team im Kontext einer anstehenden Prüfung (Abschnitt 4.3.4) wird in Abb. 15 dargestellt. Die Bezeichnungen der Anteile stammen von der Patientin.

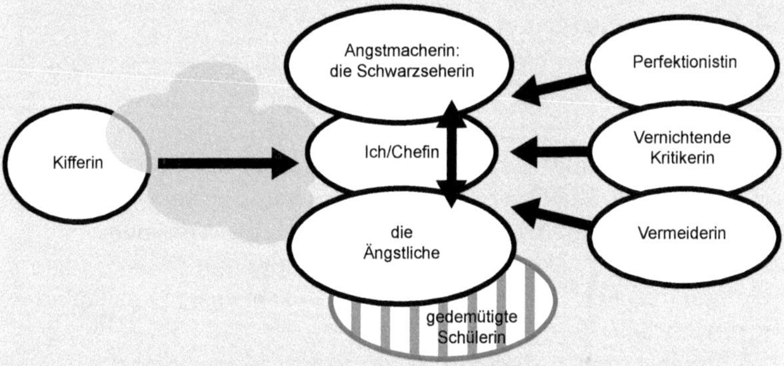

Abb. 15: Das Angst-Team von Frau V.

Frau V. als innere Chefin schätzt die Prüfung zwar als wenig bedrohlich ein (»Ich weiß, der Prüfer ist mir wohlgesonnen«), in der Dynamik zwischen der angstmachenden Schwarzseherin (»Er wird mich fertigmachen«) und der »Ängstlichen« (panisch und hilflos) ist die Chefin jedoch hilflos und überfordert. Die Schwarzseherin hat die Führung übernommen. Diese beschützt, gemeinsam mit der Perfektionistin, der vernichtenden Kritikerin und der Vermeiderin, einen verbannten Teil – die gedemütigte Schülerin, welche die Mobbing- und Demütigungs-Erfahrungen aus der Grundschulzeit trägt. Die Perfektionistin versucht durch maximale Vorbereitung, die von der Schwarzseherin befürchtete erneute Demütigung zu vermeiden, aber die Prüfung ist unmöglich perfekt vorzubereiten, sodass auf diesem Weg keine Lösung möglich ist. Die Vermeiderin will daher die Prüfung absagen, woraufhin sich die vernichtende Kritikerin einschaltet (»Du bist instabil, eine Versagerin«). Diese innere Konfliktdynamik ist so belastend, dass schließlich als Nothelferin die Kifferin übernimmt und den Stecker zieht.

Wie aber komme ich als Therapeut mit der Klientin zu so einem Modell des inneren Teams? Und was für Interventionen bieten sich dann an? Das soll in den folgenden Abschnitten gezeigt werden. Ich stelle dafür zunächst zwei mögliche Zugänge zur Erarbeitung von inneren Anteilen vor: die Externalisierung und die Visualisierung des inneren Teams.

6.4.1 Externalisierung

Der Begriff der Externalisierung wurde im narrativen Ansatz der systemischen Therapie von Michael White geprägt (z. B. White u. Epston 2013). Innere Zustände und Gefühle werden dabei personifiziert oder symbolisiert und damit aus dem inneren Erleben imaginativ nach außen verlagert. Die Externalisierung von Angst ist sicherlich eine der wirksamsten und eindrucksvollsten systemischen Methoden. Sie koppelt zunächst am Lösungsversuch von Klienten an, die Angst wie ein im Außen liegendes und zu beseitigendes Problem zu behandeln (»die Angst soll weg«).

Ziel der Externalisierung ist zunächst Distanzierung des heutigen erwachsenen Ichs von der Angst. Die Angst wird in Form einer Gestalt oder Figur, wie z. B. eines Monsters, personalisiert und im Raum außerhalb der Patientin lokalisiert. Dadurch wird zunächst Abstand zum Monster hergestellt - allein dieser Effekt ist schon entlastend. Es kommt zu einer Umkehrung von Aktion und Reaktion im Kontakt mit der Angst: Während sich Patienten ihrem Angsterleben oft wie ausgeliefert fühlen und bisher stets in reagierender Position ihm gegenüber waren, so wird allein schon durch Verlagerung nach außen und die Benennung (als Monster etc.) eine Umkehrung der Aktivität eingeleitet - die Patientin geht in die Führung.

Die Arbeit mit der externalisierten Angst ist daher auch eine schonende Form der Konfrontation, die bisher vermieden wurde. Beim spielerischen Überlegen, welche Gestalt oder Haltung die Angst wohl hätte, verliert diese oft schon einiges von ihrem Schrecken. Manchmal müssen Klienten dabei schmunzeln oder lachen – die beste Angsthemmung überhaupt.

6.4.1.1 Externalisierung des Angstmachers

Für die gezielte Externalisierung der angstmachenden Seite, die die Gefahrenerwartungen und möglichen Bedrohungen immer wieder einspielt, sind folgende Einladungen denkbar:

- »Wenn du diesem Schrecken, dieser Bedrohung, die du kaum anschauen kannst, eine Gestalt geben würdest, wie sähe die aus?«
- »Es gibt also diese Seite in dir, die immerzu sagt: ›Pass auf, was die anderen denken! Die finden dich dumm und machen dich lächerlich!‹ Wenn diese Seite eine Figur wäre, eine Person, ein Wesen, wie sähe die aus?«

Häufig wird der Angstmacher dann z. B. zu einer Art »Angstmonster« oder zu einem herrischen, scheinbar unbarmherzigen Wesen externalisiert. Manchmal aber auch zu einer harten, strengen Person in der Gestalt früherer Bezugspersonen mit ähnlichem Verhalten oder einem gestaltlosen Etwas, wie einer schwarzen Wolke mit gruseligem Gesicht.

Der Gedanke »Wenn mein Herz schnell schlägt, dann kann es ein Herzinfarkt sein« wird dann diesem Teil zugeordnet: »Mein Angstmacher glaubt, dass ich einen Herzinfarkt kriege, wenn mein Herz so schnell schlägt.«

In externalisierter Form gelingt es leichter, sich mit der Angst aktiv auseinanderzusetzen (»Mein Angstmonster kam gestern wieder, beim U-Bahn-Fahren!« – »Oh! Was wollte es denn von Ihnen? Haben Sie dem überhaupt einen Fahrschein gekauft oder ist es schwarzgefahren?«).

Manchmal ist auch die Erklärung zur Neurobiologie der Angst und der Rolle der Amygdala eine gute Vorlage für die Externalisierung der angstmachenden Seite. So nannte eine Klientin ihren Angstmacher »Amy«, in Anlehnung an die Amygdala. In dem anschaulichen Kinderbuch »Hey, kleiner Kämpfer« (Young u. Dovidonyte 2019) wird der Angstmacher wie der Mandelkern (Amygdala) als ein puscheliges

Wesen in Mandelform dargestellt, das immer aufpassen und beschützen will und manchmal eben auch bei harmlosen Dingen Alarm schlägt. Am Schluss des Buches wird das Kind aufgefordert, dem eigenen Mandelkern einen Namen zu geben, um in Zukunft besser mit ihm sprechen und ihn beruhigen zu können. Auch auf diesem Weg lässt sich ein Zugang zum Angstmacher als innerem Teil finden.

6.4.1.2 Externalisierung der ängstlichen Seite

Offene Fragen zur Externaliserung dieses Teils sind z. B.:

- »Wenn dieser ängstliche, hilfose Teil von Ihnen eine Gestalt hätte, wie sähe die aus, wie alt wäre die ...?«
- »Wenn diese ängstliche Seite hier im Raum ist – wo wäre die und wie sähe die aus?«
- »Wie würden Sie die nennen?«

Häufig biete ich Klienten für die ängstliche Seite die Metapher eines inneren Kindes an, vor allem, wenn sie selbst schon solche Beschreibungen benutzt haben (»Ich fühl mich dann so hilflos und dumm wie ein Kind ...«). Mögliche Zugänge sind die folgenden Fragen:

- »Wenn Sie sich ein Kind vorstellen, dem es genauso geht wie Ihnen, wenn Sie so voller Angst sind, was wäre das für ein Kind?«
- »Können Sie kurz die Augen schließen und mit diesen Gefühlen von ... (Angst etc.) in Kontakt gehen? ... Wenn das o. k. ist, dann können Sie sich vielleicht erlauben, ein Kind zu sehen, dem es genauso geht, das sich genauso fühlt ...«

6.4.1.3 Das Angst-Comic

Übung: Das Angst-Comic

> Eine spielerische Form des Externalisierung, die zunächst ohne Differenzierung zwischen Angstmacher und ängstlichem Teil auskommt, ist das Angst-Comic (ich habe die Idee von Judith Metzner, eine ähnliche Form wird von Steiner u. Berg [2016], S. 117, gezeigt).
>
> Vielleicht probieren Sie es gleich selbst aus. Ganz und gar unwichtig ist, wie gut Sie zeichnen können – es reicht völlig aus, wenn Sie selbst wissen, was darauf zu sehen ist. Wenn Sie möchten, dann vergegen-

wärtigen Sie sich kurz eine Situation oder ein Thema, das für Sie mit Angst verbunden ist. So weit? Dann nehmen Sie sich jetzt ein leeres A4-Blatt und teilen es so auf, dass 6 etwa gleich große Felder entstehen, dahinein kommt das Comic. Es hat sich bewährt, die Übung eher zügig zu machen – alles was in den Sinn kommt, ist in Ordnung.

1. Zeichne deine Angst und dich dazu	2. Zeichne deinen Helden / deine Beschützerin und dich dazu	3. Zeichne ein Geschenk für die Angst (ja, ein Geschenk, egal was)
4. Dein Held / deine Beschützerin gibt der Angst das Geschenk	5. Die Angst hat das Geschenk; evtl.: Was tut sie damit?	6. Dein Held / deine Beschützerin kommt, wenn du ihn/sie brauchst; oder: du, dein Held / deine Beschützerin und die Angst

Wie ging es Ihnen bei der Übung? Die meisten Klienten müssen irgendwann schmunzeln oder sogar lachen – das ist der erste gewünschte Effekt: Wir beschäftigen uns mit der Angst und schmunzeln dabei.

Welchen Teil der Angst haben Sie gezeichnet? Eher den ängstlichen Teil oder den Angstmacher?

Was war es für ein Geschenk und wie hat die Angst darauf reagiert?

Manche Klienten machen ihrer Angst »vergiftete Geschenke«, sie wählen z. B. Paketbomben oder Ähnliches. Auch das ist in Ordnung, solange die Übung für die Klientin angenehm oder interessant ist (die Vorstellung, die Angst in die Luft zu sprengen, kann durchaus wohltuend und für Klienten mit einem Gefühl von Selbstwirksamkeit verbunden sein – darauf kommt es zunächst an). All dies dient der Integration der Angst in angsthemmende Netzwerke.

Abb. 16 zeigt ein Beispiel für ein solches Angst-Comic (s. S. 156).

6.4.2 Das innere Team sichtbar machen: Angst im inneren Kontext

Man kann innere Anteile externalisieren, wie im vorigen Abschnitt beschrieben, und dabei gezielt auf die Externalisierung von ängstlichem Teil und Angstmacher und deren Differenzierung vom Ich/der Chefin fokussieren.

Manchmal ist es hingegen passend, den Einstieg offen zu gestalten über das Erfragen des »inneren Teams« und damit der inneren Anteile, die in einer Problemsituation präsent sind. Das lässt den Klienten mehr Freiräume und schafft Übersicht über den gesamten inneren Kontext der Angst.

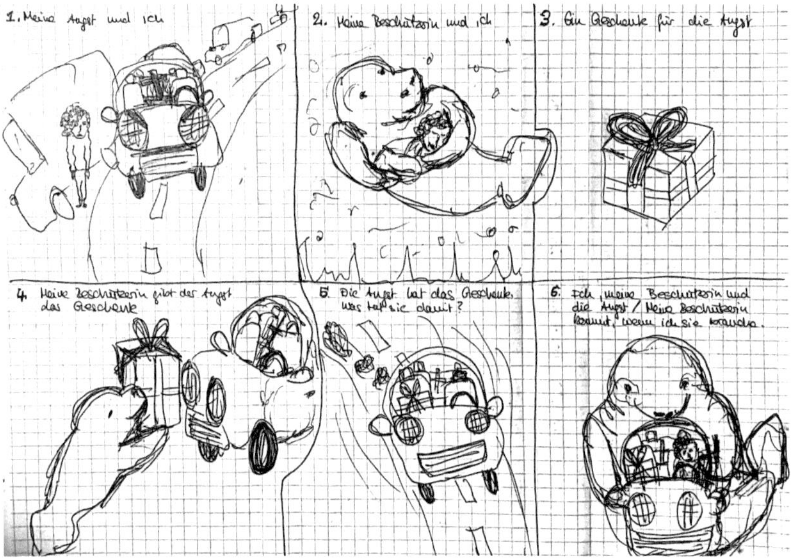

Abb. 16: Angst-Comic (Beispiel)

Übung: Das innere Team

Ziele:

- Schaffen von Übersicht über die Vielfalt an inneren Anteilen, Stimmen, Tendenzen und Wünschen bezogen auf eine Situation oder Problematik
- Stärkung des Ichs / der Chefin und Klärung: Was repräsentieren die einzelnen Teile und wofür sind sie da?

- Identifikation besonders belasteter Anteile (oft als ängstliche oder verletzte Teile repräsentiert), belastender Beschützer-Teile (z. B. Angstmacher, innere Kritiker oder Beschämer, von denen es erst mal Abstand braucht) und Ressourcenanteile

Ablauf:

Suche und Benennung der Anteile

- Fokussierung auf eine Situation oder Problematik (z. B. Angst bei …, Sorgen um …)
- Angebot des Teilemodells, nachdem der Klient eine Situation und die Ambivalenzen dazu beschrieben hat, z. B.:

  »Das klingt ja, als wäre in Ihnen ein großes Durcheinander, wenn Sie an das Thema ›Bewerbung‹ denken: Einerseits wollen Sie da ran, andererseits sind Sie vor Angst blockiert oder finden manchmal alles sinnlos … Wenn Sie sich vorstellen, dass Sie der Chef sind von Ihrem inneren Team, dann scheint es, als habe dieser Chef gerade nicht viel zu melden, weil alle durcheinanderreden, sich streiten oder gegenseitig sabotieren und jeder aus dem Team allein bestimmen möchte. Wollen wir dieses Durcheinander mal sortieren und schauen, welche inneren Seiten sich da melden und was in Ihrem inneren Team los ist?«

(Bei Zustimmung:)

- »Was passiert, wenn Sie daran denken? Welche inneren Seiten oder Anteile tauchen auf bei dem Thema?«
- Als Erstes immer ein Blatt Papier für das Ich / den Chef des Teams mit dem Namen des Klienten mit dessen jetzigem Alter beschriften: »Das sind Sie, der erwachsene … von heute. Der Chef vom Ganzen, auch wenn sich's manchmal nicht so anfühlt wie Chef-Sein …«
- Dann die inneren Anteile auf einzelne Zettel oder am Flipchart mitschreiben, jeder Anteil bekommt einen Zettel.
- Für jeden Teil gemeinsam suchen:
  Namen: z. B. »Wie könnten wir diesen Teil nennen, der in Ihnen sagt: ›Ist sowieso alles sinnlos!«

Typischer Satz: »Wenn die ›Harmoniebedürftige‹ da ist, was sagt die dann?«; »Wenn dieser ›Pessimist‹ sich meldet, was ist sein Standardsatz?«

evtl. Alter und Gestalt: z. B. »Wie alt fühlt dieser Teil sich an? Wie sähe der aus, wenn man ihn sehen könnte? Wenn wir für ›den Ängstlichen‹ einen Darsteller wie in einem Film suchen müssten, wie sähe der aus – wäre der eher groß/klein, erwachsen/kindlich?«

system-erhaltende Funktion/positive Absicht des Teils: z. B. „Was glaubt der Teil, wofür er wichtig ist?"; „Was will der ‚Schwarzseher' von Ihnen?"; „Worauf macht dieser ‚ängstliche kleine Junge' aufmerksam?"; „Wann in Ihrem Leben ist der ‚vernichtende Kritiker' zum ersten Mal aufgetaucht und wofür war der damals nützlich?"

- Dabei Zeit lassen, ggf. erst mal provisorische Benennungen finden ohne die vertiefenden Fragen.
- Ggf. weitere Anteile ins Spiel bringen, vor allem Ressourcenanteile, z. B.: »Letztens haben Sie erzählt, dass Sie … geschafft haben, dabei ganz gelassen waren und alles gar kein Problem war. Welcher Teil war da so gelassen?«
- Wichtig: Der Klient sollte die ganze Zeit gut reguliert und im grünen Bereich bleiben. Wenn wir über belastende Anteile sprechen, aktivieren diese sich meist von allein und das Belastungslevel steigt!

Identifikation belasteter Anteile und Ressourcenanteile

- Das innere Team mit Zetteln vor dem Klienten auslegen lassen oder auf dem Flipchart anschauen:
- »Wenn Sie als Chef/40-jähriger Erwachsener auf all diese Anteile in Ihnen schauen, was glauben Sie – wer braucht gerade am meisten Unterstützung, Schutz oder Trost?«
- »Wer von diesen Anteilen stresst Sie am meisten, wer macht Ihnen am meisten Angst?«
- »Welchen von diesen Teilen können Sie jetzt besonders gut gebrauchen? Wen hätten Sie als Chef gern ganz nah bei sich?«

An dieser Stelle kann die Arbeit oft erst mal abgeschlossen werden – es geht noch nicht um die Suche nach Lösungen, sondern zunächst um Übersicht und Verstehen. Wenn noch Zeit ist und es passt, können dann Veränderungen ausprobiert werden, z. B. Versorgen der ängstlichen Seite (Abschnitt 6.4.5), innere Helfer (Abschnitt 6.4.7) oder Aufstellungen (Abschnitt 6.4.8).

6.4.3 Mögliche Schwierigkeiten bei Externalisierung und Teilearbeit

»Das ist kein Teil von mir, das bin ich!«
Manchmal ist anfangs noch keine Differenzierung zwischen dem Ich und einem Anteil möglich. Meist handelt es sich dabei um einen Beschützeranteil, der seinen Job ziemlich effektiv macht, z. B. den Angstmacher oder den Perfektionisten. Der Zugang zu diesem Teil ist schwierig, weil dieser das Ich »gekapert« hat. Daher kann noch gar nicht zwischen den Ich und dem betreffenden Anteil differenziert werden, weil das Ich sich gar nicht unabhängig von dem Teil kennt. Stellt man Patienten z. B. die Frage »Was für eine Seite in Ihnen ist es, die da sagt: Du musst sterben, wenn dein Herz so schnell schlägt?«, so antworten sie: »Das ist kein Teil von mir, das bin ich! Ich fühle das doch!« Oder sie wechseln sofort in den ängstlichen Teil, noch ehe der Angstmacher bewusst wahrgenommen wird. Ein möglicher Zugang ist dann die Frage nach dem »Worst-Case-Szenario«. So wie hier im Gespräch mit einem Klienten mit sozialen Ängsten:

KLIENT Ich weiß auch nicht, was da in mir die Angst macht und den Stress ... Das bin ich selbst! Ich hab einfach Angst, vor Leuten zu sprechen, das war schon immer so.

THERAPEUT Wenn wir mal ganz kurz den »Worst Case« annehmen, wenn Sie im Meeting mit den Kollegen etwas sagen, was nicht allen passt – was wäre dann das absolute Horrorszenario? Was würde im schlimmsten Fall passieren?

KLIENT Hm, oh Gott – meine Horrorfantasie ist, dass ich was Falsches sage und dann alle lachen oder sich peinlich berührt wegdrehen. Und ich würde dann vor Scham am liebsten im Boden versinken und kann aber nicht weg, kann mich nicht bewegen und grinse nur noch dumm.

THERAPEUT Und wie oft ist Ihnen das schon mit Ihren Kollegen passiert, dass die alle über Sie lachen?

KLIENT Noch nie, das ist ja das Problem, das weiß ich ja, das ist total unwahrscheinlich – ich reagiere da völlig über!

(Jetzt hat der Klient selbst den Unterschied zwischen sich und seiner Befürchtung angeboten – das greife ich auf und biete an, den Unterschied noch deutlicher zu machen, mal gucken …)

THERAPEUT Heißt das, Sie, der Metin[8] von heute, der das gerade gesagt hat, der weiß, dass das Szenario mit dem Auslachen und peinlich berührten Wegdrehen heutzutage eher unwahrscheinlich ist? *(K. nickt)* Da scheint es aber in Ihnen eine Seite zu geben, die das doch gewaltig anders sieht, die ganz schnell glaubt, dass Ihre Kollegen Sie wahrscheinlich dumm oder peinlich finden – sonst hätten Sie ja kein Problem …

KLIENT *(lacht gequält)* Ja, sieht so aus. Genau – dumm und peinlich.

THERAPEUT Und wenn Sie sich diese »Dumm-und-peinlich-Seite« von sich, die das ganz anders sieht, mal angucken – was wär das für ein Typ? Wie sähe der aus?

KLIENT Ach, das ist, als ob mich jemand so höhnisch von oben herab anguckt, so'n Typ fieser Oberstudienrat, und so verächtlich »ts-ts« macht und die Augen verdreht.

THERAPEUT Und dieser »fiese Oberstudienrat«, der guckt dann im Teammeeting besonders höhnisch und läuft zur Hochform auf, sodass Sie ihm glauben und sich furchtbar fühlen, obwohl Sie eigentlich wissen, dass Ihre Kollegen Sie ganz o. k. finden?

KLIENT Ja.

Keine Unterscheidung zwischen Angstmacher und ängstlicher Seite

Wenn Klienten diese Unterscheidung zwischen Angstmacher und ängstlicher Seite nicht nachvollziehen können, so ist das kein Problem. Meist spreche ich dann erst mal von »der Angst« und bitte sie, der eine Gestalt oder eine Figur zu geben. Dann schauen wir gemeinsam, was für ein Teil da auftaucht. Ist es ein eher ängstlicher Teil, dann könnte sich die Frage anschließen, welcher andere Teil diesem Teil solche Angst macht. Oder man arbeitet erst mal mit diesem ängstlichen Teil

8 Name des Klienten geändert.

weiter. Taucht eher ein bedrohlicher Anteil auf, ein Monster oder Ähnliches, dann kann die Frage nach dem ängstlichen Teil folgen: »Wie fühlen Sie sich, wenn das Monster kommt?«

»Das ist kein Teil von mir – das ist meine besorgte Mutter …«
Wenn Patienten es so erleben, als ob eine frühere Bezugsperson die bedrohlichen Dinge äußert, so führe ich einen Unterschied ein – zwischen

a) der Bezugsperson von damals, als diese prägend für den Patienten war,
b) dieser Person, so wie sie heute ist (z. B. tot, alt und gebrechlich, nachsichtiger usw.), und
c) dem Teil des Patienten, der die Haltung der Bezugsperson von damals verinnerlicht hat.

KLIENT Wenn ich glaube, dass ich gleich sterben muss, wenn mein Herz so komisch schlägt oder wenn mir irgendwas wehtut, dann sehe ich immer meine Mutter vor mir, die hat mich auch wegen jedem bisschen zum Arzt gebracht und hatte irre viel Angst um mich. Die sehe ich, wie sie mit diesem ängstlichen Blick … Ja, das ist meine Mutter, aber das ist ja dann kein Teil von mir.

THERAPEUT Vielleicht ja doch – denn die Mutter von damals, die gibt es ja nicht mehr. Für Kinder ist es wichtig zu lernen – und am meisten lernen sie das, was ihre nächsten Bezugspersonen tun oder sagen, denn so wird die Welt erlebt. Egal ob das sich später als hilfreich herausstellt oder nicht – gelernt wird es erst mal. Sie als Erwachsener wissen ja, dass nicht jedes Zipperlein eine Krankheit ist, aber dieser Teil in Ihnen, der damals von der Mutter gelernt hat, aufzupassen und sich Sorgen zu machen, der hat das irgendwie noch nicht verstanden …

»Ich bin doch nicht schizophren!«
Patienten sind manchmal skeptisch, wenn ich ihnen zum ersten Mal ein Teilemodell vorschlage. Dahinter verbirgt sich oft die Befürchtung, eventuell verrückt zu sein, wenn man sich auf die Vorstellung innerer Anteile oder Seiten einlässt. Meist gehe ich dann gleich ganz auf die andere Seite und schlage vor, dass es im Gegenteil ein Zeichen von psychischer Gesundheit ist, unterschiedliche Seiten in sich wahrzunehmen.

Innere Anteile werden als leblose Dinge externalisiert
Manchmal personifizieren Klienten Anteile nicht, sondern externalisieren sie zu Gegenständen oder reinen Gefühlen bzw. körperlichem Erleben, z. B. »Meine Angst ist ein schwarzer Strudel, der mich nach unten zieht«. Auch damit ließe sich weiterarbeiten. Mit personifizierten Anteilen lässt sich allerdings besser in Kontakt kommen als mit leblosen Dingen. Darum lade ich meist noch mal zu einer Personifizierung ein, z. B. »Wenn der schwarze Angststrudel Sie nach unten zieht, wie fühlen Sie sich dann? ... Können Sie diesem Gefühl mal eine Gestalt geben ...?«. Oder: »Wenn es einen Teil in Ihnen gäbe, der diesen schwarzen Strudel in Gang setzt, was wäre das für ein Teil?« Oder: »Wenn der Strudel Augen hätte, wie würde der gucken?«

6.4.4 Wie weiter mit den Anteilen? Als Erstes die innere Chefin stärken

Systemische Therapie mit inneren Anteilen verfolgt zwei grundlegende Ziele: zum einen die Integration und Vernetzung der Teile, zum anderen die Stärkung der steuernden Instanz des Ichs / der inneren Chefin, sodass im inneren System der Patientin mehr Führung durch die Chefin, mehr Kooperation, Stabilität und flexibles Handeln möglich sind.

Wenn die Patientin nun ängstliche Seite und Angstmacher direkt externalisiert oder einen Überblick über ihr inneres Team gewonnen hat, dann kann es an die Veränderung der Beziehungen zu diesen Anteilen gehen. Dies gelingt durch Arbeit an folgenden Teilzielen:

- Die Chefin stärken: Übersicht über die inneren Anteile schaffen, die Teile besser kennenlernen, Ressourcen ins Team holen, eigene Ziele definieren, Führung übernehmen
- Die ängstliche Seite beruhigen, versorgen und ermutigen (Wie das geht, wird im Abschnitt 6.4.5 beschrieben.)
- Den Angstmacher und andere Beschützerteile begrenzen, sie würdigen in ihrer positiven Absicht und sie zu einer neuen Aufgabe unter Führung des erwachsenen Ichs von heute einladen (Ideen dazu finden sich in Abschnitt 6.4.6).

6.4.4.1 Steuerungskompetenz des Ichs als übergeordnetes Ziel

Therapie findet fast immer mit der erwachsenen Chefin als Gegenüber statt. Damit diese in einen kooperativen Kontakt mit den inneren »Problem«-Anteilen kommen kann, muss sie einigermaßen stabil sein. Sonst übernehmen diese Anteile immer wieder die Führung über das System. Um den ängstlichen Teil zu beruhigen, die Spannung zur regulieren, einen dominanten Angstmacher zu begrenzen und ihn zu einer neuen Beziehung einzuladen, dazu braucht es aufseiten der Klientin viel Kraft, klare Haltung und Orientierung - Chefinnen-Qualitäten also. Übergeordnetes Ziel ist daher, diese Chefin zu stärken und ihre Steuerungskompetenz im inneren System.

Was hilft bei der Chefinnen-Stärkung? Die Erarbeitung von realer Sicherheit im Hier und Jetzt, das Wissen um die an der Angst beteiligten inneren Anteile, die innere Distanzierung von diesen Anteilen und die Fähigkeit, sich aus schwierigen Affekten zu reorientieren und aus Übererregung zu beruhigen.

6.4.4.2 Abstand herstellen: Disidentifikation der Chefin von den Anteilen

Klienten verwechseln sich häufig mit ihrer Angst. Nötig ist dabei zunächst Abstand: eine Disidentifikation der Chefin (des heutigen Erwachsenen-Ichs) vom ängstlichen Kind, dem Angstmacher und anderen Beschützeranteilen (inneren Kritikern, Perfektionisten usw).

»Ein Teil von Ihnen ...«

Wenn die Klientin offensichtlich mit ihrem Angstmacher oder anderen Anteilen verstrickt ist, dies aber nicht bemerkt, dann kann diese kleine sprachliche Intervention wieder Abstand herstellen:

KLIENT Ich muss aufpassen, dass ich nicht zu viel Sport mache, weil mein Herz das nicht aushält ...

THERAPEUT Ein Teil von Ihnen sagt: Du musst aufpassen, weil dein Herz das nicht aushält?

»Sagt wer?«

Distanzierung wird auch angeregt mit der Frage »Sagt wer?«.

KLIENT Ich bin halt der totale Versager ...

THERAPEUT Sagt wer?

KLIENT Hä?

THERAPEUT Na, wer in Ihnen sagt das gerade? Sie, Herr S., haben mir letzte Stunde gesagt, dass Sie gern mehr zu Ihren Erfolgen stehen würden, also wer sagt dann, dass Sie ein Versager sind?«

KLIENT Ah – weiß nicht – es fühlt sich an wie ich, aber … ja, das ist komisch, widersprüchlich …

Wahrnehmen und Benennen – Das Ich als innerer Beobachter
Das Ich ist sowohl Teil des inneren Systems der Klienten als auch dessen Beobachter. Diese beobachtende Fähigkeit ist genauso wichtig wie das Gestalten und Handeln im inneren System. Wenn bei akuter Angst gerade noch nichts »hilft«, dann führt allein das Wahrnehmen und Benennen der anflutenden Panikattacke oder der grübelnden nächtlichen Sorgen bereits zu einer Distanz zum Belastungserleben.

KLIENT Ich hab gemerkt, wie es wieder losging mit dem Herzrasen und Schwitzen, und dann hab ich mir gesagt, ah – das ist jetzt eine Panikattacke, die geht vorbei irgendwann. Das war dann zwar trotzdem furchtbar, weil ich solche Angst hatte, und doch konnte ich das besser aushalten.

Wenn es also der Chefin im inneren Chaos der akuten Angst noch nicht gelingt, die angstmachenden Befürchtungen zu entkräften oder die ängstliche Seite zu beruhigen, so kann sie vielleicht lernen, sich auf einen inneren Beobachtungsposten zurückzuziehen und darüber Distanz zur Belastung zu gewinnen.

Chefinnen-Zone im Therapieraum etablieren
Dieser Beobachtungsposten lässt sich als »Chefinnen-Zone« auch in der Therapie räumlich herstellen. Wenn Klienten im Gespräch akut sehr belastet sind, dann bitte ich sie, sich mit mir einen Platz im Raum zu suchen, auf dem sie sich besser und sicherer fühlen. Gelingt das noch nicht, dann wähle ich die entgegengesetzte Ecke des Raums, gehe mit der Klientin dorthin und lade sie ein, sich kurz zu bewegen, bewusst zu atmen, ihr reales Alter wahrzunehmen, also dass sie z. B. 45 Jahre alt ist. Gelingt das, dann bitte ich sie, auf sich selbst in der anderen Ecke des Raumes zu schauen, wie sie dort im Sessel sitzt, und zu beschreiben, wie es derjenigen geht, die dort sitzt.

Dazu stelle ich mich auch räumlich als unterstützender, ermutigender und neugieriger Coach an die Seite der Klientin bzw. ihrer inneren Chefin. Zunächst geht es nur um das Herstellen von Abstand zum belasteten Anteil und das Verankern im Hier und Jetzt sowie mit den heutigen erwachsenen Ressourcen. Das Versorgen der belasteten ängstlichen Seite wird im nächsten Abschnitt beschrieben.

Angst als Riesenwelle, die einen wieder an den Strand spült
Wenn Klienten erst mal noch gar nichts zu helfen scheint, weil die Angst wie eine Riesenwelle über ihnen zusammenschlägt, dann ist vielleicht die folgende Idee nützlich:

»Wenn so eine Welle kommt, da hilft ja kein Wegschwimmen oder Dagegen-stemmen mehr, die ist viel zu groß. Und wenn Sie auch noch kein Surfbrett haben, um auf ihr zu reiten oder sich daran festzuhalten, und Sie auch noch nicht unter ihr durchtauchen können, dann können Sie sich vielleicht zusammenrollen und durchwirbeln lassen und wissen, dass die Welle Sie immer wieder lebendig an den Strand spült, trotz des Schreckens, denn sonst wären Sie jetzt nicht hier ...«

Geisterbahn fahren
Viele Klienten folgen einer emotionalen Beweisführung nach dem Motto: Wenn ich vor etwas so große Angst habe, dann muss es gefährlich sein. Das ist normalerweise hilfreich, um sich in der Welt zu orientieren. Bei klinischen Ängsten jedoch passt eher der Vergleich mit einer Geisterbahn auf dem Rummel: »Es macht Angst und fühlt sich grässlich an, da durchzufahren, aber ich weiß: Das sind keine echten Gespenster, sondern die sind ungefährlich und aus Pappe.«

6.4.5 Die ängstliche Seite versorgen

»Die ängstliche Seite muss ängstlich sein dürfen,
um sich sicher fühlen zu können«
(Gunther Schmidt 2018)

Wenn ich die Klientin zur Kooperation mit der ängstlichen Seite oder anderen bedürftigen Anteilen einladen will, dann bedeutet das: Ich ermutige sie zu einem liebevollen, beschützenden, aber eben auch ermutigenden und freundlich herausfordernden Umgang mit diesem Anteil. Dafür ist oft einige Werbung nötig, denn Klienten erhoffen sich ja anfangs in der Regel Hilfe bei der Bekämpfung der ängstlichen Seite.

6.4.5.1 *Werbung für eine neue Haltung: Kindliche Anteile annehmen und versorgen*

Klienten sind oft nachvollziehbar mit diesen ängstlichen, kindlich-bedürftigen Anteilen überfordert. Die mehr oder weniger hilfreichen biografischen Erfahrungen im Umgang damit waren ja bisher meist, sich »zusammenzureißen« – sie zu ignorieren, zu kontrollieren oder zu verstecken.

Wenn ängstliche Anteile von Klienten als ängstliche oder bedürftige innere Kinder externalisiert werden, dann lassen sich Grundideen des Umgangs mit realen Kindern direkt auf diese inneren Kindanteile übertragen, wie in folgendem Gespräch mit Frau F. deutlich wird, von der schon öfter die Rede war (Diagnosen: Panikstörung, Agoraphobie):

> KLIENTIN Ich habe schon verstanden, dass es gut wäre, wenn ich meine Angst akzeptieren könnte. Aber ich kann mir das nicht vorstellen, denn ehrlich gesagt: Ich will das einfach nur loswerden, ich hasse es, mich so panisch und hilflos zu fühlen, und weiß nicht, was daran wertvoll sein sollte.
>
> THERAPEUT Sie hatten ja beim letzten Mal *[bei der Externalisierung]* für diese ängstliche Seite das Bild eines weinenden Kindes gefunden und es »die kleine Anna« *[Name der Klientin]* genannt. Passt das noch?
>
> KLIENTIN Ja, das passt noch, die ist fast die ganze Zeit da – das ist so anstrengend und nervig!
>
> THERAPEUT Oh, das ist so ein Kind, das einen mit seinem Weinen und seiner Angst echt zur Verzweiflung bringen kann, oder? Da will man einfach nur, dass es aufhört, egal wie? Die Frage ist nur, wie schafft man das am besten? …
>
> *(Hier kopple ich bewusst an den nachvollziehbaren Wunsch nach Entlastung an, also »weg mit der Angst!«. Aber nur, um Erlaubnis für den Schwenk zu bekommen, der jetzt folgt.)*

Aber: Wie ist das für Sie und für die Kleine, wenn Sie zu ihr diese Sätze von vorhin sagen: Ich will dich einfach nur loswerden. Ich hasse dich. Ich weiß nicht, was an dir wertvoll sein sollte ...?

(Die Wiederholung der Sätze vom Anfang des Dialogs ist jetzt natürlich fies. Die Frage kann zudem moralisierend verstanden werden, da braucht es ein bisschen Vertrauensvorschuss. Ziel der Zuspitzung ist, dass die Klientin sich den automatischen inneren Dialog mit ihrer ängstlichen Seite bewusst macht und eine aktive Haltung dazu findet. Meine Hoffnung ist, dass sich jetzt ihre mütterliche Seite meldet, die so nie mit dem eigenen Kind sprechen würde – die Klientin hat eine kleine Tochter.)

KLIENTIN *(weint)* Das ist furchtbar ... Ich weiß ja, dass ich mich um dieses Kind eigentlich kümmern müsste ... Aber ich kann das nicht, weil es mich so überfordert. Außerdem – wenn ich dem nachgebe, was die Kleine will, dann hab' ich Angst, dass ich mich dann gar nichts mehr traue.

(Die Klientin glaubt eventuell, dass »sich kümmern« vor allem heißt: vermeiden und nachgeben. Logisch, dass sie das nicht möchte ...)

THERAPEUT Klar, vom Nachgeben allein haben Sie und die Kleine nichts. Das wäre ja, als würde eine Mutter ihrem Kind, das sich in der Kita nicht von ihr lösen kann, jedesmal wieder sagen: Ist nicht schlimm – wenn du nicht willst, gehen wir wieder zusammen nach Hause. Nein – mit kümmern meine ich: sowohl lieb sein und auf den Arm nehmen als auch ermutigen: »Du beruhigst dich bestimmt gleich! Komm, probier es aus! Jetzt geb' ich dich zur Erzieherin auf den Arm und ihr spielt dann erst mal mit den Puppen, die du so magst ...«? Das geht natürlich nur, wenn die Mutter darauf vertraut, dass es dem Kind in der Kita gut geht. Und kennen Sie das: Je stabiler und ruhiger die Erwachsene bleiben kann, desto leichter kann das Kind sich beruhigen?

KLIENTIN Ja klar, wenn ich gelassen bin, kann ich meine Tochter besser beruhigen – das geht dann meistens ganz gut, egal wie sehr sie tobt.

THERAPEUT Genau, mit den echten Kindern geht das und mit den inneren Kindern auch – und könnten Sie sich genau dasselbe mit Ihrer »kleinen Anna« vorstellen, die manchmal solche Angst hat?

KLIENTIN Wenn ich das mit mir selber auch schaffen könnte ... ja, das wäre gut.

(Sie weiß natürlich noch nicht, wie es geht, aber: Die jetzt angestrebte Lösung ist nicht mehr, dass die Angst weggehen muss, son-

dern dass die Klientin einen gelasseneren Umgang mit ihrer ängstlichen Seite findet und sich selbst beruhigen kann – das ist ein gut machbares Ziel.)

6.4.5.2 Gleichgewicht zwischen Schutz und Herausforderung herstellen

Im vorigen Beispiel wird ein Thema angedeutet, das in der Arbeit mit Ängsten oft auftaucht: Die Klienten hängen im Umgang mit der eigenen Angst oft in einer »Entweder-oder-Falle« zwischen Schutz und Herausforderung fest. Sie glauben, dass es nur möglich ist, entweder für Schutz zu sorgen und der Angst nachzugeben oder die Herausforderung anzunehmen und die Angst zu ignorieren. Nach dem Motto »Augen zu und durch«, dann oft mit dem Ergebnis von Überforderung.

Es geht also darum, die Pole von Schutz/Sicherheit einerseits und von Ermutigung/Herausforderung andererseits in ein besseres Gleichgewicht zu bringen. Auch aus bindungstheoretischer Sicht ist klar: Nur wenn ein Kind sich sicher fühlt, kann es Neues wagen. Das Gleiche gilt auch für »innere Kinder«. Auch Therapeuten missverstehen manchmal das Bedürfnis nach Schutz und Entlastung als Tendenz zu problematischem Vermeidungsverhalten (vgl. Abschnitt 6.6.6) und schieben ihre Klienten dann zu stark in Richtung Herausforderung. Oder sie verbinden sich ausschließlich mit dem Bedürfnis nach Schutz, bestärken die Klientin dabei aber indirekt in ihrer Angst und unterschätzen die Power zur Veränderung. Systemisch gesehen, geht es hier wieder um ein »Sowohl-als-auch« statt eines »Entweder-oder«. Dieses Sowohl-als-auch gilt übrigens auch für Eltern im Umgang mit Ängsten bei Kindern – das beschreiben Haim Omer und Eli Lebovitz sehr anschaulich in ihrem Buch »Ängstliche Kinder unterstützen – Die elterliche Ankerfunktion« (siehe Kasten 7).

Kinderängste: Das Spannungsfeld von Schutz und Herausforderung

Omer und Lebovitz (2012) beschreiben die nötige Balance zwischen Schutz und Herausforderung im Umgang mit kindlichen Ängsten: Einerseits ist es die Aufgabe der Eltern, das Kind zu beschützen und zu trösten, um ihm zu helfen, die angstbezogene Spannung zu regulieren (Schutz). Andererseits braucht das Kind Ermutigung und elterliche Zuversicht, sich der Herausforderung und der damit verbundenen Angst zu stellen (Herausforderung). Omer und Lebovitz zeigen, wie es in Familiensystemen mit kindlichen Ängsten häufig zu einer Verschiebung dieser Balance kommt: in Richtung übermäßigen Schutzes (das Kind fühlt sich zwar sicher, aber inkompetent) oder übermäßiger Herausforderung (das Kind ist überfordert und hat kein Vertrauen). Dabei polarisieren sich Elternteile häufig – ein Teil (meist die Mutter) tritt in immer stärkerer Weise für den vermeintlichen Schutz des Kindes vor den Ängsten ein und erlaubt ihm z. B., bei Angst zu Hause zu bleiben und nicht in die Schule zu gehen. Währenddessen vertritt der andere Teil (oft der Vater) die Position der Herausforderung in immer härterer und wenig einfühlsamer Weise (»Stell dich nicht so an!«). Als zentrales Ziel der Elternarbeit schlagen Omer und Lebovitz nun vor, diese beiden Pole zwischen den Eltern wieder auszugleichen und eine für das Kind passendere Balance zwischen Schutz/Trost und Ermutigung/Herausforderung zu finden. Das bedeutet, dass sich Schutz und Ermutigung eben nicht widersprechen, sondern gegenseitig bedingen und ergänzen.

Kasten 7: Das Spannungsfeld zwischen Schutz und Herausforderung

Ist es gelungen, die Klientin zu einem freundlicheren Umgang mit ihrer ängstlichen Seite einzuladen, dann kann sie mithilfe der Therapeutin erste Veränderungen in dieser Richtung probieren. Ein modellhaftes Vorgehen findet sich in der folgenden Beschreibung. Die Übung setzt die in Abschnitt 6.4.2 begonnene Übung fort.

Übung: Kontaktgestaltung zu ängstlichen kindlichen Anteilen und erste Schritte zu deren Versorgung

- *Externalisierung des ängstlichen/bedürftigen Teils* (meist kindlicher Anteil) im Hier und Jetzt des Therapieraums
  »Wenn dieser ›ängstliche Junge‹ jetzt hier im Raum wäre, wo würde der sich befinden?«
  »Was tut der grade?«
  »Kann er uns sehen oder hören?«
  »Kennt der Sie und mich schon?«
- *Fokussierung auf die Bedürfnisse des inneren Kindes* im Hier und Jetzt
  »Was glauben Sie, was bräuchte der Kleine grade jetzt, was täte ihm gut?«
- *Ggf. Vorschläge machen,* z. B.:
  »Mag der in den Arm genommen werden oder braucht der eher eine sichere Höhle und will aus sicherem Abstand erst mal gucken, was wir hier so machen?«
- *Den Chef / das erwachsene Ich beim adäquaten Kontakt mit dem Kind unterstützen,* z. B.:

»Mögen Sie mal in Ihrer Vorstellung zu dem Kleinen hingehen und ihm sagen, dass er total in Ordnung ist?«; »Wie wäre es, ihn vielleicht vorsichtig in den Arm zu nehmen?«.

- *Wenn der Erwachsene mit dem inneren Kind noch überfordert ist* (Ärger, Angst, Hilflosigkeit) oder das Kind sich dem Kontaktangebot entzieht, dann helfen folgende Optionen:
  - *innere Helfer aktivieren:* »Wer aus Ihrem Team könnte zu dem Kleinen hingehen und sich vielleicht um ihn kümmern? Können Sie ihn/sie darum bitten, das zu tun?« oder:
  - »Wer (z. B. eine Bezugsperson) könnte innerlich an Ihrer Seite sein, wenn Sie Kontakt zu dem Kleinen aufnehmen, sodass Sie sich sicher fühlen können?«
  - *kleinschrittige Kontaktaufnahme:* »Wenn Ihnen die Nähe des Kindes noch zu viel ist, können Sie ihm vielleicht erst mal zeigen, dass Sie es bemerken? Z. B.: ›Ich sehe dich und es ist in Ordnung, dass du da bist ...‹«
  - *modellhafte Kontaktaufnahme zum Kind durch die Therapeutin,* z. B.: »Wäre es hilfreich, wenn ich mal zu dem Kind hingehe und ihm sage, dass es keine Schuld daran hat, dass es damals in der Schule so schlecht behandelt wurde / ich ihm eine Geschichte über Angst erzähle ...?«

6.4.5.3 Die ängstliche Seite an den Wohlfühlort bringen

Wenn für Patienten die Konfrontation mit einer angstbesetzten Situation ansteht, z. B. eine Prüfung, dann kann es helfen, die ängstliche Seite vorher zu versorgen, z. B. sie an einen inneren Wohlfühlort zu bringen. Diese Übung zum Wohlfühlort ist unter Abschnitt 6.6.4.2 beschrieben.

6.4.5.4 Kuscheltiere, Talismane und Co.

Wenn man Kinder fragt, was bei Angst hilft und tröstet, so werden nach Eltern und Freunden fast immer Kuscheltiere genannt. Die helfen den »inneren Kindern« meist genauso gut wie den echten Kindern. Öfter schon habe ich Klienten gebeten, für ihre ängstliche Seite ein Kuscheltier zu besorgen. Manchmal ist die Antwort dann ein beschämtes »Mein Hase Rudi schläft schon seit der Kindheit immer noch in meinem Bett – peinlich, oder?«. Dann ermutige ich die Klienten zu einem souveränen Umgang mit den Kuscheltieren als Helferinstanzen für schwierige Situationen. Oft werden dann die Tiere »undercover« in der Tasche mitgeführt, was ihre unterstützende Wirkung nicht mindert. Ein ähnlicher Effekt findet sich bei Talismanen und anderen positiv aufgeladenen »Glücksbringern«.

6.4.5.5 Hilfreiche Haltungen gegenüber ängstlichen Kindanteilen

Erklären: »So ein Herzklopfen ist ganz normal bei Aufregung oder Anstrengung«

Würdigen: »Gut, dass du zeigst, wie es dir geht – dadurch merke ich, was ich brauche«

Zuwenden: »Ich bin bei dir« / »Du bist ok« (statt »Du nervst!« / »Du bist nicht normal«)
Ermutigen: »Du schaffst das!«, »Langsam, Schritt für Schritt ...« (statt »Stell dich nicht so an!«)

Beschützen/Versorgen: Den Anteil in der Vorstellung an die Hand oder in den Arm nehmen, zusammen Eis essen gehen, abends den alten Kinderteddy mit ins Bett nehmen, Kinderfilme gucken

6.4.6 Vom Angstmacher zum Sicherheitsexperten oder: Die Verwandlung in den goldenen Drachen der Weisheit

In diesem Abschnitt geht es um die Neugestaltung der Beziehung zum inneren Angstmacher und anderen Beschützeranteilen – den Perfektionisten, Vermeidern, Körperscannern, Kritikern usw. Auch hier ist es hilfreich, vorher diesen Anteil zu externalisieren oder im inneren Team sichtbar zu machen. Wie ein ursprünglich bedrohliches Wesen durch Zähmung zu einem hilfreichen Unterstützer wird, ist in vielen Geschichten beschrieben, deren Erzählung bei Klienten zu schönen Aha-Momenten führen kann. Im Kinderbuch »Jim Knopf und die Wilde 13« (Ende 2004) wird der böse Drache Frau Mahlzahn schließlich gefangen genommen und verwandelt sich in einen hilfreichen »goldenen Drachen der Weisheit«.

6.4.6.1 Den Angstmacher vom Sockel holen

Die angstmachenden Anteile und andere Beschützerteile sind aus Klientensicht meist übermächtig und lassen das beobachtende Ich glauben, dass sie die wahren Chefs seien. Tatsächlich aber sind die Angstmacher oft ausgesprochen unflexibel und eingeschränkt in ihrer Wahrnehmung und ihren Handlungsoptionen – trotz ihres machtvollen Auftretens bewegt sich ihr Denken auf präoperationalem Niveau, so wie Kinder in erwachsener Gestalt oder »Scheinerwachsene« (Kumbier 2013). Darum biete ich Klienten manchmal die Perspektive an, den Angstmacher als überforderten, gestressten und im Grunde hilflosen Teil zu sehen und sich so von ihm zu distanzieren. Dabei hilft ein bisschen Provokation, z. B. so:

»Ihre Schwarzseherin glaubt ja scheinbar, sie sei die bessere Chefin, sie hat immer recht und weiß, wie es wirklich ist. Aber ganz ehrlich: Die ist echt nicht die hellste Kerze im Leuchter – denn ihre Strategie im Umgang mit Problemen ist nicht besonders clever, finde ich, sondern sehr einfach gestrickt: Sie sagt immer das Gleiche, glaubt immer das Schlimmste usw. Es gibt keinen Realitätscheck, keine Grautöne, sondern nur Schwarz. Und immer der gleiche Text: »Pass auf! Es geht schief / jemand will dir Böses usw ...« Das schützt vor Enttäuschungen, denn schlimmer, als sie es befürchtet, kann es nicht kommen. Ich glaube, die hält sich zwar für die einzige Vernünftige, aber das ist sie nur in ihrer Welt, wo der Schutz vor Enttäuschung über allem steht. Denn vernünftig sein heißt auch: angucken, wie es wirklich ist und was gerade angesagt ist. Ich finde, die wirkt ein bisschen wie ein überfordertes Kind, das immer das Gleiche macht. So eine Art ›Scheinerwachsene‹.«

6.4.6.2 Die gute Absicht des Angstmachers entdecken bzw. konstruieren

Bei fast allen klinischen Ängsten spielen überzogene Gefahrenerwartungen des Angstmachers eine Rolle, der dann z. B. wie ein außer Kontrolle geratener Bodyguard erscheint. Wovor aber will er schützen? Zentrales Ziel ist meist der Schutz vor (erneuter) Verletzung: Durch Beschwörung innerer Katastrophenszenarien versucht er, die Person für äußere Katastrophen zu wappnen: besser vorbeugende Selbstabwertung als Entwertung durch andere, besser das Schlimmste befürchten als davon überrascht werden. Diese Strategie schützt zwar vor allen möglichen Risiken - hat aber den Nachteil, dass das Leben sich auf die Vermeidung von Gefahren ausrichtet und alle sonstigen Bedürfnisse zu kurz kommen. Wenn die Klientin mit dieser Idee mitgehen kann, kann man sie zum Beispiel fragen, ob sie sich bei ihrer Angstmacherin eigentlich schon mal bedankt hat dafür, dass diese die ganze Zeit aufpasst. Es geht also um die Würdigung der guten Absicht des Angstmachers, auch wenn er im Hier und Jetzt für viel Leiden und Stress sorgt.

6.4.6.3 Scheinriesen schrumpfen: auf den Angstmacher zugehen

Der angstmachende Teil kann auch direkt im Raum externalisiert werden, sodass der Klient sich der Angst im sicheren Kontext der Therapie zuwenden kann. Die Angstmacher erweisen sich oft als »Scheinriesen«: Je näher der Klient herangeht, desto weniger bedrohlich werden sie.

Hier ein Beispiel aus der Arbeit mit Herrn O., dem Klienten mit den sozialen Ängsten. Therapeut und Klient stehen im Raum.

THERAPEUT Der Teil in Ihnen, der Ihnen solche Angst macht, der immerzu innerlich sagt: »Du musst das hinkriegen, sonst bist du ein Versager!«, wo wäre ein einigermaßen guter Platz für den hier im Raum?

KLIENT *(deutet auf die gegenüberliegende Ecke des Raums)* Am liebsten ganz woanders, aber wenn er hier sein muss, dann da hinten ...

THERAPEUT O. k., wenn der jetzt dahinten steht, was sehen Sie?

KLIENT Nichts Konkretes, aber so, als würden da zwei Leute mit dem Finger auf mich zeigen und sich über mich lustig machen, so höhnisch ... Das ist beklemmend.

THERAPEUT Wie stark ist die Angst gerade?

KLIENT Bei 8 oder 9 ...

THERAPEUT Geht es noch? Können wir trotzdem was ausprobieren?

KLIENT Ja, geht.

THERAPEUT Würden Sie mit mir zusammen noch ein, zwei Schritte näher rangehen und schauen, was sich verändert? Nur solang es für Sie geht ... Sie atmen weiter und ich bin hier an Ihrer Seite ...

(Der Klient soll im grünen Bereich bleiben können.)

KLIENT O. k., mit Ihnen zusammen … *(Therapeut und Klient gehen 2 Schritte in Richtung der »höhnisch lachenden Leute«.)*

THERAPEUT Was sehen Sie jetzt? Was hat sich verändert?

KLIENT Das ist komisch – die Typen gucken plötzlich ratlos – das ist irgendwie lustig, weil die Finger, mit denen die auf mich gezeigt haben, plötzlich so in der Luft hängen … Das ist echt komisch!

6.4.6.4 Verrutscht in der Zeit: Rekontextualisierung des Angstmachers und Dialog mit ihm

Häufig bezieht sich der Angstmacher mit seinen Warnungen und Befürchtungen auf einen Kontext, der längst vergangen ist, er ist quasi »in der Zeit verrutscht«. Ziel ist dann, einen Kontext zu suchen, in dem das Problemerleben möglicherweise sinnvoll und lebensrettend war, und so dem in der Zeit verrutschten Angstmacher einen passenderen Platz zu geben und ihn in seiner (alten) Aufgabe zu würdigen.

Frau F. (die Patientin mit Panikattacken und agoraphobischen Ängsten) fand für ihren Angstmacher das Bild einer großen grauen Schleimfigur mit verzerrtem Gesicht. Auf die Bitte, deren Bedrohung in Worte zu fassen, erarbeiteten wir als Standardsatz: »Pass auf! Du musst alles im Blick und im Griff haben! Es kann immer was Schlimmes passieren!« Auf die Frage, wo es denn früher mal sinnvoll war, alles im Griff und im Blick zu haben, fiel der Patientin die alte Angst ein, dass der Vater jederzeit ausrasten konnte. Darum war es wichtig, alle Frühwarnzeichen für Ausraster rechtzeitig zu bemerken (»schon auf der Treppe und vor der Tür mitzukriegen, wie er drauf ist und ob ich mich schnell in mein Zimmer retten muss«).

Hilfreich beim Erarbeiten dieser positiven Absicht und der Rekontextualisierung ist die folgende Übung, die sich aber auch für viele andere Zwecke nutzen lässt.

Übung: Dialog mit dem Problem-Anteil oder Symptom

(Dank für die Anregungen zu der Übung an Sylke Richter und Miriam Landsberg)

Der Problem-Anteil kann ein Angstmacher, ängstlicher Teil oder etwas anderes sein. In diesem Beispiel von Frau S., der 19-jährigen Klientin mit Panikattacken und Krankheitsängsten (siehe Abschnitt 2.5), ist es der Angstmacher – ihre »Panikmacherin«, die in vielen Situationen immer das Schlimmste befürchtet und alle möglichen Gefahren heraufbeschwört.

Nötig ist ein zusätzlicher Stuhl für den Anteil.

Den Anteil / das Symptom in externalisierter Form in den Raum holen:

THERAPEUT Wo soll die Panikmacherin denn sitzen? Da drüben auf dem Stuhl? O. k. ...

Klientin geht in die Rolle des Anteils.

THERAPEUT Ist es in Ordnung, ein bisschen zu verstehen, was die Panikmacherin eigentlich von dir will und warum die oft so einen Stress macht? Ich weiß, du magst die nicht besonders leiden, aber wäre es o. k., sozusagen zu therapeutischen Zwecken, mal kurz in ihre Rolle zu gehen? Und wir gucken mal, ob auf diesem Weg Antworten kommen, vielleicht ja, vielleicht nein ...?

(Klientin nickt.)

THERAPEUT O. k., dann setz dich doch mal da hin, wo die Panikmacherin jetzt sitzt, und du bist jetzt kurz sie und ich bin jetzt du, die ganze Antonia. Schließ ruhig kurz die Augen, geh in die Rolle rein, so gut es geht ... nur so lang und so sehr, wie du willst, du kannst jederzeit aussteigen ... Ich bin jetzt du und spreche zur Panikmacherin – du kannst ja immer mit einem halben Ohr als Antonia mithören, ob das o. k. ist, was ich da als Antonia sage ...

Therapeut geht auf den Stuhl der Klientin und in Dialog mit dem Anteil. *Er würdigt den Anteil und stellt Fragen nach dessen positiver Absicht und selbstgestellter Aufgabe:*

THERAPEUT *(in der Rolle der Klientin)* Hallo Panikmacherin, ich bin die erwachsene Antonia. Du gehörst ja zu mir und wir kennen uns ja schon eine Weile ... Ich find es ja gut, dass du gekommen bist, um mit mir zu sprechen, auch wenn du mich sonst oft ganz schön stresst und ich dich oft gern weghaben würde ... Ich nenne dich ja immer Panikmacherin, aber ich weiß gar nicht, ob du dich selber anders nennen würdest oder ob der Name für dich passt ...?

KLIENTIN *(in der Rolle der Panikmacherin)* Nein, den Namen find ich unpassend. Ich bin eher Realistin. Ich sag nur, wie es ist.

THERAPEUT *(in der Rolle der Klientin)* Ah, danke für den Hinweis. Sag mal, du machst mir ja immer klar, was im schlimmsten Fall passieren könnte, wenn mein Körper sich auffällig verhält, z. B., dass ich MS haben könnte oder einen Herzinfarkt. Oder auch, wenn ich jetzt zum Studieren von zu Hause wegziehe, da hast du alle möglichen Unglücke im Blick, die passieren könnten.

KLIENTIN *(in der Rolle der Panikmacherin)* Natürlich muss ich dir das klarmachen. Das Leben ist halt kein Kindergeburtstag ... Du bist ja viel zu naiv.

(Die Panikmacherin hält sich für unabdingbar und für die einzig realistische Realistin. Interessant ist jetzt der Kontext, also in welcher Realität die Panikmacherin »Realistin« ist.)

Rekontextualisieren des Anteils im Dort und Damals:

THERAPEUT *(in der Rolle der Klientin)* Kannst du dich eigentlich noch erinnern, seit wann du bei mir bist, wann du mich zum ersten Mal vor Naivität bewahren oder vor etwas warnen wolltest?

KLIENTIN *(weint, sie ist anscheinend aus der Rolle der Panikmacherin raus und wieder sie selbst)* Ich muss grad an die Trennung meiner Eltern denken, weiß auch nicht, wieso ich da jetzt weinen muss, ich dachte, das Thema wäre durch. Eigentlich habe ich es damals schon lange geahnt, dass die sich trennen, aber meine Eltern haben mich immer wieder beruhigt und es abgestritten, bis zum letzten Moment, wo Mama ausgezogen ist. Die reden bis heute nicht offen mit mir und miteinander schon gar nicht ...

THERAPEUT *(wieder als Therapeut zur Klientin, Reorientierung der Klientin im Hier und Jetzt)* Komm, wir gehen kurz auf unsere alten Plätze ... Du bist ja jetzt 19, richtig? Und damals warst du 11 Jahre alt, oder? ...

(Klientin nickt.)

THERAPEUT Da hat ja die Panikmacherin damals wirklich richtig gelegen mit ihrem Gefühl. Und jetzt glaubt sie aber, dass ihre Einschätzung auch heute immer noch die einzig richtige ist und du so naiv bist, wie ein 11-jähriges Kind eben ist ... Magst du ihr das noch mal erklären, vielleicht hat die noch nicht gemerkt, dass du jetzt erwachsen bist, Freunde hast und eine eigene Wohnung und körperlich ganz gesund bist ...

KLIENTIN *(zur Panikmacherin, auf dem »Symptomstuhl«)* Ja, heute bin ich erwachsen, also ein bisschen auf jeden Fall *(schmunzelt)* – das siehst du ja – ich habe 'ne Wohnung und ziehe nächsten Monat nach L., und ja, ich bin gesund und ich hab Freunde …

THERAPEUT *(zur Klientin)* Ich gehe jetzt noch mal kurz in die Rolle der Panikmacherin und du hörst mal, ob das stimmig klingt, was die sagt, o. k.?

(Klientin nickt.)

Therapeut geht auf den »Symptomstuhl« in die Rolle des Anteils. *Er wiederholt die neuen Informationen und fokussiert auf die positive Absicht des Teils.*

THERAPEUT *(in der Rolle des Anteils)* Ich bin schon lange da, mindestens seit deine Eltern sich getrennt haben. Und ich nenne mich Realistin, denn ich habe damals gemerkt, was los war, obwohl die alles verheimlichen wollten. Ich habe dich damals davor beschützt, weiter getäuscht zu werden.

KLIENTIN Ja, das stimmt …

Gemeinsame Reflexion: Wie ging es der Klientin? Was hat sich passend und stimmig angefühlt? Was hätte sie anders gesagt als der Therapeut in der Rolle? Was will sie der Panikmacherin noch sagen? Will sie den Namen für den Teil ändern? Ich empfehle hier nicht, dem Namensvorschlag des Anteils zu folgen (»Realistin«), sondern neu zu überlegen, welcher Name passt und trotzdem wertschätzend ist, z. B. »Beschützerin von damals«. Die Klientin hier entschied sich, den Namen in »panikmachende Beschützerin« zu ändern.

6.4.6.5 Die Führung übernehmen: Ein neuer Deal mit dem Angstmacher

Ist die Angst bzw. der Angstmacher in einen stimmigen Kontext gesetzt und seine positive Absicht klar, so ist dies für die Klienten häufig eine große Entlastung und ein wichtiger Schritt im Selbstverstehen.

Der nächste Schritt kann dann wieder im Hier und Heute stattfinden, indem ein »neuer Deal« mit dem (ehemaligen) Angstmacher gesucht wird. Das kann ein Angebot sein, ihn z. B. als Sicherheitsbeauftragten, Beschützer oder Bodyguard in bestimmten Situationen zu nutzen. Der neue Deal beinhaltet auch eine Ankündigung, wie das Ich

/ die Chefin in Zukunft reagieren will, wenn der Angstmacher noch mal falschen Alarm schlägt. Das kann vielleicht das imaginäre Führen an sein »Pausenplätzchen« sein, wo er sich erholen kann, nicht dauernd eingreifen muss, aber ggf. die Situation per Video mitverfolgen kann.

Die Klientin aus dem vorigen Beispiel schrieb ihrer ehemaligen »Panikmacherin« den folgenden kurzen Brief:

»Liebe panikmachende Beschützerin,
du warst damals für mich da und wolltest seitdem immer auf mich aufpassen, indem du mir immer gezeigt hast, was alles noch Schlimmes passieren kann. Aber wenn ich mich immer nur nach dir richte, dann vertraue ich in nichts und niemanden, und das will ich nicht. Ich will weiterkommen und mein Leben leben. Ich will dich gar nicht verlieren und deine skeptische Stimme brauche ich bestimmt noch oft. Aber ich kann heute selbst entscheiden, was ich mir zutrauen kann und was nicht. Das muss klar sein zwischen uns.

Deine Antonia«

6.4.6.6 Wenn schädigende frühere Bezugspersonen als Angstmacher auftauchen

Die Stunde mit Herrn O., die in diesem Abschnitt weiter oben beschrieben wurde (»Scheinriesen schrumpfen«), ging noch weiter. Die externalisierten »höhnisch lachenden Leute« waren zwar plötzlich ratlos, dafür tauchte als neuer »Angstmacher« das Bild des Vaters auf, der den Klienten oft massiv entwertet hatte.

Hier die Fortsetzung des Gesprächs mit Herrn O.:

KLIENT Oh, Mann! Jetzt sehe ich dort meinen Vater vor mir, wie er mich höhnisch auslacht ... *(dreht sich zur Seite, das Gesicht wie von Angst und Schmerz verzerrt)*

THERAPEUT Wie stark ist die Angst jetzt?

KLIENT Bei 9 oder 10!

THERAPEUT Kommen Sie, wir gehen kurz raus aus dem Bild und treten mal zur Seite. Geht das so ein bisschen besser? Atmen Sie noch?

(Immer wieder: Der Klient soll angeregt werden, sich zu regulieren und im grünen Bereich zu bleiben.)

KLIENT Ja, jetzt ist es wieder besser.

THERAPEUT Ihr echter Vater ist ja letztes Jahr gestorben, aber dieser Teil von Ihnen dort, der macht den Vater von damals nach, der imitiert den höhnischen Vater von damals ...?

(Das ist eine wichtige Unterscheidung: Es geht nicht um Geisterbeschwörung! Der verachtende Vater ist kein Teil des Klienten. Sondern ein Teil von ihm imitiert den Vater von damals immer noch, aus guten Gründen ...)

KLIENT Ja, ziemlich überzeugend.

THERAPEUT Können Sie jetzt noch mal näher rangehen und dabei weiteratmen ... *(Klient und Therapeut gehen wieder in das imaginierte Bild gegenüber dem Angstmacher.)* Wie stark ist die Angst jetzt?

KLIENT Komisch, es ist weniger, bei 7 oder so, aber ... es ist trotzdem schlimm.

THERAPEUT Welches Gefühl ist da?

KLIENT Ich bin traurig.

THERAPEUT Was sehen Sie jetzt da drüben?

KLIENT Da ist immer noch mein Vater, aber der lacht nicht mehr höhnisch, der guckt irgendwie ... ratlos oder traurig, und er wirkt so harmlos ...

THERAPEUT Wie ist das für Sie, den so zu sehen?

KLIENT Ich bin traurig, aber das ist gar nicht so schlimm - eher als hätte ich Mitleid mit ihm, ganz komisch, gar keine Angst mehr *(lacht erleichtert, gleichzeitig mit Tränen in den Augen)* ...

THERAPEUT Was ist das für eine Traurigkeit?

KLIENT Na, ich wollte immer gut sein für meinen Vater, aber es hat nie geklappt ...

THERAPEUT Das heißt, der Teil da, der bemüht sich immer noch darum, mit dem Vater von damals verbunden zu sein, seine Maßstäbe anzulegen ...?

KLIENT So habe ich das noch nicht gesehen, aber das klingt irgendwie richtig ...

Die Angst vor der bedrohlichen Abwertung weicht hier anderen Gefühlen: Traurigkeit und Mitleid. Im weiteren Gespräch mit dem Klienten geht es dann um die Traurigkeit, dem Anspruch des Vaters nicht genügt zu haben, und die Traurigkeit darüber, wie sehr der Klient sich mit der Härte des Vaters identifiziert hat, um dessen Anerkennung zu bekommen.

Ein wichtiger Schritt in Richtung Distanzierung vom Angstmacher und Veränderung des Gefühls zu ihm: Traurigkeit und Mitleid statt Angst. In diesem Beispiel sind 2 Interventionen enthalten:

- sich der Angst annähern und sich dabei regulieren, also Scheinriesen schrumpfen
- Rekontextualisieren des inneren Anteils: Nicht der Vater des Klienten hat sich in sein Inneres »geschlichen«, sondern ein innerer Anteil imitiert die Handlungen des Vaters von damals mit einer systemerhaltenden, positiven Absicht (die Bindung zum Vater halten).

6.4.7 Helfer ins innere Team holen: Ressourcenzustände aktivieren

Wenn Klienten sich mit Aufgaben und Situationen überfordert fühlen, übernehmen oft hilflose oder verletzte kindliche Anteile die Führung im System. Das Ich / die Chefin ist dann oft ebenfalls überfordert und hat doppelte Arbeit: einerseits die Situation zu bewältigen, andererseits einen Umgang mit dem verletzten/hilflosen Anteil zu finden. Dann kann die Suche nach inneren Helfern sinnvoll sein.

Frau F. gerät bei unvorhergesehenen Ereignissen und kleinen Planänderungen völlig aus der Fassung, etwa wenn sie einen späteren Zug nehmen muss oder unerwarteter Besuch kommt. Sie befürchtet dann, aus Überforderung eine Panikattacke zu bekommen, weshalb das Grübeln über und das Vermeiden von eventuell auftretenden Problemen einen großen Platz in ihrem Denken einnimmt. Gleichzeitig kann sie aber in ihrem Beruf als Polizistin schwierige und unübersichtliche Situationen gut meistern und wundert sich selbst darüber. Dieser Teil, »die Oberkommissarin«, wird dann zur inneren Helferin, den sie in schwierigen Situationen aktiviert: »die Oberkommissarin« managt alles mit Übersicht und gelassen, bleibt dabei freundlich und zuversichtlich (»Irgendwie wird es schon klappen«). »Die Oberkommissarin« kann zudem den jüngeren verletzten Anteil (»die kleine A.«) an die Hand nehmen und diesem alles erklären, was der nicht versteht.

Wenn solche inneren Helferanteile nicht spontan auftauchen, dann muss man sie erfinden. Dabei kann die folgende imaginative Übung hilfreich sein (nach einer Idee von Michaela Huber).

Übung: Das innere Helfer-Team

Problemsituation/Bewährungsprobe erfragen:

»Welche Situation wollen Sie demnächst gut schaffen?«

»Welche Eigenschaft oder Fähigkeit bräuchten Sie dazu, um das zu schaffen?«

- Hier ist es gut, sich Zeit zu lassen und genau herauszuarbeiten, welche konkrete Fähigkeit oder Stärke sich der Klient eigentlich wünscht.

»Haben Sie Lust, sich für diese Fähigkeit (...) ein inneres Team von Helfern als Unterstützung zu holen?«

Das Team zusammenstellen:

1. »Wann haben/hatten *Sie selbst* schon diese Eigenschaft oder ein bisschen davon? Wo sind Sie schon ... (mutig, gelassen ...)?«
   - konkret beschreiben lassen (Situation, Beispiel)
   - bei Bedarf helfen durch Anregungen (z. B. »Letztens haben Sie mir erzählt, dass Sie sich getraut haben, .../dass Sie trotz Angst ...?«)

»O.k., es gibt also schon eine mutige *[Name der Klientin]*, die ist ein Teil von Ihnen. Mögen Sie die als Helferin in Ihrem Team haben?«

2. »Welcher *Mensch, den Sie kennen und mögen,* kann ... (z. B. mutig sein) richtig gut? (Familie, Freunde, Kollegen)«
   - konkret beschreiben lassen (Beispiel, typische Situation mit dieser Person)
   - evtl. mit dem Angebot, die Augen zu schließen

3. »Welche *bekannte Person* oder *Fantasiegestalt* hat diese Fähigkeit besonders (Buch- oder Filmheld, Vorbilder, Idole etc.)?«
   - konkret beschreiben lassen, wo die Person die Fähigkeit zeigt

4. »Welches *Tier* passt zu … besonders? Wie wäre es, dieses Tier bei sich zu haben? Was sollte das Tier tun, damit es sich für Sie besonders gut anfühlt?«

Visualisieren des Teams und wie es um Klientin herum gruppiert ist

»Wer steht vor, hinter, neben Ihnen? Wer steht auf welcher Seite?«

- Zeit lassen, ausprobieren lassen
- fragen, ob es sich angenehm und stimmig anfühlt

Evtl. jedes Teammitglied einen *hilfreichen Satz* sagen lassen / eine *hilfreiche Geste* machen lassen (z. B. Hand auf die Schulter legen)

Wie sieht die **Situation vor der »Bewährungsprobe«** aus?

- genau beschreiben lassen (Situation, Gefühle, Gedanken, Körperempfindungen)
- dabei die Klientin imaginativ Kontakt aufnehmen lassen und die Gegenwart des Teams spüren, »Kraft tanken«

Die Klientin bitten, sich vorzustellen, wie sie **mit dem gesamten Team in die Situation** hineingeht: Wer geht voraus, wer links und rechts, wer bildet die Nachhut?

Hinweis: Bei hoher Belastung durch das Einsteigen in die Situation hilft etwas Abstand, z. B. die gezielte Dissoziation in die Beobachterperspektive und das Anschauen der Szene auf einem imaginierten (kleinen oder weiter entfernten) Bildschirm.

In der Vorstellung die **Situation gut ablaufen** lassen, wie einen inneren Film (dabei ab und an etwas schneller vorspulen, wenn es zu anstrengend oder zu langweilig wird).

Evtl. innerlich ein »Gruppenfoto mit dem Helfer-Team« machen und **verankern.**

»Mit welcher Geste oder welchem Wort können Sie sich an Ihre Helfer erinnern und sie bei Bedarf herbeiholen?«

- Anker ausprobieren lassen

Anregung zum regelmäßigen *Üben*, zunächst in unbelasteten Situationen

Evtl. das Helfer-Team zu Hause zeichnen

6.4.8 Aufstellungsarbeit und Skulpturen

Die Skulptur oder Aufstellung der inneren Anteile im Raum intensiviert häufig das Erleben und schafft gleichzeitig entlastende Distanz zum inneren Durcheinander. Auch im Einzelsetting lässt sich das innere Team gut mithilfe von Symbolen oder Zetteln als Anker aufstellen. Das innere Problembild wird im Außen sichtbar gemacht, indem die inneren Anteile um die Klientin aufgestellt werden. Ausgehend von dieser Problemaufstellung kann dann ein Lösungsbild entwickelt werden.

Übung: Problem-Lösungs-Aufstellung des inneren Teams

Günstig ist es, einen **konkreten Kontext bzw. ein Thema** zu wählen, auf den sich die Aufstellung bezieht, z. B. die Vorstellung, allein Auto zu fahren, die anstehende Prüfung, das verabredete Date usw. Folgender Ablauf hat sich dann bewährt:

1. Das innere Team wird zunächst als »**Problembild**« aufgestellt (zur Erarbeitung des inneren Teams siehe Abschnitt 6.4.2). Die inneren Anteile werden mit Symbolen oder auf Zetteln mit Namen und typischem Satz etc. gekennzeichnet. Die Klientin legt oder stellt die inneren Anteile im Raum in Beziehung zu sich selbst und zueinander auf. Dabei können folgende Ebenen genutzt werden: Nähe-Distanz, Zuwenden-Abwenden sowie Oben-Unten (der Zettel mit einem als groß und übermächtig erlebten Kritikerteil wurde z. B. von der Klientin 1 m über Augenhöhe an die Wand geklebt). Es kann so lange probiert werden, bis das äußere Bild das innere Erleben der Klientin bezogen auf das Problem gut abbildet.
2. **Reflexion über die Aufstellung:** Wie geht es der Klientin darin? Hilfreich ist oft, wenn die Klientin aus der Aufstellung rausgeht und mit der Therapeutin zusammen in eine entspanntere *Beobachterrolle* wechselt. Sie kann auch probeweise in die Rollen der anderen Teile gehen und das innere Team aus deren Augen anschauen. Wie geht es den inneren Anteilen in der Situation? Wer braucht am meisten Unterstützung? Welche Teile sind besonders machtvoll?
3. Die Suche nach einem **Lösungsbild** beginnt. Zunächst ist dabei oft wichtig, *Abstand zu den für die Chefin besonders belastenden Teilen* herzustellen, um der Chefin Luft zum Atmen zu verschaffen.

Der Angstmacher und andere aufdringliche Beschützerteile (Kritiker usw.) werden dann z. B. in einer weiter entfernten Ecke des Raumes platziert, das schafft oft erst mal spürbare Erleichterung.

4. Dann kann sich die Chefin *den ängstlichen oder bedürftigen Teilen* zuwenden, so wie es für sie machbar ist (siehe Abschnitt 6.4.5). Eine mögliche Anregung dafür ist: »Wenn Sie so auf die ängstliche Kleine dort schauen, was könnte die gut gebrauchen, an welchem Platz würde es ihr vielleicht besser gehen?«
5. Eventuell kann die *Versorgung der ängstlichen Seite durch innere Helferteile* erfolgen oder durch das innere Helfer-Team. Das ist meist sehr entlastend für die Chefin.
6. Dann oder später kann eine *neue Position im Raum für den Angstmacher und ein neuer Deal* mit ihm gesucht werden, z. B. als Sicherheitsexperte, Aufpasser, Beschützer usw.

Auch das Lösungsbild sollte so lange probiert werden, bis es für die Klientin stimmig ist oder zumindest eine Verbesserung des Ausgangsbildes darstellt.

Eine andere Form der Aufstellungsarbeit mit inneren Teilen spezifisch zum Thema Angst wird von Essen (1998) vorgestellt. Auch dort wird eine »Stammtruppe« des inneren Teams beschrieben, die häufig Eingang in die Aufstellungen findet, das sind:

- das *Ich / die Mitte*, ähnlich der Chefin
- das *innere Kind / die Kleine*, die für die mit der Herkunftsfamilie verbundene Seite steht und/oder die vitalen Bedürfnisse des Organismus nach Sicherheit, Ruhe, Lebendigkeit, Spaß usw.
- der *Antreiber*, der anfangs eher die Unterdrückung der kindlichen Bedürfnisse und Disziplin, Leistung etc. symbolisiert, sich aber im Verlauf in einen kraftgebenden Motor, Impulsgeber oder Tatkraft verwandelt
- die *Angst/Panik* wird anfangs oft nach ihren körperlichen Erscheinungen benannt (z. B. das Herzrasen, Erstickungsgefühl) und verwandelt sich im Laufe der Arbeit in die Wächterin über die Bedürfnisse des Kindes

6.5 Handlungsspielraum erweitern: Fragen, Experimente, Verschreibungen

6.5.1 Das Worst-Case-Szenario: »Was passiert schlimmstenfalls und was ist das Schlimme daran?«

Die Worst-Case-Frage stelle ich fast allen Angstklientinnen. Sie erfüllt verschiedene, im Folgenden aufgeführte Zwecke.

6.5.1.1 Den Kern der Angst erkennen

Häufig wissen Klienten bei näherem Hinsehen selbst nicht genau, wovor sie Angst haben, wie in folgendem Beispiel einer Klientin, die wegen Flugangst kommt:

THERAPEUT Wenn wir mal kurz den Teufel an die Wand malen: Was ist Ihre größte Befürchtung beim Fliegen, was passiert im schlimmsten Fall?

KLIENTIN Ich weiß nicht, ich will da gar nicht dran denken …

THERAPEUT Oh, das verstehe ich. Ich hau' ja grad auch genau aufs Schlimme! Können Sie noch?

KLIENTIN Ja, geht.

THERAPEUT Also, was ist der »Worst Case«?

KLIENTIN Na, dass das Flugzeug abstürzt?!

(Erste interessante Unterscheidung: Andere Patienten befürchten nicht so sehr den Absturz, sondern die eigene Angst davor, also aus Angst vor dem Absturz eine Panikattacke zu kriegen, durchzudrehen usw.)

THERAPEUT Das stürzt ab und dann?

KLIENTIN Na, dann bin ich tot.

(Hm, jetzt ist die Frage, was das Schlimme am Totsein ist, natürlich nicht passend, aber Folgendes geht:)

THERAPEUT O.k. Klar, dass die Vorstellung schrecklich ist … Aber darf ich noch mal weiter nerven? Sterben ist ja irgendwann für uns alle dran. Was aber ist das Schlimmste am frühzeitigen Tod durch den Absturz? Was haben Sie dann verpasst oder nicht mehr geschafft …?

KLIENTIN *(überlegt, fängt an zu weinen)* Das ist ganz komisch … Am schlimmsten wäre, glaub ich, dass ich mich nicht mit meiner Mutter versöhnt habe. Wir reden seit Jahren nicht miteinander, das war zwar meine eigene Entscheidung, aber für immer wäre das schrecklich …

(Daraus ergibt sich dann ein ganz neuer Auftrag für die Therapie, ein Ziel »jenseits von Angst« – hier der Umgang mit den Verletzungen in der Beziehung zur Mutter und die Gestaltung eines neuen Kontakts zu ihr.)

6.5.1.2 Reality-Check: Dem Schrecken ins Auge blicken

Manchmal wird beim Nachdenken über den »Worst Case« deutlich, wie absurd und unwahrscheinlich dieses Szenario ist.

Herr O. (Abschnitte 2.7 und 3.1.2.5) schilderte das so: »Oh je, der schlimmste Fall …, na, wenn das wirklich passiert, was in meinem Kopf abläuft: Dass ich durch die Kantine laufe und alle zeigen mit dem Finger auf mich und lachen und tuscheln, und immer wenn ich hinschaue, halten sie kurz inne und schauen peinlich betreten weg, und ich höre von überall nur diese getuschelten Wörter: ›peinlich‹, ›Versager‹, ›Freak‹. Oh, Mann, das ist total crazy, das passiert natürlich nicht, das ist ja nur meine Angst!«

6.5.1.3 Das Schreckensszenario ad absurdum führen

Viele lustige Filme leben davon, dass den Darstellern peinliche oder absurde Dinge passieren. Wenn es gelingt, das Schreckensszenario ins Lustige oder Absurde zu führen, müssen oft auch Klienten lachen – die beste Angsthemmung überhaupt.

Schumacher (o. J.) schildert das Gespräch mit einer Klientin, deren Horrorszenario darin bestand, im Supermarkt in Ohnmacht zu fallen:

THERAPEUT O. k., und jetzt stellen Sie sich vor, Sie kippen an der Kasse um.

KLIENTIN *(verspannt sich)*

THERAPEUT Sie sind ohnmächtig. Wie lange werden Sie ohnmächtig sein?

KLIENTIN Zwei Minuten.

THERAPEUT Sie wachen auf, blicken nach oben und sehen einen Kreis, bestehend aus 15 Köpfen, die auf Sie herabblicken, alles pausbäckige ältere Herren, in Anzug und Krawatte. Die Krawatten baumeln lose von den Hälsen herunter, durch dieses Gebaumel hindurch sehen Sie offenen Münder mit Amalgamfüllungen und Goldplomben.

KLIENTIN *(entspannt sich, lächelt vor sich hin)*

Diese Klientin ging nach dieser Sitzung erstmals wieder in einen Supermarkt. Sie erzählte in der nachfolgenden Sitzung, dass zufälligerweise, oder auch nur aufgrund einer geschärften Wahrnehmung, gerade an dem Tag mehrere ältere, pausbäckige Männer in Anzug und Krawatte in diesem Supermarkt waren. Sie erinnerte sich dann an die o. g. Sequenz:

KLIENTIN Als ich diese Männer sah, musste ich so lachen, ich habe völlig vergessen, Angst zu haben. Ich musste mir nur vorstellen, ich liege vor der Kasse, die schauen auf mich runter, ich sehe die Krawatten baumeln und zähle Plomben. Ich musste mich richtig beherrschen, nicht lauthals loszulachen, als ich daran dachte.

6.5.1.4 Was tun Sie bis dahin? Und: Was tun Sie danach?

Häufig sind Klienten wie ein Kaninchen vor der Schlange auf die Katastrophe und deren Verhinderung fokussiert. Spielraumerweiternde Fragen beziehen sich dann darauf, was die Klientin *bis dahin* und was sie *danach* tut (nach Schumacher 2011): »Angenommen, der schlimmste Fall tritt irgendwann ein und Sie … (sterben, werden ausgelacht; Ihr Partner stirbt usw.). Was tun Sie bis dahin? Was möchten Sie bis dahin auf jeden Fall geschafft haben?« Schon sind wir wieder bei den Zielen »jenseits von Angst«. Im Beispiel der Klientin mit dem befürchteten Flugzeugabsturz ergab sich das Ziel von allein: Sie wollte den Kontaktstopp mit ihrer Mutter aufheben und noch einmal das Gespräch mit ihr suchen.

»Was tun Sie danach?«: Diese Frage macht deutlich, dass das Leben nach dem Worst Case (Trennung, Peinlichkeit, Ohnmacht) weitergeht. Der innere Film der Patienten bleibt jedoch meist an dieser schlimmsten Stelle stecken und bricht ab. Die konsequente Überlegung, wie es danach weitergehen könnte, entlastet oft und macht erlebbar: Es gibt ein »Leben danach«. (Wenn Menschen im Worst Case befürchten zu sterben, macht die Frage meist keinen Sinn.)

6.5.2 Ausnahmen vom Problem erfragen

Ausnahmen weisen oft den Weg in Richtung einer Lösung. Mögliche Fragen danach sind:

- »Wann geht es Ihnen gut oder zumindest einigermaßen o. k.?«
- »Wann macht Ihnen die Angst weniger aus? Wann ist sie ganz weg?«
- »Wann gelingen Ihnen Dinge trotz Angst?« usw.

Ein Klient mit vielen Sorgen und Ängsten beschrieb, dass es ihm beim Musikmachen am besten gehe, vor allem wenn er Gitarre spiele und singe, dann seien die Sorgen weg oder irgendwie egal. Auf die Frage, welches Lied ungefähr das stärkste Gegenteil von Angst und Sorgen sei, nannte er ein Bossa-Nova-Stück, bei dem er immer lächeln müsse, weil es so leicht und unbeschwert sei. Der Ausstieg aus dem Sorgenkarussel war damit viel einfacher: Indem er bei Sorgen oder ängstlichem Grübeln das Lied vor sich hin summte, gelang es ihm, zügig aus der Sorgentrance in einen Zustand von Leichtigkeit zu wechseln: »Dann sind die Sorgen zwar noch da, aber ich muss fast darüber schmunzeln, so als würde man am Strand in Brasilien über deutsches Regenwetter reden.«

Wenn es Klienten schwerfällt, reale Ausnahmen vom Problemzustand zu benennen, dann können diese mit der *Wunderfrage* (siehe Abschnitt 6.2.4) zunächst hypothetisch erfragt und emotional erfahrbar gemacht werden.

6.5.3 Musterunterbrechung: Sitzblockaden auf der Angst-Autobahn

Problemmuster der Angst sind meist ziemlich stabil und lassen sich ungern stören. Wenn doch, dann braucht es ziemlich deutliche und hartnäckige Störungen, damit es zu einer Musterveränderung kommt. Sonst sagen Klienten meist: »Hab ich probiert, half aber nicht …« Also immer wieder probieren – eine einmalige Sitzblockade auf der Angst-Autobahn macht erst mal nur Stau. Erst wenn sie immer wieder passiert, suchen sich die Autos neue Wege …

6.5.3.1 Problem-Lösungs-Gymnastik

Angst und Sorgen sind meist mit spezifischen körperlichen Aktivierungsmustern verbunden, dazu gehören auch Körperhaltung, Körperspannung, Mimik und Atmung. Diese sind für die Therapie besonders interessant, weil sie bewusst veränderbar sind - im Gegensatz zu den unwillkürlichen Prozessen wie der Herzfrequenz, dem Gefühl der Angst, den sorgenvollen Gedanken oder der Amygdala-Aktivität.

Die Idee der Problem-Lösungs-Gymnastik stammt von Gunther Schmidt. Es wird zunächst die passende Körperhaltung für das Problemerleben sowie die Haltung für ein Kompetenzerleben des Patienten gesucht. Dann werden beide Körperhaltungen miteinander verbunden. Einige Anregungen zur Übung habe ich von Hantke und Görges (2012) übernommen.

Übung: Problem-Lösungs-Gymnastik

- *Problemhaltung suchen für das Erleben in einer Angstsituation:*

»Wenn Sie … (Angst haben / sich Sorgen machen / grübeln …: Situation möglichst konkret beschreiben), welche Körperhaltung passt dann dazu? Wie stehen Sie, schauen Sie, was machen Ihre Schultern, Hände, Beine? Können wir das mal zusammen anschauen? Und können Sie das bitte ein bisschen übertreiben, sodass von Weitem schon klar wird: Oh, der hat grad ein Problem, der hat Angst!«

Um möglicher Peinlichkeit bei Klienten entgegenzukommen, ist es gut, dass die Therapeutin mitmacht, vormacht oder eigene Beispiele zeigt:

»Also wenn ich Angst hab, dann stehe ich ganz steif, so: Ich ziehe die Schultern hoch, mein Gesicht und mein Blick werden starr und mein Oberkörper krümmt sich zusammen, und wenn ich übertreibe, dann nehm ich jetzt noch die Arme ganz eng vor die Brust …«

- *Kompetenzhaltung suchen* (das dauert meist ein bisschen):

»Und jetzt suchen Sie mal nach einer Körperhaltung, die Sie sich in der Situation wünschen würden … Probieren Sie ein bisschen … Vielleicht übertreiben Sie erst mal … Wie wäre denn diese Gewinnerpose mit hochgerissenen Armen? Oder eher eine ruhige, klare, aufrechte Haltung? Oder ganz anders …?«

- *Die Anregung von Ressourcen-Zuständen* hilft dabei:

»Wenn Sie Musik machen oder Fußball spielen, welche Haltung passt zu dem Gefühl, das Sie dann haben ...?«

»Prüfen Sie, wie es sich am stimmigsten anfühlt. Wohin geht Ihr Blick? Ist die Körperspannung so passend? Mögen Sie sich lieber bewegen, statt in einer Position zu bleiben?«

- *Kompetenzhaltung vertiefen und genießen*:

»Wenn das gut ist, genießen Sie diese Position ein wenig und nehmen Sie wahr, wie sich der Körper jetzt anfühlt und was für Gedanken, Bilder oder Gefühle dabei aufkommen ...«

- *Kompetenzhaltung verankern und benennen*:

»Wenn diese Haltung einen Namen hätte, was würde gut passen?«

- *Kompetenzhaltung mit der Problemhaltung verbinden*:

»Und jetzt gehen Sie noch mal in die Problemhaltung und von dort ganz langsam und bewusst in die (Name der Kompetenzhaltung, z. B. die ›Ich-schaff-das-Position‹). Und wieder genießen und dann noch ein paar Mal vom Problem zur Kompetenzhaltung, damit der Körper den Weg gut lernt vom einen zum anderen Zustand ...«

- *Anregung zum Üben*

»Lassen Sie den Körper diese Verbindung gut speichern, indem Sie die immer mal bewusst ablaufen lassen, dann geht das irgendwann fast von allein ...«

6.5.3.2 Verschreibungen

Verschreibungen von allen möglichen Handlungen dienen der Verstörung des eingespielten Interaktionsmusters des Klienten mit seiner Angst und den störungserhaltenden Lösungsversuchen. Sie führen zudem zu einer Verschiebung des Aufmerksamkeitsfokus und zeigen Kontrollmöglichkeiten, wo die Klienten bisher keine sahen. Ziel ist eine Neuorganisation des Angstnetzwerks des Klienten und die Erweiterung seines Handlungsspielraums, wie in folgendem Fallbeispiel.

Einen Platz für die Angst reservieren

Ein Klient mit starken agoraphobischen Ängsten plante einen Restaurantbesuch mit seiner Partnerin, befürchtete jedoch, dabei wieder Angst zu bekommen, sich »hineinzusteigern« und schließlich das Essen abbrechen zu müssen, was ihm vor der Partnerin enorm peinlich wäre. Ich schlug ihm vor, ein kleines Experiment zu wagen:

THERAPEUT Ich bitte Sie, für den Restaurantbesuch am Freitag drei Plätze statt zwei zu reservieren.

KLIENT Wieso?

THERAPEUT Na, zwei für Sie und Ihre Partnerin und einen für Ihre Angst, die ist ja schließlich mit dabei. Wenn Ihnen das gegenüber der Bedienung unangenehm ist, können Sie ja sagen, dass Sie noch auf jemanden warten, aber nicht wissen, ob er kommt. Und falls Ihre Partnerin das komisch findet, können Sie gern alles auf mich schieben und sagen, dass Sie das halt machen sollen für die Therapie ...

KLIENT *(schmunzelt)*: O. k., so kann ich das probieren. Schaden kann es ja nichts.

THERAPEUT Können Sie für die Angst ins Restaurant eine Art Symbol oder einen Platzhalter mitnehmen, den Sie dann auf den Platz legen können?

KLIENT Ja, mein Schlüsselbund ...

Zum nächsten Termin berichtet der Patient, dass er alles gemacht habe wie geplant. »Ich hab' zwar öfter mal Angst bekommen, die hab' ich dann aber immer auf den Platz zum Schlüsselbund geschickt und innerlich gesagt: ›Da kannst du sitzen.‹ Dann ging es wieder besser. Der Abend war am Ende sogar ganz schön.«

Hier ein paar weitere Anregungen:

Manchmal schlage ich Klienten vor, beim Auftreten von aversiven Gedanken, Ängsten und Sorgen diese mit einem Lied zu begrüßen, z. B. Jürgen von der Lippes »Guten Morgen liebe Sorgen, seid ihr auch schon alle da? ...« (Danke für die Idee an Miriam Landsberg).

De Shazer (2010) beschreibt den Auftrag an eine Klientin,

> »dass Sie jedes Mal, wenn Sie fühlen, dass ein Anfall kommt, versuchen, ihn um mindestens fünf, aber nicht mehr als fünfzehn Minuten hinauszuzögern. Beobachten, was Sie während dieser Zeit tun.«

Schumacher (o. J.) macht der Klientin mit der Ohnmachtsangst im Supermarkt (Abschnitt 6.5.1.3) folgenden Vorschlag:

> »Wenn sie alleine in einen Supermarkt gehen sollte, soll sie, sobald die Angst kommt, zur Blumenabteilung gehen und sie mit einem Blumenstrauß begrüßen. Eine Schachtel Konfekt täte es auch. Das Letzte, was ich von ihr hörte, war eine Postkarte, in der sie auf weitere Termine verzichtete.«

6.5.3.3 Skepsis gegenüber Veränderung

Wenn meine Tochter mich fragt, was sie anziehen soll (»den roten oder blauen Pulli?«), dann entscheidet sie sich meist für das Kleidungsstück, das ich nicht empfohlen habe (»Aber ich nehm lieber den roten«).

Wenn eine Klientin sich von ihrem als kontrollierend und dominant beschriebenen Partner trennen möchte, dies aber »wegen ihrer Angst« nicht schafft, so verbünden sich Therapeuten oft einseitig mit dem Wunsch der Patientin nach Veränderung (Trennung, blauer Pulli), sodass die Klientin gemeinsam mit ihrer Angst gegen die Trennung argumentiert (»Aber was, wenn ich das dann allein nicht schaffe …«, roter Pulli).

Die Angst lässt sich hypothetisch als Ausdruck der Loyalität zum Partner oder der Skepsis gegenüber der Veränderung verstehen. Wenn der Therapeut etwas mehr auf die Seite der Loyalität und der Skepsis vor einer Trennung geht, so kann die Klientin sich freier mit der Veränderungsseite verbünden.

6.5.3.4 Verfremden der Angstvorstellungen und -gedanken

Ausgesprochen hilfreiche Musterunterbrechungen sind Verfremdungen der angstbezogenen Sorgen, inneren Filme, Gedanken und Überzeugungen. Sie erleichtern es, diese als Gedanken oder Befürchtungen zu erkennen und damit als Produkte unseres Geistes und nicht als die absolute Wahrheit, als die sie sich geben. Bei der lebhaften Vorstellung eines Tigers springt unsere Amygdala an wie bei einem echten Tiger und kann das innere Bild kaum von der Wirklichkeit unterscheiden. Gleiches gilt für beängstigende Gedanken oder Vorstellungen – unser Gehirn verwechselt sie mit der Wirklichkeit und reagiert entsprechend. Hat der Tiger aber eine Clownsnase auf und brüllt wie eine Babykatze, so ist klar: Der kann nicht echt sein.

Schöne Ideen, diese Angstszenarien als Befürchtungen und damit als Produkte des Geistes zu kennzeichnen, sind die folgenden. Probieren Sie sie mal mit eigenen Sorgen, Angstgedanken oder -szenarien aus!

- *Angstgedanken singen*, z. B. »Ich kriege einen Herzanfall« oder »Alle finden mich dumm« auf die Melodie von »Happy birthday to you« oder »Alle meine Entchen«
- *Angstgedanken mit Comic-Stimmen aussprechen oder vorstellen*, z. B. ihnen eine quietschige Mickey-Mouse-Trickfilmstimme geben

6.5.3.5 »Riddikulus-Zauber«: Die Angstvorstellung ins Lächerliche ziehen

Eine schöne Form der Verfremdung von Angstvorstellungen wird in den Harry-Potter-Romanen (Rowling 2007) beschrieben. Dort lernen die Zauberschüler ein besonders heimtückisches Wesen kennen – den Irrwicht. Irrwichte sind Monster, die einem Menschen mit seiner größten Angst begegnen – in Gestalt dessen, was die Person am meisten fürchtet.

Gegen Irrwichte hilft der »Riddikulus-Zauber«.

> »Günstig ist es dafür, sich die Schreckensgestalt vorzustellen, die der Irrwicht höchstwahrscheinlich annehmen wird. Durch irgendetwas muss diese Vorstellung dann so verändert oder entstellt werden, dass sie nicht mehr als erschreckend, sondern als lächerlich empfunden wird. Danach kann der Irrwicht mit dem ›Riddikulus‹-Zauberspruch in ebendiese lächerliche Form gezwungen und danach durch Gelächter zum Zerplatzen gebracht werden. Dies funktioniert aber dann nicht, wenn der Irrwicht eine Person so erschreckt, dass sie ihn nicht lächerlich machen kann.« (Harry Potter Wiki 2020)

6.5.3.6 Bildschirmtechnik für innere Angst- und Sorgen-Filme

(Eine ausführliche Anleitung zur Bildschirmtechnik findet sich im Anhang 2.)

Diese Methode eignet sich gut für die schonende Konfrontation mit angstbezogenen Sorgen wie bei der GAS oder Krankheitsängsten, aber auch bei allen anderen Störungen, wo innere »Angstfilme« oft unkontrolliert ablaufen. Auf einem vorgestellten Bildschirm bitte ich

Patienten, sich die Angstszenarien anzuschauen. Dazu wird auf der gegenüberliegenden Wand ein imaginärer Bildschirm etabliert, z. B. ein alter Fernseher, ein Breitbild-TV, eine Leinwand – je nachdem was für den Klienten am leichtesten vorzustellen ist. Mithilfe einer imaginären Fernbedienung (durch Daumenklick) wird dann als Erstes ein angenehmes Bild auf den Bildschirm geholt, z. B. der innere Wohlfühlort. Dann wird mit der Fernbedienung auf »Angstfilm« umgeschaltet, aber dieser Film wird gezielt verfremdet:

Angstfilme in Slo-Mo, in Zeitraffer oder rückwärts laufen lassen
Man kann die Filme in Slow Motion, im Zeitraffer vorwärts oder auch rückwärts ablaufen lassen. Dies bringt die Klienten oft zum Lachen, z. B. die veränderten Stimmen in Slow Motion: »Siiiiiieee haaaaabeen diiiiiiee Prüüüüüfuuununng niiiiiiichcht beeeestaaaaandeeen!!!«

Angstfilm in rosa, Spruchbanner
Interessant ist es auch, einen rosa Farbfilter oder kitschige Musik über den Angstfilm zu legen oder ein Spruchbanner unten am Bildschirm laufen zu lassen (z. B. »Breaking News: Es ist nur ein Gedanke, Anke«). Für Klienten ist das manchmal anfangs befremdlich, vor allem wenn die Therapeutin selbst in Sorge ist, die Klienten zu kränken. Hilfreich ist dann eine klare Trennung: Mein Respekt gehört dem Klienten als Person, seinen Werten und Zielen. Gegenüber all seinen Überzeugungen, die ihm das Leben schwer machen, ist jedoch freundliche Respektlosigkeit angebracht.

Eine Fülle ähnlicher Ideen findet sich übrigens in der Akzeptanz- und Commitmenttherapie (ACT, vgl. Abschnitt 3.4) mit den dort entwickelten »Defusionstechniken«. In der ACT ist zentrales Ziel, durch Defusion Abstand von den Produkten des »bewertenden Geistes« zu bekommen, mit denen unser Ich »fusioniert« ist, diese also nicht mit unserem Ich oder der Wirklichkeit zu verwechseln. Die Devise lautet: »Du bist die Schüssel, nicht die Suppe.«

6.5.4 Symptomverschreibung und Experimente

Eine besondere Form der Verschreibung einer Musterverstörung in der Beziehung des Klienten zu seiner Angst ist die Verschreibung oder gezielte Einladung des Symptoms – eine nur scheinbar »paradoxe«

Intervention, denn sie zielt ja auf die Veränderung der störungserhaltenden Lösungsversuche ab.

6.5.4.1 Hyperventilationsprovokation (bei Panikstörungen oder Krankheitsängsten)

Die Überzeugung, einen Anfall und die damit einhergehenden körperlichen Symptome nicht beeinflussen zu können, teilen viele Panikpatienten. Durch gezielte Hyperventilation, also schnelle Hechelatmung lassen sich oft körperliche Symptome erzeugen, die denen einer Panikattacke ähneln. Beonders geeignet ist die Übung für Patienten, die während einer Panikattacke über Hyperventilaton oder entsprechende Symptome berichten: Kribbeln in den Extremitäten, Verkrampfungen im Gesicht, Schwindel, Sehstörungen, ein Gefühl des Nicht-durchatmen-Könnens, Brustenge, Herzklopfen und Kloßgefühl.

Ich verbinde die Hyperventilation immer mit der bei Angst und Panik wirksamen »Strohhalmatmung«, die im Gegensatz zur Hyperventilation auf das langsame Ausatmen fokussiert. Die Strohhalmatmung zeige ich zuerst:

Übung: Strohhalmatmung (Lippenbremse) bei Angst und Panik

> *Anleitung:* »Atmen Sie kurz ein (1–2 s), halten kurz die Luft an (1–2 s) und atmen dann mit gespitzten Lippen möglichst lange aus, so als wollten Sie die Luft durch einen Strohhalm blasen (3–5 s).«
>
> Therapeutin und Patient üben gemeinsam mehrere Durchgänge. Dabei ist es hilfreich, nicht direkt gegenüberzusitzen, um sich nicht »anzuatmen«.

Dann wird die Wirkung der Atemtechnik direkt im Anschluss an die Hyperventilation »getestet«.

Übung: Hyperventilationsprovokation und Wirksamkeitstest der Strohhalmatmung

> - *Einführung:* Kurze Erklärung zu Hyperventilation bei Angst und ihren körperlichen Auswirkungen. Bei Patienten mit Herz-Kreislauf-Erkrankungen, Epilepsie und Asthma sollte vorher die behandelnde Ärztin befragt werden.

- *Anleitung* zu Hyperventilation, d. h. schnelle und tiefe Hechelatmung, gemeinsam mit der Therapeutin (ca. 30–60 s, ggf. auch kürzer, wenn schnell starke Körpersensationen auftauchen). Dabei nicht direkt gegenübersitzen. (Die Therapeutin sollte Hyperventilation vorher selbst probiert haben, um auf die eigenen körperlichen Reaktionen vorbereitet zu sein.)
- Dabei *Beobachtung* der körperlichen Symptome (Benommenheit, Schwindel, Kribbeln etc.)
- *Ende nach max. 60 s:* Wechsel zur Strohhalmatmung
- Wenn noch Symptome bestehen, dann den Körper *aktivieren*: kurz aufstehen, bewegen, strecken und dehnen, Gesicht und Arme ausstreichen
- *Gemeinsame Auswertung:* Verlauf der Symptome, Reframing, z. B. als selbst erzeugte Körperreaktion
- *Anschluss:* Klient setzt die Atemtechnik bei Angst oder Panikattacken ein.

Die Erfahrung des bewussten Erzeugens der Symptomatik und der Beeinflussbarkeit durch die Atmung ist oft eine nachdrückliche Verstörung der Überzeugung, dass die körperlichen Angstsymptome gefährlich und unbeeinflussbar sind. Mit der Erfahrung der Übung stärkt sich oft das Selbstwirksamkeitserleben deutlich, ebenso wie die Bereitschaft, sich potenziellen Auslösesituationen von Angst- und Panikzuständen zu stellen.

Ich habe es überraschenderweise noch nie erlebt, dass die Übung der Hyperventilation für Patienten problematisch war – die Symptome verschwanden fast immer schnell mit der Atemtechnik, nur bei wenigen Patienten dauerte z. B. ein leichtes Kribbeln noch etwa 5 Minuten an.

6.5.4.2 Grübel-Sorgen-Scan: Die 2-Minuten-Regel

Viele Patienten mit exzessiven Sorgen oder Grübeln wie bei generalisierter Angst versuchen, die befürchteten Ereignisse und den damit verbundenen Stress durch immer neue innere Pläne zu reduzieren (Sorgenketten). Oft können die Patienten nicht leicht unterscheiden, ob sie in einer Sorgen-Grübel-Spirale festhängen oder problemlösend nachdenken. Zudem wird Grübeln und Sichsorgen als kurzfristig angstreduzierend erlebt – als dürfte man nicht aufhören, sich Sorgen zu machen, weil sonst das Befürchtete eintreten könnte. Die Unterscheidung zwischen grübelndem Sichsorgen und lösungsorientiertem Nachdenken ist jedoch wichtig. Dabei hilft vielleicht die 2-Minuten-Regel (in Anlehnung an Addis a. Martell 2004):

Übung: 2-Minuten-Regel

»Wenn Sie unsicher sind, ob Sie im ›Sorgen-Grübel-Karussell‹ sitzen oder nachdenken, fahren Sie 2 Minuten damit fort, was Sie tun. Stellen Sie sich danach folgende Fragen:

1. Bin ich mit einer Problemlösung vorangekommen?
2. Habe ich etwas verstanden, was mir vorher noch nicht klar war?
3. Fühle ich mich jetzt sicherer als vorher?

Wenn Sie nicht wenigstens eine der Fragen klar bejahen können, grübeln Sie wahrscheinlich!«

6.5.4.3 Sorgenzeit - Nachdenkzeit

Vor allem bei generalisierter Angst, Sorgen und Grübeln ist die folgende Intervention nützlich. Die Idee ist, dass die Klientin ihren bisher spontan auftretenden Sorgen einen festen Platz am Tag zuweist - die *Sorgenzeit*. In dieser Zeit soll sie absichtlich die Sorgen einladen. Es geht um Akzeptanz der Sorgen und das Aufgeben der bisherigen störungserhaltenden Lösungen (»Was kann ich bloß tun, um zu verhindern, dass ...?«, »Bloß nicht daran denken ...!«). Dabei soll die Klientin aber die Führung übernehmen und Zeitpunkt und Umfang des Sichsorgens bestimmen. Manchmal hilft dabei die Metapher der Chefin, die sich zu einer festen Zeit am Tag, einer Art »Sprechstunde«, die Anliegen des inneren »Sorgenbeauftragten« anhört. Die auftauchenden Sorgen können, um sie nicht zu vergessen, außerhalb dieser Zeit als Stichwort auf einen Zettel geschrieben oder in die Notizfunktion des Mobiltelefons diktiert werden. Dazu wird am besten ein ritualisierter Satz gesucht, z. B.: »Die Sprechstunde ist heute um 6.« In der Sorgenzeit werden dann die Notizen hervorgeholt, alle Gedanken und Sorgen eingeladen und am besten so aufgeschrieben, wie sie auftauchen. Da die Themen der Sorgen und Ängste stark problemtranceaktivierend wirken können, ist es wichtig, die Sorgenzeit z. B. durch einen Wecker zeitlich zu begrenzen, am besten auf 10 - maximal 20 - Minuten. Gut ist es, sie mit einem ritualisierten Ende abzuschließen, z. B. das Fenster zu öffnen, Hände und Gesicht zu waschen, zu essen, den Fernseher anzumachen usw.

Einmal in der Woche kann dann (aber muss nicht) eine weitere Intervention folgen, die *Nachdenkzeit*. In dieser Zeit bewertet die Klientin mit den Notizen die aufgeschriebenen Sorgen: Weist die Sorge auf ein reales Problem in meinem Leben hin? Kann ich etwas zur Lösung dieses Problems tun? Wichtig ist dabei, sich in der Nachdenkzeit möglichst wohl und bei Kräften zu fühlen, z. B. indem die Klientin dabei spazieren geht. Um ein Abrutschen ins Grübeln oder Sichsorgen zu verhindern, kann die Nachdenkzeit auch anfangs in die Therapie verlegt werden.

6.5.4.4 Checking-Zeiten bei Krankheitsängsten

Checking-Zeiten sind eine Variation der Musterunterbrechung für Menschen mit Krankheitsängsten. Diese untersuchen sich meist symptomkontingent: Tritt ein Symptom auf, das die Angst auslöst, beginnen sie mit dem Checking als kurzfristig angstreduzierendes Ritual, langfristig führt dies jedoch zur Verstärkung der Probleme.

Die Patientin soll sich nun zu bestimmten Uhrzeiten für einen möglichst begrenzten definierten Zeitraum untersuchen. Im Verlauf der Therapie kann sich das Zeitkontingent verringern. Das gleiche Prinzip gilt für symptombezogene Arztbesuche: Die Arztkontakte werden von dem akuten Bedürfnis nach Absicherung entkoppelt, indem feste Kontrolltermine vereinbart werden, sodass das Bedürfnis nach einem gewissen Maß an Sicherheit erfüllt ist.

6.5.4.5 Gerade-ungerade-Tage-Verschreibung

Aus dem Mailänder Ansatz und der lösungsorientierten Kurzzeittherapie nach de Shazer stammt die Gerade-ungerade-Tage-Verschreibung. Sie bezieht sich meist auf die Ambivalenz der Klienten gegenüber ihrer Angst, z. B.: »Soll ich mich den Dingen, die mir Angst machen, stellen? Oder soll ich lieber der Angst nachgeben?« In dieser Schleife hängen Klienten oft bei Herausforderungen fest. Die Ambivalenz wird dann aufgeteilt auf einen beliebigen Rhythmus.

An Frau F. erging beispielsweise der Vorschlag, ihrer Angst, in der Mitte des Schwimmbeckens zu schwimmen, weil dort der Ausstieg zu weit weg ist, folgendermaßen zu begegnen: »An den geraden Tagen versuchen Sie so mutig zu sein, wie es irgendwie geht. Immer an der Grenze des Möglichen! Wenn Sie dann zum Beispiel ins Schwimmbad kommen und sehen, die äußere Bahn ist gesperrt, dann schwimmen Sie trotzdem auf jeden Fall ein paar Minuten in der Mitte. Wenn sowas an den ungeraden Tagen passiert, dann gehen Sie auf Nummer sicher – keine Experimente, sondern auf die Angst hören. Ist die Außenbahn gesperrt: ab nach Hause. Und so machen Sie es mit möglichst vielen Herausforderungen, die Ihnen begegnen.«

Bisher habe ich noch keine Klientin erlebt, die diese Verschreibung länger als ein paar Tage ausgeführt hat, meist hieß es: »Mir war dann irgendwie egal, was für ein Tag ist, gerade oder ungerade, ich hab es einfach so gemacht, wie ich dachte« – also die Führung übernommen und aktiv entschieden.

6.5.4.6 Fehlerverschreibung

Diese Übung eignet sich gut bei sozialen Ängsten mit Furcht vor Bewertung und Kritik durch andere. Der typische Lösungsversuch, wenn dann etwa ein Vortrag oder eine Präsentation ansteht, ist oft, möglichst perfekt vorbereitet zu sein, um keinen Fehler zu machen.

Herr O. bekam den Vorschlag, in einen Vortrag vor Kollegen drei absichtliche Fehler einzubauen und auf die Reaktionen der anderen zu achten: Entdecken sie den Fehler und wie reagieren sie darauf? Wichtig ist, dass die Fehler nicht zu minimal sind. Für den Klienten war es dann eine echte Überraschung, dass niemand die seiner Meinung nach massiven Fehler bemerkte.

6.5.4.7 Propagieren statt Verheimlichen

Eine Anwendung der »Sei-spontan-Paradoxie« besteht darin, spontan auftretende Symptome prophylaktisch anzukündigen, z. B. »Ich bin heute sehr aufgeregt und werde mich bestimmt verhaspeln …« (Watzlawick, Weakland u. Fisch 1974, zit. nach Weiss 2008, S. 158).

Für eine Patientin mit Angst vor Erröten war es hilfreich, sich allein vorzunehmen, beim nächsten Mal die Angst als Hinweis dafür zu nehmen, ihren Gesprächspartner über ihr »Rot als Signalfarbe« zu informieren: »Daran, dass ich rot werde, erkennt man übrigens, wenn mir etwas wichtig ist.«

6.5.4.8 Angst absichtlich steigern

Der Klient wird gebeten, sich eine angstauslösende Situation vorzustellen und die Angst auf einer Skala von 0 bis 10 einzuschätzen. Dann bittet die Therapeutin ihn, die Angst um 1–2 Skalenpunkte zu steigern. Das ist eine »Fail-safe-Doublebind-Intervention« – sie klappt, auch wenn sie nicht klappt. Gelingt die Steigerung der Angst nicht, so ist es eine Unterbrechung der bisherigen Lösung (Vermeiden, Unterdrücken), verbunden mit der Erfahrung, dass dadurch die Angst nicht größer wird. Gelingt es, so ist es eine Kontrollerfahrung (statt hilflosem Ausgeliefertsein). Was jemand größer machen kann, kann er prinzipiell auch wieder kleiner machen.

6.5.5 »Augen auf und durch« – Exposition aus systemischer Sicht

Gezielte Exposition an angstauslösende Situationen kann und soll ein Teil von systemischer Angsttherapie sein, um neue Erfahrungen mit anderen Lösungsversuchen zu machen und zu verankern. Beispiele dafür habe ich in den vorangegangenen beiden Abschnitten (6.5.3 und 6.5.4) beschrieben.

Ich ermutige Klienten dazu, so viel es geht, Herausforderungen und Experimente im Umgang mit der Angst zu suchen. Dabei mache ich die Erfahrung, dass Klienten oft zwischen Überforderung und Unterforderung pendeln. Überforderung entsteht, wenn angstbesetzte Situationen nach dem Motto »Augen zu und durch!« überstanden werden. Dann bewältigen Klienten zwar die Situtation, fokussieren aber die ganze Zeit auf das Ende der Situation statt auf das bewusste Erleben im Hier und Jetzt, z. B. wenn eine Klientin mit angehaltenem Atem und gesenktem Blick drei Stationen U-Bahn fährt, dann aber schnell aus dem U-Bahnhof läuft und erst dann wieder lebendig wird. Das ist natürlich nachvollziehbar und hilfreich, um den Alltag zu meistern. Neue Erfahrungen im Sinne neuer Lösungsversuche sind so aber nur begrenzt möglich, denn was übrig bleibt, ist oft die Erfahrung, dass erst das Verlassen der Situation rettend war: »Oh Gott, noch eine U-Bahn-Station mehr hätte ich nicht geschafft, dann wäre ich abgeklappt. Gut, dass ich jetzt ausgestiegen bin.« Oft geraten Klienten dabei zudem in so hohe Spannungszustände, dass sie den grünen Bereich verlassen und in Notfallreaktionen abrutschen (z. B. sich »wegbeamen«). Dadurch sind Hippocampus und Denker kaum präsent und das bewusste Neulernen von Angsthemmung ist nicht möglich.

Exposition funktioniert nur im grünen Bereich
Wenn Klienten sich solchen Situationen stellen, dann können sie zwar aufgeregt und angespannt sein, sollten aber im grünen Bereich bleiben, also jenseits von Notfallreaktionen und möglichst bewusst die Situation, die eigenen Gefühle und Gedanken wahrnehmen. Das neue Motto ist: »Augen auf und durch!«

Dazu ist es manchmal hilfreich, eine Angsthierarchie von eher leichten bis schwierigen Situationen zu erstellen (die dabei erwartete Angst wird von 1 bis 10 skaliert). Allerdings variiert die Angst in Situationen oft mit der Tagesform, darum ist so eine Angsthierarchie keine feste Größe.

Zur Vorbereitung solcher Experimente und Expositionen lohnt es sich immer wieder, gezielt nach den Katastrophenbefürchtungen des Angstmachers zu fragen und die eigene Haltung des Klienten zu diesen Befürchtungen neu zu klären. Dann sollte besprochen werden, welche schon erprobten Maßnahmen in der Exposition hilfreich sein könnten. Dies können imaginative Übungen sein, z. B. das »Helfer-Team« oder stärkende innere Leitsätze, aber auch Anker von Wohlfühlzuständen, Kuscheltiere oder Talismane.

Oft ist anfangs die Begleitung durch die Therapeutin in der Exposition sinnvoll. Auch kann eine Exposition in sensu (also nur die Vorstellung der angstauslösenden Situation) schon sehr herausfordernd und wirksam sein (v. a. bei generalisierter Angst und anderen Sorgen), bei konkreten phobischen Ängsten ist jedoch eine Exposition in vivo meist sinnvoll und wichtig. Der Effekt von Exposition liegt in der Wiederholung und Generalisierung. Das sollten Klienten wissen: Nur wenn wir neue Wege im neuronalen Dschungel regelmäßig benutzen, dann werden sie breiter und leichter zu begehen.

6.5.6 Beobachtungsaufgaben

Ausnahmen vom Problem beobachten
Eine für viele Patienten nützliche Einladung, den Fokus auf Ausnahmen vom Problemerleben hin zu Ressourcenzuständen zu richten, ist eine Standardintervention der lösungsorientierten Kurzzeittherapie (de Shazer 1985, zit. nach Weiss 2008, S. 164):

> »Zwischen jetzt und der nächsten Stunde beobachten Sie bitte die Dinge, von denen Sie möchten, dass sie sich möglichst oft ereignen.«

Angstprotokolle (»systemisch revisited«)
Angstprotokolle gehören zwar eher zum verhaltenstherapeutischen Standardrepertoire, können aber auch in systemischer Angsttherapie sinnvoll eingesetzt werden – allerdings unter anderen Vorzeichen. Während in der Verhaltenstherapie diese Verfahren eher diagnostischen Zielen und dem Gewinn von Kontrollgefühl dienen, so sind sie aus systemischer Sicht vor allem Musterunterbrechungen des bisherigen Lösungsversuchs (z. B. ängstliche Selbstbeobachtung: »Oh Gott, rast mein Herz schon wieder?« oder Vermeidungsversuche). Stattdessen gibt es die Aufgabe, ein detailliertes Protokoll (über die Situation, Angststärke, Gedanken und Körperempfindungen etc.) anzufertigen.

Die Einnahme der beim Protokollieren nötigen Beobachterperspektive stärkt zudem die präfrontalen, angstdämpfenden »Denkerfunktionen« sowie die Präsenz im Hier und Jetzt. Die Patientin verändert die beschriebene Kampf-Kontroll-Beziehung zu ihrer Symptomatik, denn hier soll sie ja gerade nicht bekämpfen, sondern genau beobachten und dabei skalieren. Dieses Vorgehen wird von Nardone (1997) ausführlich beschrieben. In der Praxis nutze ich diese Form der Selbstbeobachtung auch spielerisch in Verbindung mit Externalisierungstechniken unter dem Motto: »Dem Angstmonster auf die Schliche kommen: Wie oft war das Monster heute da? Was hatte das für Folgen? Wovon wird es angelockt? Wovon wird es vertrieben?«

Ein Risiko von allen Formen gezielter Selbstbeobachtung der Symptomatik, so auch von Angstprotokollen, ist jedoch die Verstärkung der Aufmerksamkeit auf das Symptom und damit eine mögliche Zunahme der Beschwerden, denn: Die Wahrnehmung folgt der Aufmerksamkeit.

6.6 Spannungsregulation: zurück in den grünen Bereich

In diesem Abschnitt werden verschiedene Methoden vorgestellt, die dabei helfen können, die Spannung wieder zurück in den grünen Bereich zu führen und das Häschen-Gehirn zu beruhigen. Sie sind sowohl für die Reorientierung aus Über- und Unterspannung gedacht als auch bei Nervosität, Unruhe und Anspannung. Alle Übungen sind sowohl für Patientinnen als auch für Therapeutinnen nutzbar. Das Erlernen von Selbstregulation und Beruhigung des autonomen Nervensystems durch das Aktivieren von Erfahrungen von Sicherheit und Verbundenheit wurde zuerst in traumatherapeutischen Konzepten stark in den Vordergrund gerückt. Die Bedeutung von Sicherheit und (Co-)Regulation des autonomen Nervensystems wird in neueren, neurowissenschaftlich orientierten psychotherapeutischen Konzepten zunehmend fundierter begründet, allen voran in der Polyvagaltheorie (Porges 2017) und ihrer klinischen Anwendung (Dana 2018).

6.6.1 Problemtrance? Bitte aussteigen! – Körper, Bewegung und Atem als Universalhilfe

Angst ist häufig mit einem seelisch-körperlichen Zustand verbunden, der in der Sprache der Hypnotherapie Problemtrance genannt wird. Zur Angst gehört eine bestimmte Haltung, Atmung, Mimik usw. Immer, wenn Klienten im Problemerleben einfrieren oder ratlos, hilflos, resigniert und ängstlich wirken, leer im Kopf sind, alles wie im Nebel ist, sie also wahrscheinlich außerhalb ihres grünen Bereichs sind, dann hilft der Fokus auf Körper, Bewegung und Atem. Durch die Störung des körperlichen Angstmusters und die Beschäftigung des Gehirns mit Aufstehen, Atmen und gezielten Bewegungen wird der »Denker« reaktiviert, werden der Angst Ressourcen entzogen und das Erleben verändert sich.

Auch viele Therapeuten kennen Problemtrancen - meist durch Häschen-zu-Häschen-Kommunikation mit den Klienten. Die Problemtrance der Therapeutin ist dann meist ein guter Hinweis darauf, dass es der Klientin schon eine Weile ähnlich oder schlechter geht. Dann ist in der Therapie ein guter Zeitpunkt, kurz zusammen aufzustehen, sich zu bewegen, das Fenster zu öffnen und den Körper bewusst wahrzunehmen. Gute Hinweise auf Problemtrancen (und dafür, dass sich jemand außerhalb seines grünen Bereichs befindet) sind eingeschränkte Körperwahrnehmung, Missempfindungen, Blickveränderungen und stockender Atem.

Ist die Therapeutin unsicher, wie es der Klientin geht, dann können folgende Fragen helfen, den Fokus auf Körper und Atem zu richten und dabei den Belastungsgrad der Klientin einzuschätzen:

- »Spüren Sie Ihren Rücken an der Rückenlehne / die Füße auf dem Boden? Falls nicht, können Sie es mal probieren? Wenn das nicht geht, dann stehen wir kurz auf und bewegen uns ein bisschen ...«
- »Atmen Sie noch? Falls nicht, tun Sie es mal bewusst mit ein paar tiefen Atemzügen ...«
- »Können Sie mich klar sehen und deutlich hören?«

Bei vielen Klienten ist der Einbezug von Körper und Bewegung Teil der Therapie in fast jeder Stunde. Diese Art von Fragen oder das gelegentliche Aufstehen und Bewegen lösen zwar manchmal anfangs Verwunderung aus, werden später aber oft dankend angenommen.

6.6.2 Body-to-Brain-Übungen: Reorientierung und Sicherheit durch Bewegung

Gezielte körperliche Aktivierung kann ausgesprochen angsthemmend wirken. Dazu gehören:

- singen, summen, wie ein Pferd schnauben
- leichtes Hüpfen und weich in die Knie gehen
- Arme und Oberkörper von links nach rechts schwingen
- breitbeinig fest auf dem Boden stehen und die Hände in die Hüften stemmen
- Gewinnerpose: Arme hoch und sich großmachen.

Eine schöne Illustration dieser Übungen und weitere »Body-to-Brain«-Methoden finden sich in dem Buch von Claudia Croos-Müller (2012).

6.6.2.1 Die Wand-Druck-Technik

Diese Methode (bis Spannungslevel 8–9 oder zur Reorientierung aus Unterspannung, siehe Abb. 17) hilft gut bei starker sympatischer Anspannung, aber auch wenn Patienten zu parasympathischer Aktivierung neigen, also zu Unterspannung mit Schwäche, Benommenheit, Schwindel usw.

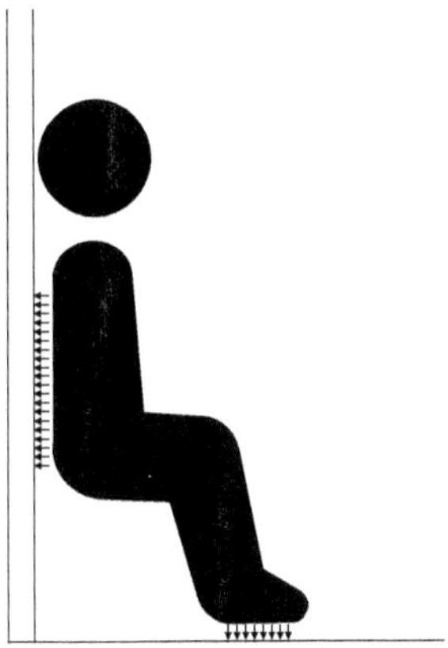

Abb. 17: Wand-Druck-Technik

Übung: Wand-Druck-Technik

Die *Aufgabe* ist, den Rücken möglichst gerade an die Wand zu bringen, dabei etwas in die Knie zu gehen und den Rücken ganz fest in die Wand zu drücken. Je nach Fitness und gewünschter Aktivierung kann der Patient auch so weit in die Knie gehen, dass die Oberschenkel parallel zum Boden sind.

Ziel ist es, die Beine, v. a. die Oberschenkelmuskulatur, zu aktivieren bis hin zur Ermüdung.

Eine weitere nützliche Body-to-Brain-Methode ist die unter Abschnitt 6.5.3.1 beschriebene Problem-Lösungs-Gymnastik.

6.6.2.2 Motorische Koordinationsübungen (bis Spannungslevel 8 oder 9)

Motorische Koordinationsübungen helfen, das körperliche Angstmuster noch effektiver zu verstören, den Denker zu reaktivieren und sich im sicheren »Hier und Jetzt« zu reorientieren. Die gezielte Nutzung dieser Übungen habe ich bei Lydia Hantke und Hans-Joachim Görges gelernt. Sinn der Übungen ist nicht, sie zu beherrschen, sondern sie nur mit »Knoten im Kopf« oder gar nicht korrekt ausführen zu können. Nur dann ist der Denker aktiviert und das automatisierte körperliche Problemmuster wird durchbrochen. Das hilft auch, wenn Patienten in der Therapie in starke Angst oder Belastungserleben rutschen.

Übung: Klopfen - Kreisen

Manche kennen diese Übung aus Kinderzeiten: Die flache Hand über dem Kopf kreisen lassen. Dann zeitgleich die andere Hand in gerader Linie vom Bauch weg und wieder auf den Bauch klopfen, wieder gerade weg vom Bauch usw.

Wenn das zu einfach ist und automatisch läuft, ist der Denker nicht genug aktiviert, um zu wirksam zu reorientieren. Dann hilft vielleicht die folgende Übung.

Übung: Kreis - Quadrat

Mit der einen Hand Kreise in die Luft zeichnen, mit der anderen Hand daneben zeitgleich Quadrate zeichnen.

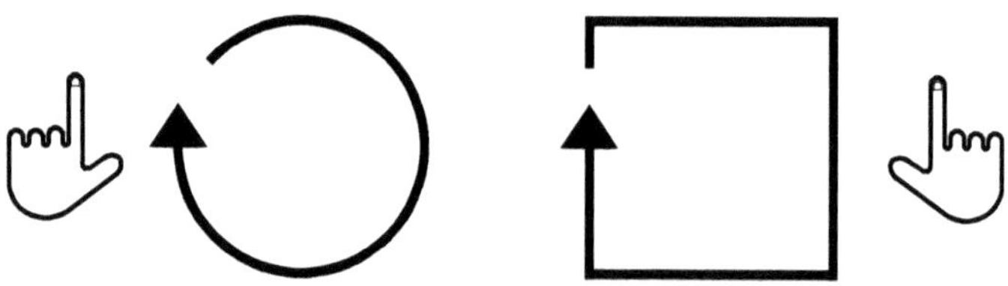

Abb. 18: Kreis – Quadrat

Wenn auch das zu einfach ist, bringt vielleicht die nächste Übung den Denker zum Knirschen.

Übung: Gegenläufige Kreise

Auf ein Bein stellen und mit dem freien Fuß über dem Boden Kreise in die Luft zeichnen. Dann mit der gleichseitigen (!) Hand Kreise in die andere (!) Richtung zeichnen.

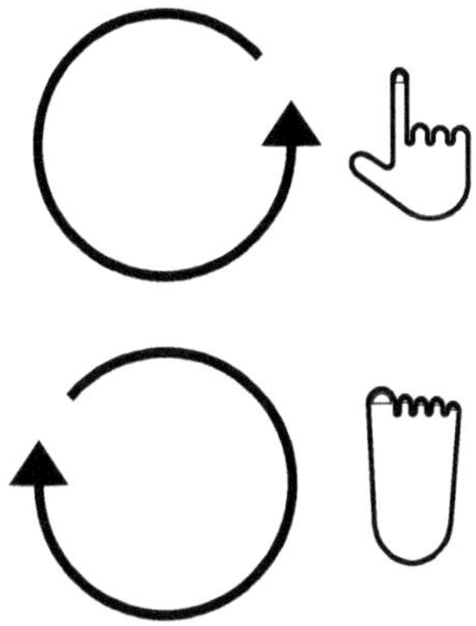

Abb. 19: Gegenläufige Kreise

Übung: Jonglieren

Jonglieren und Grübeln oder angstvolle Anspannung passen nicht zusammen. Wer es schon beherrscht, kann es bei »Grübel-Sorgen-Attacken« oder bei Anspannung sofort einsetzen. Wer es noch nicht kann, probiert am besten am Anfang, einen Ball in immer gleicher Flugbahn von einer Hand in die andere zu werfen.

Zum Ausprobieren der Übungen:

Damit Sie selbst die Übungen probieren können, empfehle ich folgenden Test:

- Denken Sie an eine leichte bis mittlere (vergangene oder zukünftige) Belastung und vertiefen Sie sich kurz darin!
- Nehmen Sie wahr, wie sich dabei der Körper anfühlt und welche Gefühle auftauchen.
- Wie belastend fühlt sich das an (0–10)?
- Jetzt probieren Sie die Übungen aus: Klopfen – Kreisen, Kreis – Quadrat, gegenläufige Kreise, ggf. Jonglieren.
- Wie fühlt sich der Körper jetzt an? Wie hoch ist die Belastung (0–10)?

6.6.3 Angst und Panik beatmen

Bei Stress und Anspannung bis hin zum Überschießen in Panik und Notfallreaktionen übernimmt das sympathische Nervensystem die Oberhand – mit der Folge von schnellem Puls mit geringer Schwankungsbreite und flacher schneller Atmung. Neigen Patienten zur Hyperventilation, so führt der dabei entstehende überschüssige Sauerstoff im Blut zu einer Verstärkung der sehr unangenehmen Körpersensationen bei Angst (Kribbeln, Schwindel, Engegefühl, Verschwommensehen etc.).

Durch langsames und bewusstes Atmen jedoch nimmt die Aktivität des Vagusnervs zu, der das parasympathische Nervensystem kontrolliert – die Herzrate wird flexibler, nimmt ab und die überschießenden Sympathikus-Reaktionen werden ausbalanciert (LeDoux 2016, S. 501 f.).

In Psychotherapie, Yoga und Meditation werden vielfältige Atemtechniken zur Regulation von Spannungszuständen beschrieben (Zwerchfellatmung, Bauchatmung, Tütenatmung, Pranayama-Atmung etc.). Deren hilfreichstes gemeinsames Merkmal scheint die Verlangsamung des Atems und der Fokus auf die Ausatmung zu sein.

6.6.3.1 Strohhalmatmung (Lippenbremse) bei Angst und Panik (für Spannungslevel 5-10)

Als wirksam und einfach hat sich die »Strohhalmatmung« bewährt, die ich schon im Abschnitt 6.5.4.1 beschrieben habe (die Anleitung finden Sie dort). Vorteil dieser Atemtechnik ist es, dass Patientinnen sie auch in extremer Hochspannung und bei Panikattacken einsetzen können, wo sonst nichts mehr hilft – im Gegensatz zum Atmen in eine Plastiktüte, die zum Teil den gleichen Zweck erfüllt, nämlich den überschüssigen Sauerstoff im Blut abzubauen.

Bei Menschen mit Panikattacken ist der Hinweis wichtig, dass die Strohhalmatmung gut auch während einer Panikattacke einsetzbar ist, dann aber aufgrund der hohen Erregung oder wegen des Weinens zunächst oft nur stockend funktioniert. Ich mache zur Demonstration auch manchmal vor, wie jemand in einer Panikattacke aus heftiger stockender Atmung in die Strohhalmatmung wechselt.

6.6.4 Die Wahrnehmung folgt der Aufmerksamkeit

Wenn es gelingt, die Aufmerksamkeit gezielt auf positive Erfahrungen und Kontexte zu richten, so verändern sich unsere emotionalen und körperlichen Reaktionen. Ein häufiges Problem für Angstpatienten mit sog. Entspannungsverfahren ist jedoch, vor allem bei körperbezogenen Ängsten und im akuten Angstanfall, dass die Instruktionen zwar umgesetzt werden, aber nicht die gewünschte Wirkung bringen (»Mein Herz schlägt ruhig und gleichmäßig« – »Nein, es schlägt unruhig, hoffentlich stolpert es nicht!«). Entspannung soll dann als Waffe im Kampf gegen die Angst dienen. Es werden zwar positive Suggestionen genutzt, diese fokussieren aber die Aufmerksamkeit weiter an der angstbesetzten Stelle (z. B. dem Herzschlag). Hilfreicher sind daher Methoden, die das Erleben von Angstsymptomen und Sorgen zulassen, diese aber schrittweise durch eine Verlagerung der Wahrnehmung hin zu angstinkompatiblen Inhalten hemmen. Den meisten Patienten kündige ich diese Übungen daher nicht als Entspannungsmethode an, sondern eher als Wahrnehmungs- oder Fokussierungsübung.

6.6.4.1 Die 5-4-3-2-1-Methode (für Spannungslevel bis 8)

Diese einfache Fokussierungsübung stammt in der hier beschriebenen Form von Yvonne Dolan, ist jedoch inzwischen weitverbreitet und modifiziert. Ich erkläre den Sinn der Übung für Patienten meist, wie in der Einführung beschrieben.

Übung: Die 5-4-3-2-1-Methode

Ziel:

- Selbstberuhigung, Reorientierung und Verankerung im Hier und Jetzt durch Fokussieren der Sinneswahrnehmungen: Sehen, Hören und Spüren (statt gedanklichem Kreiseln in Belastungen aus der Vergangenheit und Sorgen aus der Zukunft)
- Abfangen von Unruhezuständen, Grübelunterbrecher, evtl. Einschlafhilfe, Reorientierung aus inneren Angstbildern, Flashbacks und Albträumen

Einführung:

»Ängste und Sorgen beziehen sich ja häufig auf die Vergangenheit (unangenehme Erfahrungen) oder Zukunft (z. B. anstehende Herausforderungen). Bei der inneren Vorstellung dieser vergangenen oder zukünftigen Situationen reagiert unser Organismus mit Angst. Das eigentliche Hier und Jetzt ist jedoch meist ein sicherer Ort, z. B. das eigene Bett, die Wohnung oder der Therapieraum ... Wenn es uns gelingt, die Wahrnehmung dieses sicheren Hier und Jetzt zu stärken, dann steigt die Chance, dass wir uns beruhigen und sicher fühlen können und die Spannung etwas nachlässt. Diese Hier-und-Jetzt-Wahrnehmung verstärken wir durch gezieltes Ansprechen der Sinneskanäle: Sehen, Hören und Spüren. Haben Sie Lust, es auszuprobieren? Für die Übung wechsle ich gern zum du, das ist meist leichter. Wäre das o.k.?«

Ablauf:

- Möglichst dem Klienten nicht direkt gegenübersitzen, sondern eher nebeneinander.
- *Einstieg:* »Ich werde dich jetzt gleich bitten, die einzelnen Sinne Sehen, Hören und Spüren nacheinander wahrzunehmen. Zunächst sollst du innerlich 5 Dinge benennen, die du gerade sehen kannst, dort wo dein Blick sich gerade ausruht. Dann 5 Dinge, die du hören kannst, und dann 5 Dinge, die du spüren kannst mit der Außenseite deines Körpers. Danach machen wir noch ein paarmal das Gleiche, aber immer kürzer, also 4 Dinge sehen-hören-spüren, 3 Dinge, 2 Dinge usw. Du musst nichts weiter machen, ich führe dich durch die Übung, o. k.?«
  - »Gut, dann such dir eine bequeme Haltung.«
  - »Und such dir mal einen Punkt, an dem deine Augen sich ein bisschen ausruhen können, etwas oberhalb deiner Augenhöhe.«
  - »Nimm 1–2 bewusste Atemzüge, dann lass deinen Atem fließen.«
- *Sehen:*

  »Benenn jetzt innerlich, still für dich, *5 Dinge, die du gerade sehen kannst*. Lass die Augen dabei weiter an der Stelle ruhen ..., nimm einfach Dinge wahr, die in deinem Blickfeld sind ..., auch Details und Kleinigkeiten: z. B. ›Ich sehe den kleinen Punkt auf der Tapete ..., ich sehe meine Nase ..., ich sehe den Baum vor dem Fenster ...‹«

»Wenn du so weit bist, kannst du kurz nicken oder ›hm‹ machen, dann geht es weiter.«

- *Hören:*

  »Benenn jetzt innerlich 5 Geräusche oder Laute, die du gerade hören kannst, z. B. ›Ich höre das Knacken der Heizung ..., ich höre die Autos draußen ..., ich höre meinen Atem ...‹«

  »Wenn es gerade sehr still ist, dann benenne: ›Ich höre die Stille ..., ich höre immer noch Stille ...‹«

- *Spüren:*

  »Jetzt benenn 5 Dinge, die du mit der Außenseite deines Körpers spüren kannst, also Berührung, Druck, Wärme usw., z. B. ›Ich spüre die Rückenlehne des Sessels ..., ich spüre die Wärme meiner Hand auf meinem Oberschenkel ..., ich spüre, wie mein rechter Schuh ein bisschen drückt ...‹«

- *Dann analog:*

  4 x Sehen, 4 x Hören, 4 x Spüren (wiederholtes Benennen von Dingen ist in Ordnung!)

  3 x Sehen, 3 x Hören, 3 x Spüren

  2 x Sehen, 2 x Hören, 2 x Spüren

  1 x Sehen, 1 x Hören, 1 x Spüren

- *Abschluss* mit 1–2 tiefen Atemzügen und Räkeln oder Strecken
- *Anregung zum wiederholten Üben*, zunächst in unbelasteten Alltagssituationen
- *Variation:* Die Umkehrung der Reihenfolge geht auch, also 1-2-3–4-5, für manche Patienten ist ein kürzeres Set oft angenehmer, also 3–2-1 oder 1–2-3

- *Achtung:* Ist das Spannungslevel zu Beginn sehr hoch oder sehr niedrig, also außerhalb oder an der Grenze des grünen Bereichs, dient die Übung vorrangig der Reorientierung im Hier und Jetzt und sollte dann kürzer und zügiger gemacht werden, ggf. auch im Stehen und ohne Blickfixierung an einer Stelle. Bei Anleitung durch die Therapeutin sollte diese dann präsenter und direktiver im Kontakt sein: »O. k., los geht's. Kommen Sie, wir stehen zusammen

auf und Sie benennen 3 Dinge, die Sie gerade sehen können … Fertig? Dann weiter – 3 mal hören …«
Ist das Spannungslevel zu Beginn im mittleren Bereich, kann die Übung eher zur Entspannung genutzt und viel langsamer gemacht oder angeleitet werden. Viele Klienten nutzen sie so zum Einschlafen (ohne den Kanal »Sehen«) oder zur gezielten Entspannung.

6.6.4.2 Der innere Wohlfühlort (für Spannungslevel bis 7)

Angstklienten sind oft Meister der inneren bildhaften Vorstellung. Je bildhafter bedrohliche innere Vorstellungen sind, desto ängstigender sind sie, denn unser Gehirn macht wenig Unterschiede zwischen einer lebendigen bildhaften Vorstellung und echtem Erleben. Angst braucht daher Fantasie. Diese Fähigkeit kann in der Therapie jedoch ausgesprochen hilfreich sein. Viele Angstklienten erleben gezielte positive Imaginationen als hilfreich, wie die folgende Übung, wo es darum geht, gedanklich an einen inneren Wohlfühlort zu verreisen (statt an innere »Belastungsorte«). Die Übung stammt, wie auch die vorige, aus der Traumatherapie, und ist vielen als »innerer sicherer Ort« bekannt. Die Bezeichnung »Wohlfühlort« lässt bewusst mehr Spielraum, denn das Gegenteil von Angst ist nicht immer und für alle Klienten Sicherheit, sondern manchmal auch Freude, Spaß, Vertrauen, Kompetenz oder Genuss.

Übung: Wohlfühlort

Ziel: Selbstberuhigung, Wohlgefühl, Erleben von Sicherheit und Geborgenheit oder anderen angenehmen Gefühlen durch intensive Vertiefung in das Bild eines positiven und sicheren inneren Ortes

Einleitung:

»Such dir eine bequeme Haltung (im Sitzen oder Liegen).«

»Wenn du magst, dann lass deine Gedanken und Gefühle innerlich auf die Suche gehen nach einem Ort, an dem du dich richtig wohl, sicher und geborgen fühlen kannst. Das kann ein realer Ort sein, wie z. B. ein schöner Urlaubsort – oder ein Ort aus einer Geschichte, einem Film, aus deiner Fantasie – oder eine Mischung von allem …«

Beschreibung und Ausgestaltung des Wohlfühlortes (1. Durchgang):

- Langsam machen, den Klienten suchen lassen, oft kommt nicht sofort ein spontanes Bild. Die Therapeutin kann auch mit dem Klienten gemeinsam überlegen, was gut passen würde. Manche Klienten tauchen schnell in ein spontanes Erleben ein, mit anderen wird der Ort eher »technisch« gebaut.
- Wenn eine Idee von einem guten Ort da ist und die Vorstellung für den Klienten angenehm ist, dann lassen Sie sich vom Klienten den Ort beschreiben und laden Sie ihn ein, das Wahrnehmen und Erleben zu vertiefen, indem Sie die einzelnen Sinneskanäle ansprechen. Schreiben Sie die wichtigen Features möglichst genau und wörtlich mit!
- Achten Sie auf die nonverbalen Signale des Klienten (lächeln, vertieftes Atmen usw.)!
- »Wo befindet sich der Ort? Wie sieht es dort aus?«
- »Was kann man dort sehen? ... hören? ... mit dem Körper spüren? ... riechen? ... schmecken?«
- »Wie warm oder kalt ist es dort? Welche Tageszeit ist gerade?«
- »Wo bist du an dem Ort und was tust du gerade?«
- »Welche Gefühle tauchen in dir dort auf?« Wenn diese angenehm sind: »Wo spürst du ... (Gefühl) in deinem Körper?«
- ggf. Veränderungen anbieten, um das Erleben von Sicherheit und Wohlgefühl noch zu verstärken:
- »Gibt es etwas, das außerdem noch gut wäre, sodass du dich noch sicherer und wohler an deinem Ort fühlen kannst?« (z. B. Tiere, Bewacher, unsichtbare Schutzglocke oder Kraftfeld ...)
- Hinweis: Nach Möglichkeit keine realen Menschen mit an den Ort nehmen (»denn mit allen Menschen kann man sich mal streiten – und dieser Ort soll ja auch dann sicher und gut sein«), stattdessen evtl. Tiere, innere Helfer, gute Feen, Zauberer. Mögliche Ausnahme: verstorbene Bezugspersonen, wo die Trauer abgeschlossen ist, wo also die positive Beziehung nicht mehr durch neue Erfahrungen gestört werden kann, z. B. eine fürsorgliche Oma.

Vertiefung (2. Durchgang):

Wiederholung der Beschreibung durch die Therapeutin mithilfe der wörtlichen Notizen, während der Klient sich in das Erleben des Ortes vertiefen und ggf. korrigieren kann: »Darf ich dir deinen Wohlfühlort noch mal beschreiben und du kannst genießen und schauen, ob er sich stimmig anfühlt?«

- Geben Sie wichtige Merkmale des Ortes möglichst wörtlich wieder. Seien Sie nicht kreativ. Verlangsamen Sie ggf. Ihre Sprache etwas, wenn das für den Klienten angenehm erscheint (leichte Trance).
- Lassen Sie dem Klienten Zeit zu genießen und kommen dann zur Verankerung.

Verankerung:

»Gibt es einen Namen für diesen Ort oder eine Bezeichnung, die für dich dazu passt?«

»Gibt es einen Gegenstand oder ein Symbol, das dich in deinem Alltag an deinen Ort erinnern könnte?«

»Gibt es eine Körpergeste, die dich an deinen Ort erinnern kann?« (suchen lassen)

Ggf. Reorientierung: Falls der Klient noch nicht reorientiert ist, bitten Sie ihn, die Augen zu öffnen und langsam zurückzukommen.

Einladung zum Üben mithilfe der Anker (Name, Geste, Symbol) außerhalb von Belastungssituationen im Alltag

Variante: Die Übung lässt sich nicht nur für die erwachsene Klientin, die »Chefin«, gebrauchen, sondern auch für innere Anteile, vor allem ängstliche oder kindliche verletzte Seiten. Oft haben diese dann aber andere Wohlfühlorte als die Erwachsene.

6.6.4.3 Hand auflegen und atmen: Kontakt zur Angst im Körper

Sehr hilfreich ist das Auflegen der Hand auf die Stelle im Körper, wo die Angst am stärksten spürbar wird, meist sind das Brust und Hals: »Wo im Körper spüren Sie die Angst am stärksten? Können Sie dort mal zart Ihre Hand hinlegen, so als würden Sie der Angst zeigen: ›Ich bemerke dich, es ist o. k., dass du da bist.‹ Und dabei bewussst atmen und vielleicht den Atem wie einen freundlichen Gruß dorthin schicken, um der Angst zu zeigen: ›Guck mal, hier können wir atmen, hier ist es sicher.‹«

6.6.5 Gute Vermeidung - schlechte Vermeidung: Handlungskompetenz oder Angstverstärker?

Vermeidung ist oft wichtiger Bestandteil erfolgreicher Bewältigungsstrategien - wenn ein schüchterner Mensch sich eine Begleitung für die anstehende Party organisiert, wenn ein Kind darauf besteht, dass die Eltern beim Verabschieden zur Klassenfahrt einfach gehen statt winkend am Bahnsteig stehen sollen, oder wenn Talismane, Notfallpillen und Kuscheltiere als hilfreiche Begleiter fungieren. Vermeidung und Sicherheitsstrategien zur Bewältigung von Angstsituationen gelten aber insbesondere in verhaltenstherapeutisch geprägten Kontexten oft als generell problematisch, wenngleich sich auch hier ein Wandel vollzieht (Hoyer u. Heinig 2015).

Die Entscheidung, ob eine Strategie eher problematische Vermeidung oder hilfreiches Mittel zur Erreichung von Zielen ist, kann man im Einzelfall nicht immer leicht treffen. Orientierung gibt die Frage, ob die Strategie selbstbestimmt eingesetzt wird und dazu dient, die eigene Spannung zurück in den grünen Bereich zu führen und sich dann der Herausforderung zu stellen, oder ob das Motiv der Angstvermeidung im Vordergrund steht. LeDoux (2016, S. 499 ff.) plädiert dafür,

> »das Gleichgewicht von der pathologischen zur anpassungsorientierten (vorsorglichen) Vermeidung zu verschieben.«

Als Beispiel dient die Illustration in Abb. 20 (s. S. 216).

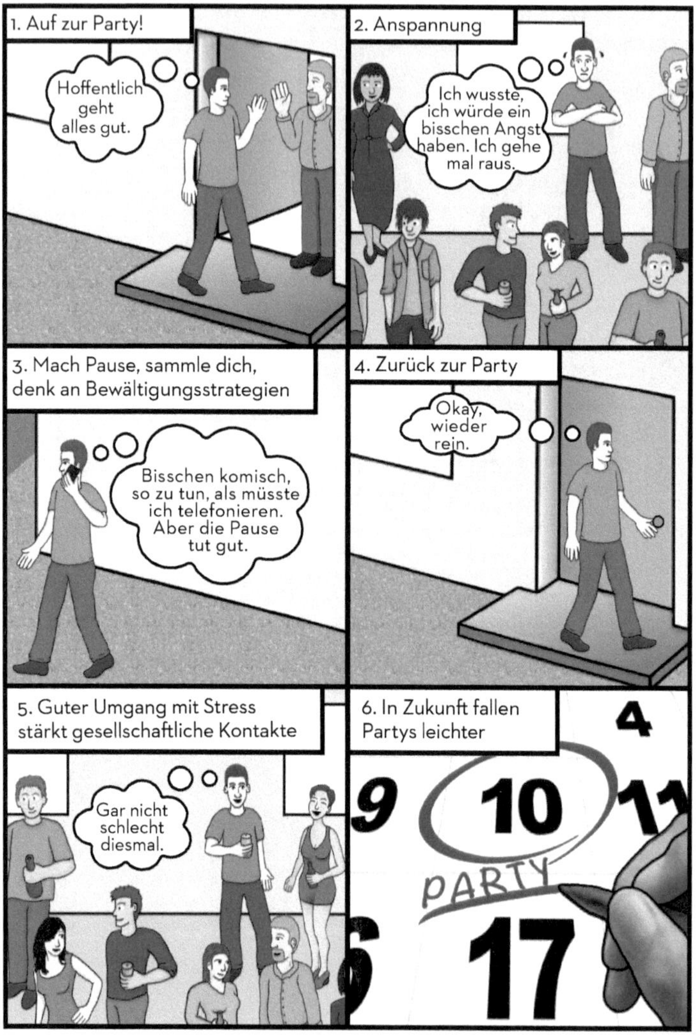
1. Auf zur Party!
Hoffentlich geht alles gut.
2. Anspannung
Ich wusste, ich würde ein bisschen Angst haben. Ich gehe mal raus.
3. Mach Pause, sammle dich, denk an Bewältigungsstrategien
Bisschen komisch, so zu tun, als müsste ich telefonieren. Aber die Pause tut gut.
4. Zurück zur Party
Okay, wieder rein.
5. Guter Umgang mit Stress stärkt gesellschaftliche Kontakte
Gar nicht schlecht diesmal.
6. In Zukunft fallen Partys leichter
4
9
10
PARTY
17

Abb. 20: Vermeidung als adaptive Bewältigung[9]

9 Aus LeDoux (2016, S. 500). Illustration by Robert Lee. Mit freundlicher Genehmigung von Ecowin, Wals bei Salzburg, und Brockman, Inc., New York.

6.7 Rückfallprophylaxe: Wenn die Symptome Ehrenrunden laufen

Oft nehmen gerade zum Ende einer Therapie Verunsicherung und Ängste noch einmal zu. Diese beziehen sich vor allem auf die Fortdauer der erreichten Verbesserung, also ein hoffendes, aber auch bangendes: »Mir geht es ja gut, aber oh je: Hoffentlich bleibt das auch so, wenn ich nicht mehr zu Ihnen komme!« Wenn ich dann als Therapeut scheinbar ermutigend antworte: »Ja, bestimmt! Sie schaffen das!«, so ist dies der Einstieg in eine Wiederauflage der alten Lösungsversuche und der Angst-Kampf-Kontrollbeziehung des Patienten zu seiner Angst, nach dem Motto: »Hoffentlich kommt die Angst nicht wieder und wenn doch, hoffentlich schaffe ich es dann, sie wieder wegzukriegen ...« Hilfreich sind hingegen die nachfolgenden Ideen.

Angekündigter Rückfall und Rückfallverschreibung
Angstreaktionen werden in der Regel nicht dauerhaft gelöscht. Die bestehenden neuronalen Muster sind prinzipiell wieder aktivierbar – die Angst-Autobahnen bleiben in Teilen bestehen, auch wenn zurzeit wenig Verkehr auf ihnen ist. Therapieerfolg sollte daher auf keinen Fall als dauernde Symptomfreiheit definiert werden, im Gegenteil: Oft wünsche ich Patienten zum Ende der Therapie (oder auch zwischendrin), dass die Symptome mal wieder öfter auftreten sollen, damit sie überprüfen können, ob die neuen Strategien des Umgangs mit ihnen noch funktionieren. Auch die Prognose, dass »bestimmt einige Symptome immer mal wiederkommen« werden, hilft, die bange Erwartung des »Hoffentlich nicht wieder ...« zu torpedieren. Schumacher (2011) formuliert dies als »Keine Angst, die Angst kommt wieder!«.

Rückfall, Vorfall, Ehrenrunde – Reframing des Rückfalls
Gunther Schmidt (2004) beschreibt die tückischen Implikationen des Rückfall-Begriffs: Erstens wird damit suggeriert, dass es eine mögliche Rückkehr in einen vorher bestehenden Zustand gibt, so als hätten zwischendurch keine Therapie und keine neuen Erfahrungen stattgefunden. Da das praktisch und theoretisch unmöglich ist, wird der sogenannte »Rück-Fall« eventuell eher zu einem »Vor-Fall«, einer neue Entwicklung also, mit der es umzugehen gilt. Zweitens impliziert der Rückfall ein passives und unfreiwilliges Erleben und Verhalten, als

könne man nichts dafür tun, woanders zu landen, als man bei einem Rückfall zu landen glaubt.

Ankoppelnd an diese passive Wirklichkeitskonstruktion der Patienten benenne ich Rückfälle daher oft als »Ehrenrunden, die die Symptome manchmal laufen, so als müssten die zeigen, dass sie auch noch da sind … Da kann man denen ruhig die Ehrenrunde lassen und dann in Ruhe weitermachen« (vgl. Schmidt 2004). Ein anderes Reframing ist, »dass der Angstmacher mal wieder zu Besuch bei Ihnen kommt, weil er wieder meint, er muss Sie auf seine harte Tour retten. Aber Sie wissen ja, wie es besser für Sie ist …«

Verschlimmerungsfrage: Was müssten Sie tun, damit die Angst Sie wieder im Griff hat?
Um den Rückfall in eine aktive Handlungserwartung zu verwandeln, helfen in der Regel Verschlimmerungsfragen, z. B.: »Sie sind ja froh, so wie es jetzt ist, aber – nur mal angenommen, Sie wollten es drauf anlegen und sich wieder so richtig reinreiten, so dass ihr Körper Ihnen wieder eine Panikattacke nach der anderen serviert – was müssten Sie dafür tun?« Oft wissen Patientinnen dann recht gut, wie das gehen würde, z. B.: »Ach, ich müsste wieder dauernd über meine Grenzen gehen und mich dann auch noch innerlich fertigmachen, dass ich nicht noch mehr schaffe.« Manchmal wird diese Frage aber auch anders beantwortet, nämlich mit möglichem Unglück, durch das die Symptome wieder hervorgerufen würden: »Wenn mein Partner sich trennen würde, das wäre die Katastrophe, da würde es bestimmt wieder losgehen!« Dann ist es sinnvoll, den erneuten Besuch der Symptome als wichtigen Hinweisgeber für Bedürfnisse zu verstehen.

Der »Rückfall« als Hinweisgeber und wichtige Information
Oft wird für eventuelle Belastungen oder anstehende Entwicklungsaufgaben eine erneute »Verschlimmerung« befürchtet: »Wenn ich mal schwanger bin, hab ich bestimmt Panik vor der Geburt!« oder »Wenn meine Mutter irgendwann stirbt, dann geht vielleicht alles wieder los, weil ich das nicht verkrafte«. Neben freundlicher Ermutigung bewerte ich dann eine mögliche Verstärkung der Symptome als »wichtigen Hinweis und Information Ihrer Seele, dass das eine Aufgabe ist, die Sie total fordert und bei der Sie möglichst liebevoll und freundlich mit

sich umgehen sollten, um sie zu schaffen - wenn nötig, melden Sie sich dann einfach noch mal.«

Melden Sie sich mal wieder …
Die Erwartung eines endgültigen Abschieds schreckt viele Klientinnen. Diese fordere ich daher zum Therapieende aktiv auf, sich »gerne noch mal zu melden: wenn es Bedarf gibt, aber vor allem wenn nicht. Geben Sie mir doch nach ein paar Monaten ein kurzes Update, wie es Ihnen geht«. Dies schafft oft Erleichterung und ermöglicht eine bessere Ablösung - nur wenige Klienten lassen allerdings wieder von sich hören.

»Es geht mir wieder schlecht …« - Einladung zur Auffrischung
Das Leben und so auch die Symptombelastung von Patienten verläuft oft in Phasen von relativer Stabilität oder Instabilität. Wenn Patienten eine Verstärkung der Symptome erleben, so verstehe ich auch das nicht als Rückfall, sondern als Entwicklung, die eventuell eine Auffrischung der bisher hilfreichen Strategien und Haltungen braucht - eine Erinnerung, dass auch die Angst-Autobahn Abfahrten hat. Dann reichen meist wenige Termine und die Erinnerung daran, sich z. B. um kindliche Anteile zu kümmern, das eigene Belastungslevel im Blick zu behalten, Selbstregulationsübungen aufzufrischen usw.

7 Was sonst noch hilft

7.1 Grundanspannung reduzieren – den Alltag neu gestalten

Angststörungen gehen oft mit einem allgemein erhöhten und unflexiblen Spannungslevel und eingeschränktem grünen Bereich einher. Dadurch reichen oft verhältnismäßig kleine Belastungen, um Angstreaktionen oder Übererregung bis hin zu Panikattacken auszulösen. Therapeutisches Ziel ist es dann, die Grundspannung im Alltag zu reduzieren und den grünen Bereich zu erweitern.

Es geht um die Fähigkeit, trotz kurzer Spannungsausschläge handlungsfähig zu bleiben. Folgende beispielhafte Ideen können dabei hilfreich sein:

- Rituale und Wohlfühlinseln im Tagesablauf schaffen, Aufgaben und Belastungen abgeben
- ausreichend schlafen, essen, stärkende Kontakte pflegen
- Sport und angenehme Aktivitäten ausbauen
- Wohn- und Lebensumfeld gestalten (z. B. Schlafzimmer verschönern)
- latente Konflikte und herausfordernde Lebensthemen (»Angstfutter«) wahrnehmen und klären
- Schulung von nicht beurteilender Achtsamkeit und Meditation, wie sie von Jon Kabat-Zinn mit seinem Werk »Gesund durch Meditation« (2013) bekannt gemacht wurde. Dies kann von Angstpatienten auch außerhalb der Therapie zum Beispiel in Übungen und Kursen zur Mindfulness-Based Stress Reduction (MBSR) erlernt werden.

7.2 EMDR und andere traumabearbeitende Verfahren

Hofmann (2014, S. 145 ff.) beschreibt gute empirische Belege für EMDR in der Angsttherapie, vor allem bei spezifischen Phobien, wenn diese nach belastenden Ereignissen entstehen und traumatisch verarbeitet werden. Traumatische Verarbeitung findet sich auch oft bei Panikstörung und Agoraphobie: Vielfach wird zumindest der erste Panikanfall als traumatisches Ereignis erlebt. Auch bei sozialen Ängsten spielen traumatisch verarbeitete Erfahrungen von Scham und Demütigung oft eine wichtige Rolle. EMDR oder andere traumabearbeitende Verfahren nutze ich in meiner Praxis häufig zusätzlich zu den hier beschriebenen Methoden, um die Integration traumatisch verarbeiteter Erfahrungen zu fördern. Prozessiert werden meist das erste Belastungsereignis, das schlimmste Ereignis, das am kürzesten zurückliegende sowie relevante Trigger und angstbesetzte Zukunftsbilder.

7.3 Medikamente bei Angststörungen

Die Verordnung von Medikamenten und die Beratung dazu gehört grundsätzlich zu ärztlichen, nicht psychotherapeutischen Aufgaben. In der psychotherapeutischen Praxis sind aber Fragen zu Medikamenten häufiges Thema: »Soll ich Medikamente nehmen?«, »Wie sind Ihre Erfahrungen damit?«, »Ich habe Potenzprobleme, kann das an dem Medikament liegen?«, »Wird man davon abhängig?«, »Ich würde gern die Medikamente absetzen, habe es aber schon öfter versucht und es ging mir immer sofort schlechter« usw. Das hat mehrere Gründe: Die Vertrauensbeziehung in der Psychotherapie ist oft eng, es gibt meist mehr Zeit für »heikle Themen« als im rein psychiatrischen Kontakt und die Psychotherapeutin wird als Expertin wahrgenommen. Darum ist es gut, eine Haltung zur Gabe von Medikation zu entwickeln, die über ein Abweisen der Fragen (»Da fragen Sie bitte Ihren Arzt«) oder pauschale Bewertungen (»Medikamente finde ich immer problematisch«) hinausgeht.

In der noch aktuellen S3-Leitlinie der Arbeitsgemeinschaft der wissenschaftlichen medizinischen Fachgesellschaften (AWMF; vgl. Bandelow et al. 2021) wird für die meisten Angststörungen empfohlen, Psychotherapie und Pharmakotherapie gleichrangig anzubieten. Bei der Entscheidung solle die Präferenz des Patienten für oder gegen Medikation bzw. Psychotherapie berücksichtigt werden, ebenso unerwünschte Wirkungen, Nachhaltigkeit, Verfügbarkeit usw.

Die First-Line-Empfehlungen der Leitlinie zu Medikamenten sind meist Antidepressiva aus der Gruppe der selektiven Serotonin-Wiederaufnahme-Hemmer (SSRI, z. B. Citalopram, Escitalopram, Paroxetin) und der selektiven Serotonin-Noradrenalin-Wiederaufnahme-Hemmer (SSNRI, z. B. Venlafaxin). Bei generalisierter Angststörung wird zusätzlich der Kalzium-Kanal-Modulator Pregabalin empfohlen, hier wird jedoch auf ein erhöhtes Missbrauchs- und Abhängigkeitsrisiko hingewiesen (Plag u. Ströhle 2015). Trizyklische Antidepressiva (z. B. Clomipramin, Imipramin, Opipramol) werden aufgrund des ungünstigeren Nebenwirkungsprofils nur nachrangig empfohlen. Von einem Einsatz von Benzodiazepinen, z. B. dem oft verschriebenen Lorazepam (Tavor®), die sehr schnell angstlösend wirken, wird aufgrund des hohen Abhängigkeitsrisikos abgeraten - eine Indikation im Einzelfall ist sehr sorgfältig zu stellen.

Empfohlen wird eine Pharmakotherapie generell vor allem bei hohem Schweregrad der Angststörung und der (häufigen) Diagnose einer komorbiden depressiven Störung.

Skepsis ist angebracht

So weit die scheinbar klare Leitlinie. Skepsis ist jedoch angebracht. Denn die in der Leitlinie empfohlenen neueren Antidepressiva (SSRI, SSNRI) sind in den letzten Jahren in ihrer Wirkung auf die depressive Symptomatik deutlich entzaubert worden, was sich auch in der aktuelleren S3-Leitlinie Unipolare Depression (DGPPN et al. 2015) widerspiegelt. Dort werden Antidepressiva bei leichten und mittelschweren Depressionen nicht in erster Linie empfohlen, da eine Wirkung über den Placebo-Effekt hinaus nicht gesichert ist. Auch bei schweren Depressionen wird konstatiert, dass nur 30 % der Patienten über die Placebowirkung hinaus von einer Medikation profitieren. Auch diese Zahl ist tendenziell noch zu hoch geschätzt, da aufgrund des Publikations-Bias Studien mit ausbleibenden Effekten eher nicht veröffentlicht werden. Antidepressiva wirken also nur bei höchstens 30 % über Placeboeffekte hinaus, und das auch nur bei schwerer Depression.

Absetzphänomene
Rief (2017) betont, dass es nur wenig Forschung zu Effekten langfristiger Einnahme von Medikamenten bei Angststörungen und zu Absetzphänomenen gibt, obwohl diese in der Praxis und in Onlineforen von Patienten häufig berichtet werden. Henssler et al. (2019) haben in einer Übersichtsarbeit für Antidepressiva Entzugssymptome, Absetzphänomene (z. B. Schwindel, Benommenheit, Gefühl von Stromschlägen, Missempfindungen, Übererregung) und Reboundeffekte (Verstärkung der ursprünglichen Symptome nach dem Absetzen) untersucht. Die Absetzeffekte scheinen sich je nach Wirkstoff deutlich zu unterscheiden. Die Autoren benennen z. B. Fluoxetin als risikoarm bezügliche Absetzeffekten, während diese bei Paroxetin und Venlafaxin häufig sind. Die Datenlage zu Reboundeffekten wird als unzureichend beschrieben.

Meta-Botschaften bei medikamentöser Therapie von Angst
Wichtig scheint mir vor allem, dass es mehrere störungserhaltende Meta-Botschaften gibt, die von Patienten oft mit der Empfehlung zur Pharmakotherapie wahrgenommen werden, z. B.:

- »Die Angst muss weg, ist irgendwie gefährlich und bedarf medikamentöser Therapie«
- »Ich schaffe das nicht ohne Medikation« oder
- »Meine Angst ist Folge eines Transmittermangels im Gehirn«.

Verbesserungen bei paralleler Psycho- und Pharmakotherapie werden häufig vor allem dem Medikament zugeschrieben. Selbst bei unzureichender Wirkung wagen Patienten es oft nicht, ein Medikament abzusetzen: »Ich weiß nicht, ob es mir noch hilft, aber wer weiß, wie schlecht es mir dann erst ohne das Medikament geht - der Arzt hat gesagt, ich soll es erst absetzen, wenn ich stabil bin ...«

Keinesfalls ist die Wirkung von Medikation der Beweis für eine organische Verursachung oder einen »Transmittermangel«. Es ist bis heute nicht klar, ob und wie die Medikamente auf pharmakologischer Ebene wirken. Die Transmittermangel-Hypothesen jedenfalls sind durchweg nicht bestätigt. Sonst ließen sich auch Kopfschmerzen als »Aspirin-Mangel-Syndrom« bezeichnen.

Meine Haltung zur Pharmakotherapie bei Angststörungen
Eine Medikation mit Antidepressiva kann hilfreich sein, vor allem bei zusätzlichen schweren depressiven Symptomen. Selbst wenn die Wirkung der Medikation zum großen Teil auf Placeboeffekten beruht, führt sie bei einigen Patienten zu einer Verbesserung der Lebensqualität und zu weniger Leiden. Medikamente sind jedoch Lösungsversuche, über deren potenziell hilfreiche und schädliche Auswirkungen Patientinnen gut informiert sein sollten. Wie für alle Lösungsversuche gilt: Die Kosten-Nutzen-Bilanz sollte möglichst gut sein. Wer also mit Medikation eine deutliche Symptomlinderung ohne störende Nebenwirkungen erlebt, der ist zu beglückwünschen und nicht zu kritisieren.

Eine Medikation sollte nicht überstürzt erfolgen und eher eine vorübergehende statt dauerhafte Maßnahme sein, da die Langzeitwirkungen nicht hinreichend untersucht sind. Zu empfehlen ist Medikation vor allem dann, wenn andere Lösungen (Veränderungen der Lebensgestaltung, Psychotherapie usw.) nicht hilfreich waren oder vom Patienten nicht gewünscht sind. Wenn Patienten Medikamente bevorzugen, versuche ich nicht, sie von einer Einnahme abzuhalten, sondern bestärke sie oft eher darin, vor allem wenn schon eine positive Wirkung erlebt wird – ansonsten würde ich der Patientin eventuell sogar schaden, indem ich den durchaus erwünschten Placeboeffekt mindere. Die Einschätzung der Wirkungen sowie der weiteren Gabe des Medikaments sollte vor allem die Patientin treffen, mit Beratung durch die Ärztin, andere Fachleute und Vertrauenspersonen.

Unerwünschte Wirkungen, Absetz- und Reboundeffekte erhöhen die Risiken des Lösungversuchs Pharmakotherapie und sollten berücksichtigt werden – ganz gleich, ob es pharmakologische oder »eingebildete« unerwünschte (»Nocebo«-)Wirkungen sind, z. B. durch verstärkte ängstliche Selbstbeobachtung beim Absetzen. Das Absetzen der Medikation und die damit häufig verbundenen Probleme sollten von Anfang an mitgedacht werden.

8 Stand der Forschung: Wirksamkeitsnachweise

Für Systemische Therapie sind insgesamt gute Wirksamkeitsnachweise erbracht, die neben der wissenschaftlichen und berufsrechtlichen Anerkennung auch zur sozialrechtlichen Aufnahme als Psychotherapie-Richtlinienverfahren geführt haben (vgl. von Sydow 2018; von Sydow et al. 2007). Störungsspezifische systemische Psychotherapie bei Angst ist jedoch noch recht wenig nach dem aktuellen wissenschaftlichen Standard untersucht. Dieser Standard sind randomisierte klinische Studien (RCT - Randomized Clinical Trials), in denen Patienten zufällig unterschiedlichen Behandlungsformen oder einer Kontrollgruppe ohne Behandlung zugeordnet werden. Solche Studien werden in der Regel gefordert, um die Wirksamkeit einer Therapie gegenüber einer Kontrollgruppe oder ihre Überlegenheit gegenüber anderen Behandlungen nachzuweisen. In einer Metaanalyse fanden Pinquart, Oslejsek a. Teubert (2016, zit. nach von Sydow 2018) fünf RCT-Studien, die bei Angststörungen eine gleiche Wirksamkeit wie alternative Behandlungen (z. B. Verhaltenstherapie) belegten. Hunger und Willutzki (2018) berichten über zwei Studien, die eine Überlegenheit Systemischer Therapie gegenüber kognitiver Verhaltenstherapie bei sozialen Ängsten nahelegen. Eine Überlegenheit der Systemischen Therapie gegenüber anderen Psychotherapieverfahren ließ sich bei Angst insgesamt bisher nicht belegen. Andererseits gibt es in der Psychotherapieforschung für solche verfahrensspezifischen Wirkfaktoren allgemein nur geringe Evidenz, während allgemeine kontextuelle Wirkfaktoren einen viel größeren Beitrag zum Gelingen von Therapien leisten (Wampold, Imel u. Flückiger 2018; Grawe 2000, 2005; siehe Abschnitt 5.3). Diese kontextuellen Wirkfaktoren sind vor allem die therapeutische Beziehung (Allianz, Empathie, Wertschätzung, Kongruenz) und der Konsens über Ziele der Therapie.

Störungsspezifische Konzepte und Interventionen haben aus systemischer Sicht zudem deutliche Grenzen. Systemische Therapie versteht sich weniger als Behandlung von Störungen, sondern mehr als Hilfe bei Problemlösungen im Rahmen eines kooperativ entwickelten Auftrags. Aber auch in der weiteren Psychotherapiediskussion wird ein transdiagnostisches statt eines rein störungsorientierten Vorgehens zunehmend eingefordert, da die Komorbidität von Störungsdiagnosen eher die Regel als die Ausnahme darstellt (z. B. Buchholz u. Kächele 2019), d. h. Menschen mit einer Angstdiagnose erfüllen in der Regel auch die diagnostischen Kriterien für noch weitere Störungen (siehe Kapitel 2).

Anhang 1: Welche Ideen und Methoden passen zu welchen Störungen?

Ich habe den Interventionsteil in diesem Buch bewusst nicht nach einzelnen Angststörungen unterteilt, da diese mehr gemeinsam haben als sie trennt. Eine diagnosenspezifische Übersicht über die einzelnen Methoden und Ideen und deren Passung bei typischen Angstdiagnosen findet sich jedoch in der folgenden Tabelle.

😊😊😊 = Passt besonders gut, benutze ich oft oder immer

😊😊 = Passt öfters, benutze ich häufig

😊 = Passt manchmal, benutze ich gelegentlich

x = Passt kaum oder gar nicht, benutze ich nie oder fast nie

	Panik-störung	Agora-phobie	Spezif. Phobie	GAS	Soziale Angst	Krank-heits-angst	Trauma-tische Ängste
Reframing, Metaphern Geschichten (S. 137 ff.)	😊😊😊	😊😊😊	😊😊😊	😊😊😊	😊😊😊	😊😊😊	😊😊😊
Angst als Notfallreaktion / Denker-Häschen-Modell (S. 148 f.)	😊😊	😊😊	😊😊	😊😊	😊😊	😊😊	😊😊😊
Externalisierung Angst-macher / ängstlicher Anteil (S. 153 f.)	😊😊😊	😊😊	😊😊	😊😊	😊😊	😊😊	😊 😊
Angst-Comic (S. 154 f.)	😊 😊	😊 😊	😊 😊	😊 😊	😊 😊	😊 😊	😊
Inneres Team sichtbar machen (S. 156 ff.)	😊😊😊	😊😊😊	😊😊😊	😊😊😊	😊😊😊	😊😊😊	😊😊😊
Innere Chefin stärken / Abstand herstellen (S. 162 ff.)	😊😊😊	😊😊😊	😊😊😊	😊😊😊	😊😊😊	😊😊😊	😊😊😊
Ängstliche Seite versorgen (S. 165 ff.)	😊😊😊	😊😊😊	😊😊😊	😊😊😊	😊😊😊	😊😊😊	😊😊😊
Angstmacher vom Sockel holen, gute Absicht würdigen (S. 171 ff.)	😊😊	😊😊	😊😊	😊😊	😊😊	😊😊	😊😊

	Panikstörung	Agoraphobie	Spezif. Phobie	GAS	Soziale Angst	Krankheitsangst	Traumatische Ängste
Scheinriesen schrumpfen (S. 173 f.)	😊😊	😊😊	😊	😊	😊😊	😊😊	😊
Rekontextualisieren der Angst (S. 174)	😊😊😊	😊😊😊	😊😊	😊😊	😊😊😊	😊😊😊	😊😊😊
Dialog mit Symptom / Problemanteil (S. 174 ff.)	😊😊	😊😊	😊	😊😊	😊😊	😊😊	😊
Innere Helfer ins Team holen (S. 181 ff.)	😊😊	😊😊	😊😊	😊😊	😊😊	😊😊	😊😊😊
Problem-Lösungs-Aufstellung des inneren Teams (S. 183 f.)	😊😊	😊😊	😊😊	😊😊	😊😊	😊😊	😊😊
Worst-Case-Szenario erfragen (S. 185 ff.)	😊😊	😊😊	😊😊	😊😊	😊😊	😊😊	😊
Ausnahmefragen (S. 188)	😊😊	😊😊	😊😊	😊😊😊	😊😊😊	😊😊	😊😊
Problem-Lösungs-Gymnastik (S. 189 f.)	😊😊	😊😊	😊	😊😊	😊😊	😊😊	😊😊
Verschreibungen (S. 190 ff.)	😊😊😊	😊😊😊	😊😊	😊😊😊	😊😊😊	😊😊😊	😊😊
Verfremden des Angstfilms / Riddikulus-Zauber / Bildschirmtechnik (S. 192 ff., S. 230 f.)	😊😊	😊😊	😊😊	😊😊	😊😊	😊😊	😊😊
Hyperventilation (S. 195 f.)	😊😊😊	😊😊	x	x	x	😊😊	x
Grübel-Sorgen-Scan (S. 196)	😊	😊	😊	😊😊	😊	😊	x
Sorgenzeit – Nachdenkzeit (S. 197 f.)	x	x	x	😊😊😊	😊	😊	x
Checking-Zeiten (S. 198)	😊	x	x	x	x	😊😊	x

	Panik-störung	Agora-phobie	Spezif. Phobie	GAS	Soziale Angst	Krank-heits-angst	Trauma-tische Ängste
Gerade / ungerade Tage (S. 198 f.)	😊	😊😊	😊	😊	😊	😊	x
Fehlerverschreibung (S. 199)	x	x	x	😊	😊😊	x	x
Propagieren statt Verheimlichen (S. 199 f.)	😊	😊	😊	😊	😊😊	😊	😊
Angst absichtlich steigern (S. 200)	😊😊	😊😊	😊😊	😊😊	😊	😊😊	😊
Exposition: Augen auf und durch (S. 200 ff.)	😊😊😊	😊😊😊	😊😊😊	😊😊😊	😊😊😊	😊😊😊	😊😊😊
Body-to-Brain- / Koordinationsübungen (S. 204 ff.)	😊😊😊	😊😊	😊😊	😊😊	😊😊	😊😊	😊😊😊
Angst beatmen (S. 208)	😊😊😊	😊😊😊	😊😊😊	😊😊😊	😊😊😊	😊😊😊	😊😊😊
Strohhalmatmung (S. 195 f., S. 208)	😊😊😊	😊	😊	😊	😊	😊	😊
5-4-3-2-1-Übung (S. 209 ff.)	😊😊😊	😊😊😊	😊😊	😊😊😊	😊😊	😊😊	😊😊😊
Innerer Wohlfühlort (S. 212 ff.)	😊😊	😊😊	😊	😊😊	😊😊	😊😊	😊😊😊
Hand auflegen und atmen (S. 214)	😊😊	😊😊	😊😊	😊😊	😊😊	😊😊	😊😊😊

Anhang 2: Bildschirmtechnik

Übung: Bildschirmtechnik – einfache Variante zur Distanzierung von belastendem Erleben

Ziel: Distanzierung von belastenden Bildern, Gedanken, Gefühlen

Einleitung (Beispiel): »Wenn du an diese Dinge / angstauslösenden Situationen denkst, dann ist das ja manchmal, als ob in deinem Kopf Angstbilder auftauchen oder als ob ein Film immer wieder abläuft, und alles fühlt sich ziemlich real an … Wir können mit der Bildschirmtechnik versuchen, diese Bilder / diesen Film nach außen, auf einen vorgestellten Bildschirm zu verlagern und den Film zu verändern. Oder das Programm zu wechseln, also umzuschalten zu einem für dich guten Bild/Film.«

Erarbeitung eines Bildschirms: »Stell dir doch mal vor, da drüben an der Wand ist ein Bildschirm … Wie groß ist der Bildschirm? Was hat er für einen Rahmen? Welche Farbe, wenn er ausgeschaltet ist?«

Positives Bild suchen: Dies kann z. B. ein Bild des erarbeiteten Wohlfühlortes sein, eine positive Bindungsperson oder ein realer Ort von Sicherheit und Wohlgefühl.

»Lass dieses positive Bild auf dem Bildschirm erscheinen.«

Neutrales Bild/Film suchen: Beliebiges neutrales Bild oder einen alltäglichen Film suchen (z. B. die Straßenkreuzung vor dem eigenen Haus, der Blick aus dem Fenster), um daran Veränderungen des Bildes zu üben.

Umschalten und Verändern der Modalitäten des neutralen Bildes/Filmes: »Jetzt bring doch mal … (neutrales Bild/Film) auf den Bildschirm … O. k.? Jetzt stell dir vor, du hast eine kleine Fernbedienung in deiner Hand … (suchen lassen, wie sieht die aus? In welcher Hand?)«

- Konkrete Vorschläge machen und mit der imaginären Fernbedienung ausprobieren lassen:

»Jetzt wechsele doch mal das Programm, schalte um zu deinem Wohlfühlort mit der Fernbedienung: Klick!« (dabei die Fernbedienung mit der Hand vormachen)

»Und wieder zurück zum neutralen Bild/Film – jetzt probier mal, dieses Bild ein bisschen zu verändern.«

Veränderung der Modalitäten des neutralen Bildes/Films mit der Fernbedienung (Klick!):

- Größe des Bildes zoomen (ganzer Bildschirm, kleiner Teil davon, Mini-player, Briefmarke)
- von Farbe auf Schwarz-Weiß umschalten
- auf grobe Pixel/unscharf stellen (»wie schlechte Internetverbindung «/»Bildstörung«)
- Farbfilter auf das Bild legen
- Balken/»Spruchband« unter oder über das Bild legen, z. B. »Achtung, Angstbild! Keine Wirklichkeit!«
- Ausschalten/Umschalten auf positives Bild

Bei inneren Filmen:

- Ton abdrehen / Lautstärke verändern / Musik unterlegen
- Film schnell vorwärts oder rückwärts laufen lassen
- Wechsel der Kameraperspektive

Übung mit belastendem Bild/Film (leichter/mittlerer Belastungsgrad)

- Die für die Klientin mit dem neutralen Bild/Film gut erlebbaren Veränderungen können dann mit einem leicht belastenden Bild/Film ausprobiert werden.
- Beginn oft am besten mit »Bild verkleinern«, »Ausschalten« und »Umschalten auf positives Bild«
- immer wieder erfragen, ob die jeweilige Veränderung des Bildes einen positiven Unterschied macht
- Abschluss mit positivem Bild
- ggf. die belastenden Filme in einen imaginierten »Tresor« oder ein »Zwischenlager« packen

Anregung: Belastende innere Bilder im Alltag immer wieder auf den Bildschirm bringen und verändern/»umschalten«

Verzeichnis der Übungen

Übung: Das Angst-Comic ... 154
Übung: Das innere Team ... 156
Übung: Kontaktgestaltung zu ängstlichen kindlichen Anteilen und erste Schritte zu deren Versorgung ... 169
Übung: Dialog mit dem Problem-Anteil oder Symptom ... 174
Übung: Das innere Helfer-Team ... 181
Übung: Problem-Lösungs-Aufstellung des inneren Teams ... 183
Übung: Problem-Lösungs-Gymnastik ... 189
Übung: Strohhalmatmung (Lippenbremse) bei Angst und Panik ... 195
Übung: Hyperventilationsprovokation und Wirksamkeitstest der Strohhalmatmung ... 195
Übung: 2-Minuten-Regel ... 197
Übung: Wand-Druck-Technik ... 205
Übung: Klopfen – Kreisen ... 206
Übung: Kreis – Quadrat ... 206
Übung: Gegenläufige Kreise ... 207
Übung: Jonglieren ... 207
Übung: Die 5-4-3-2-1-Methode ... 209
Übung: Wohlfühlort ... 212
Übung: Bildschirmtechnik – einfache Variante zur Distanzierung von belastendem Erleben ... 230

Literatur

Addis, M. E. a. C. R. Martell (2004): Overcoming depression one step at a time: The new behavioral activation approach to getting your life back. New York (New Harbinger).

Anderson, F., M. Sweezy u. R. Schwartz (2018): Therapeutische Arbeit im System der Inneren Familie. Traumabewußte Behandlung von Angst, Depression, PTBS und Substanzmißbrauch: Ein Skills-Training. Lichtenau (Probst).

Antonovsky, A. (1997): Salutogenese. Zur Entmystifizierung der Gesundheit. Hrsg. von A. Franke. Tübingen (dgvt).

Bandelow, B., I. Aden, G. Alpers et al.(2021): Deutsche S3-Leitlinie Behandlung von Angststörungen, Version 2 (2021). www.awmf.org/leitlinien/detail/ll/051-028.html[25.5.2024].

Beutel, M. E., J. Wiltink u. C. Subic-Wrana (2012): Psychodynamische Therapie von Angststörungen - aktuelle Entwicklungen. *Psychotherapie* 17 (1): 88–98.

Borst, U. (2018): Therapeutische Beziehung. In: K. von Sydow u. U. Borst (Hrsg.): Systemische Therapie in der Praxis. Weinheim (Beltz).

Boszormenyi-Nagy, I. u. G. Spark (1981): Unsichtbare Bindungen. Die Dynamik familiärer Systeme. Stuttgart (Klett-Cotta).

Brisch, K. H. (2013): Bindungsstörungen. Von der Bindungstheorie zur Therapie. Stuttgart (Klett-Cotta), 12. Aufl.

Bucay, J. (2007): Der angekettete Elefant. In: Komm, ich erzähl dir eine Geschichte. Frankfurt a. M. (Fischer).

Buchholz, M. B. B. u. H. Kächele (2019): Verirrungen in der bundesdeutschen Diskussion. Eine Polemik. *Psychotherapeutenjournal* 18 (2): 156–162.

Carmassi, C., C. Gesi, E. Massimetti et al. (2015): Separation anxiety disorder in the DSM-5 era. *Journal of Psychopathology* 21: 365–371.

Cassano, G. B., S. Michelini, M. K. Shear et al. (1997): The panic-agoraphobic spectrum: A descriptive approach to the assessment and treatment of subtle symptoms. *American Journal of Psychiatry* 154: 27–38.

Ciompi, L. (1997): Die emotionalen Grundlagen des Denkens. Entwurf einer fraktalen Affektlogik. Göttingen (Vandenhoeck & Ruprecht).

Craske, M. G., K. Kircanski, M. Zelikowsky et al. (2008): Optimizing inhibitory learning during exposure therapy. *Behavioral Research Therapy* 46: 5–27.

Craske, M. G., M. Treanor, C. C. Conway et al. (2014): Maximizing exposure therapy: An inhibitory learning approach. *Behavioral Research Therapy* 58: 10–23.

Croos-Müller, C. (2012): Nur Mut! Das kleine Überlebensbuch. Soforthilfe bei Herzklopfen, Angst, Panik und Co. München (Kösel).

Dana, D. (2018): Die Polyvagaltheorie in der Therapie. Den Rhythmus der Regulation nutzen. Lichtenau (Probst).

De Shazer, S. (1985): Keys to solution. Brief therapy. New York (Norton).

De Shazer, S. (2010): Der Dreh. Überraschende Wendungen und Lösungen in der Kurzzeittherapie. Heidelberg (Carl-Auer) 11. Aufl.

De Shazer, S. u. Y. Dolan (2008): Mehr als ein Wunder. Lösungsfokussierte Kurztherapie heute. Heidelberg (Carl-Auer).

DGPPN, BÄK, KBV, AWMF (Hrsg.) (2015): S3-Leitlinie / Nationale Versorgungs-Leitlinie Unipolare Depression - Langfassung, Version 5, 2. Aufl. Verfügbar unter: https://www.awmf.org/uploads/tx_szleitlinien/nvl-005l_S3_Unipolare_Depression_2017-05.pdf [3.7.2020].

Doe, John (2006): Dare Change [Video]. Verfügbar unter: https://www.youtube.com/watch?v=RHDCF3WV-kQ [8.9.2020].

Eher, R., G. Binter u. M. Scholze (1997): Ein systemisch-dynamisches Bedingungsmodell der Panikstörung/Agoraphobie. *Zeitschrift für systemische Therapie* 15 (4): 224–252.

Eifert, G. H. u. A. T. Gloster (2016): ACT bei Angststörungen. Göttingen (Hogrefe).

Ende, M. (2004): Jim Knopf und die Wilde 13. Stuttgart (Thienemann).

Ende, M. (2015): Jim Knopf und Lukas der Lokomotivführer. Kolorierte Neuausgabe. Stuttgart (Thienemann).

Ermann, M. (2019): Angst und Angststörungen. Psychoanalytische Konzepte. Stuttgart (Kohlhammer).

Essen, C. (1998): Aufstellungen bei Angstsymptomatik und Panikattacken. In: G. Weber (Hrsg.): Praxis des Familienstellens. Heidelberg (Carl-Auer), S. 305–312.

Fehm, L. u. T. Fydrich (2011): Prüfungsangst. Göttingen (Hogrefe).

Felitti, V. J., R. F. Anda, D. Nordenberg et al. (1998): Relationship of childhood abuse and household dysfunction to many of the leading causes of death in adults. The Adverse Childhood Experiences (ACE) study. *American Journal of Preventive Medicine* 14(4): 245–258.

Flückiger, C. (2015): Generalisierte Angststörung erkennen und verstehen. Psychotherapie im Dialog 2: 52–55. Stuttgart (Thieme).

Foerster, H. von (1993): Wissen und Gewissen: Versuch einer Brücke. Frankfurt/M. (Suhrkamp).

Forsyth, J. P. u. G. H. Eifert (2010): Mit Ängsten und Sorgen erfolgreich umgehen. Ein Ratgeber für den achtsamen Weg in ein erfülltes Leben mit Hilfe von ACT. Göttingen (Hogrefe).

Freud, S. (1926): Hemmung, Symptom und Angst (Gesammelte Werke, Bd. 14). Frankfurt/M. (S. Fischer), S. 111–205.

Fritzsche, K. u. W. Hartman (2014): Einführung in die Ego-State-Therapie. Heidelberg (Carl-Auer), 2. Aufl.

G-BA (Gemeinsamer Bundesausschuss, 2020): Richtlinie des Gemeinsamen Bundesausschusses über die Durchführung der Psychotherapie. Verfügbar unter: https://www.g-ba.de/downloads/62-492-2029/PT-RL_2019-11-22_iK-2020-01-24.pdf [18.11.2020].

Grawe, K. (2000): Psychologische Therapie. Göttingen (Hogrefe).

Grawe, K. (2004): Neuropsychotherapie. Göttingen (Hogrefe).

Grawe, K. (2005): Empirisch validierte Wirkfaktoren statt Therapiemethoden. Report Psychologie 7/8: 311. Berlin (Deutscher Psychologen Verlag).

Haken, H. u. G. Schiepek (2010): Synergetik in der Psychologie. Selbstorganisation verstehen und gestalten. Göttingen (Hogrefe).

Hantke, L. u. H.-J. Görges (2012): Handbuch Traumakompetenz. Paderborn (Junfermann).

Harris, R. (2013): Wer vor dem Schmerz flieht, wird von ihm eingeholt. München (Kösel).

Harry Potter Wiki: Irrwicht. Verfügbar unter: https://harry-potter.fandom.com/de/wiki/Irrwicht [20.1.2020].

Häublein, P. (2018): Hypnosystemische Konzepte zum Umgang mit Prüfungsangst bei Studierenden. Heidelberg (Carl-Auer).

Häuser, W. u. R. Eher (2000): Systemische Therapie bei Angststörungen. *Psychotherapie im Dialog* 1 (3): 45–52. Stuttgart (Thieme).

Henssler, J., A. Heinz, L. Brandt et al. (2019): Absetz- und Rebound-Phänomene bei Antidepressiva. *Deutsches Ärzteblatt International* 116: 355–361.

Hüther, G. (1997): Biologie der Angst. Wie aus Stress Gefühle werden. Göttingen (Vandenhoeck & Ruprecht).

Hofmann, A. (2014): EMDR: Praxishandbuch zur Behandlung traumatisierter Menschen. Stuttgart (Thieme).

Hoyer, J. u. I. Heinig (2015): Wie sind Angststörungen verhaltenstherapeutisch zu behandeln? Neue Entwicklungen. *Psychotherapie im Dialog* 2: 16–21. Stuttgart (Thieme).

Hunger, C. u. U. Willutzki (2018): Angststörungen. In: K. v. Sydow u. U. Borst (Hrsg.): Systemische Therapie in der Praxis. Weinheim (Beltz).

Jacobi, F., M. Höfler u. J. Strehle (2014): Psychische Störungen in der Allgemeinbevölkerung – Studie zur Gesundheit Erwachsener in Deutschland. Nervenarzt 85 (1): 77–87.

Joraschky, P. u. K. Petrowski (2015): Psychodynamische Therapie von Angststörungen. *Psychotherapie im Dialog* 2: 22–26. Stuttgart (Thieme).

Kabat-Zinn, J. (2013): Gesund durch Meditation – das vollständige Grundlagenwerk zu MBSR. München (O. W. Barth).

Kriz, J. (2010): Systemtheorie als eine Metatheorie zur Integration psychotherapeutischer Ansätze. *Psychotherapie im Dialog* 11 (1): 28–34.

Kumbier, D. (2013): Das innere Team in der Psychotherapie. Stuttgart (Klett-Cotta).

LeDoux, J. (2016): Angst. Wie wir Furcht und Angst begreifen und therapieren können, wenn wir das Gehirn verstehen. Wals bei Salzburg (Ecowin).

Lieb, H. (2014): Störungsspezifische Systemtherapie. Konzepte und Behandlung. Störungen systemisch behandeln. Bd. 1, Zusatzmaterial. Heidelberg (Carl-Auer).

Ludewig, K. (2009): Einführung in die theoretischen Grundlagen der systemischen Therapie. Heidelberg (Carl-Auer), 2. Aufl.

Luoma, J. B., S. C. Hayes u. R. D. Walser (2012): ACT-Training. Acceptance & Commitment Therapie – ein Handbuch. Paderborn (Junfermann).

Margraf, J. u. S. Scheider (2018): Panikstörung und Agoraphobie. In: J. Margraf u. S. Schneider (Hrsg.): Lehrbuch der Verhaltenstherapie. Bd. 2: Psychologische Therapie bei Störungen im Erwachsenenalter. Berlin (Springer).

Milrod, B. L., F. N. Busch, A. M. Cooper et al. (1997): Manual of panic-focused psychodynamic psychotherapy. Washington, D.C. / London (American Psychiatric Press).

Minuchin, S. (1992): Familie und Familientherapie. Freiburg (Lambertus).

Morschitzky, H. (2007): Somatoforme Störungen – Diagnostik, Konzepte, Therapie, Selbsthilfe. Wien (Springer).

Morschitzky, H. (2009): Angststörungen – Diagnostik, Konzepte, Therapie, Selbsthilfe. Wien (Springer).

Mücke, K. (2019): Probleme sind Lösungen. Systemische Beratung und Psychotherapie – ein pragmatischer Ansatz. Berlin (ÖkoSysteme), 5. Aufl.

Nardone, G. (2003): Systemische Kurztherapie bei Zwängen und Phobien. Bern (Hans Huber), 2., unveränd. Aufl.

Nardone, G. (2007): Pirouetten im Supermarkt. Strategische Interventionen für Therapie und Selbsthilfe. Heidelberg (Carl-Auer).

Nijenhuis, E., O. van der Hart u. K. Steele (2008): Das verfolgte Selbst. Paderborn (Junfermann).

Omer, H. u. E. Lebovitz (2012): Ängstliche Kinder unterstützen – Die elterliche Ankerfunktion. Göttingen (Vandenhoeck & Ruprecht).

Peichl, J. (2007): Die inneren Trauma-Landschaften. Borderline – Ego-State – Täter-Introjekt. Stuttgart (Schattauer).

Peichl, J. (2019): Einführung in die hypnosystemische Teiletherapie. Heidelberg (Carl-Auer).

Pinquart, M., B. Oslejsek a. D. Teubert (2016): Efficacy of systemic therapy on adults with mental disorders: A meta-analysis. *Psychotherapy Research* 26 (2): 241–257.

Plag, J. u. A. Ströhle (2015): Psychopharmakotherapie der Angststörungen – Gegenwärtiger Stand und aktuelle Entwicklungen. Psychotherapie im Dialog 2: 48–51.

Porges, S. W. (2017): Die Polyvagaltheorie und die Suche nach Sicherheit. Traumabehandlung, soziales Engagement und Bindung. Lichtenau (Probst).

Prior, M. (2018): MiniMaxInterventionen. 15 minimale Interventionen mit maximaler Wirkung. Heidelberg (Carl-Auer), 15. Aufl.

Rief, W. (2017): Psychopharmaka, ist doch klar – Oder vielleicht doch nicht? Die Angst-Zeitschrift 78 (II). Verfügbar unter: https://www.angstselbsthilfe.de/wp-content/uploads/2017/07/daz-78_Psychopharmaka-ist-doch-klar-oder-vielleicht-doch-nicht.pdf [11.1.2020].

Rotthaus, W. (2015): Ängste von Kindern und Jugendlichen. Störungen systemisch behandeln. Bd. 3. Heidelberg (Carl-Auer).

Rowling, J. K. (2007): Harry Potter und der Gefangene von Askaban. Hamburg (Carlsen).

Rudden, M., F. N. Busch, B. Milrod et al. (2003): Panic disorder and depression: A psychodynamic exploration of comorbidity. *International Journal of Psychoanalysis* 84 (4): 997–1015.

Scheidt, C. E. u. E. Waller (2005): Angststörungen und Bindungsforschung. Psychotherapie im Dialog 6 (4): 362–369.

Schmidt, G. (2004): Liebesaffären zwischen Problem und Lösung. Hypnosystemisches Arbeiten in schwierigen Kontexten. Heidelberg (Carl-Auer).

Schmidt, G. (2005): Einführung in die hypnosystemische Therapie und Beratung. Heidelberg (Carl-Auer).

Schmidt, G. (2018): Ego-States hin – Ego-States her – sind eigentlich die Ego-States wichtig oder ihre Gesamt-Organisation? (Workshopbeitrag auf der Teile Therapie Tagung 1.–4.11.2018 in Heidelberg).

Schneider, S. (2004): Angststörungen bei Kindern und Jugendlichen. Berlin (Springer).

Schulz von Thun, F. (1998): Miteinander reden 3. Das »innere Team« und situationsgerechte Kommunikation. Reinbek bei Hamburg (Rowohlt).

Schumacher, B. (2011): Systemische Angsttherapie – in einer Sitzung. Kontext 42 (3): 272–294. Göttingen (Vandenhoeck & Ruprecht).

Schumacher, B. (o. J.): Es muß was geschehen, aber es darf nichts passieren – Systemische Strategien bei Einzelklienten mit Angststörungen. Verfügbar unter: http://magst.de/pdf/bs_systemische_strategien.doc [3.1.2020].

Schwartz, R. (2018): Systemische Therapie mit der inneren Familie. Stuttgart (Klett-Cotta).

Schweitzer, J. u. A. von Schlippe (2007): Lehrbuch der systemischen Therapie und Beratung, Bd. II – Das störungsspezifische Wissen. Göttingen (Vandenhoeck & Ruprecht).

Schweitzer, J., C. Hunger-Schoppe, R. Hilzinger u. H. Lieb (2020): Soziale Ängste Störungen systemisch behandeln. Bd. 17. Heidelberg (Carl-Auer).

Shaw, E. (2019): Der kleine Angsthase. Weinheim (Beltz).

Shapiro, F. (1995): Eye movement desensitization and reprocessing: basic principles, protocols, and procedures. New York (Guilford).

Shpancer, N. (2014): Der gute Psychologe. München (btb).
Steiner, T. u. I. K. Berg (2016): Handbuch Lösungsorientiertes Arbeiten mit Kindern. Heidelberg (Carl-Auer).
Stierlin, H. (1982): Delegation und Familie. Frankfurt/M. (Suhrkamp).
Sydow, K. von (2018): Forschungsstand, wissenschaftliche und sozialrechtliche Anerkennung der Systemischen Therapie. In: K. von Sydow u. U. Borst: Systemische Therapie in der Praxis. Weinheim (Beltz).
Sydow, K. von, S. Beher, R. Retzlaff et al. (2007): Die Wirksamkeit der Systemischen Therapie/Familientherapie. Göttingen (Hogrefe).
Terr, L. C. (1991): Childhood traumas: An outline and overview. *American Journal of psychiatry* 148 (1): 10–20.
Thoma, C. (2009): Angsten und Ent-Angsten. Systemische Kurztherapie bei Angstdynamiken. Amstetten (ISKAM).
Wampold, B. E., Z. E. Imel u. C. Flückiger (2018): Die Psychotherapie-Debatte. Was Psychotherapie wirksam macht. Göttingen (Hogrefe).
Watzlawick, P., J. H. Weakland u. R. Fisch (1974): Lösungen: Zur Theorie und Praxis menschlichen Wandels. Bern (Hans Huber).
Weiss, T. (2008): Familientherapie ohne Familie. Kurztherapie mit Einzelpatienten. München (Kösel).
White, M. (2010): Landkarten der narrativen Therapie. Heidelberg (Carl-Auer).
White, M. u. D. Epston (2013): Die Zähmung der Monster. Der narrative Ansatz in der Familientherapie. Heidelberg (Carl-Auer), 7. Aufl.
Wilms, H. U., B. Wittmund u. C. Mory (2004): Ein bisschen Angst hat schließlich jeder. Dortmund (Borgmann).
Young, J., J. Klosko u. M. Weishaar (2005): Schematherapie. Ein praxisorientiertes Handbuch. Paderborn (Junfermann).
Zeig, J. K. (Hrsg.) (1996): Meine Stimme begleitet Sie überall hin. Stuttgart (Klett-Cotta).

Geschichten für Kinder und Erwachsene zum Thema Angst

Bohdal, S. (2014): Selina, Pumpernickel und die Katze Flora. Heidelberg (Carl-Auer).
Haines, S. u. S. Standing (2019): Angst ist ziemlich strange. Heidelberg (Carl-Auer).
Ross, T. (2015): Ich komm dich holen! Heidelberg (Carl-Auer).
Scheffler, A. u. J. Donaldson (2020): Der Grüffelo. Weinheim (Beltz).
Shaw, E. (2019): Der kleine Angsthase. Weinheim (Beltz).
Young, K. u. N. Dovidonyte (2019): Hey, kleiner Kämpfer! Ein Buch über Angst. Heidelberg (Carl-Auer).

Über den Autor

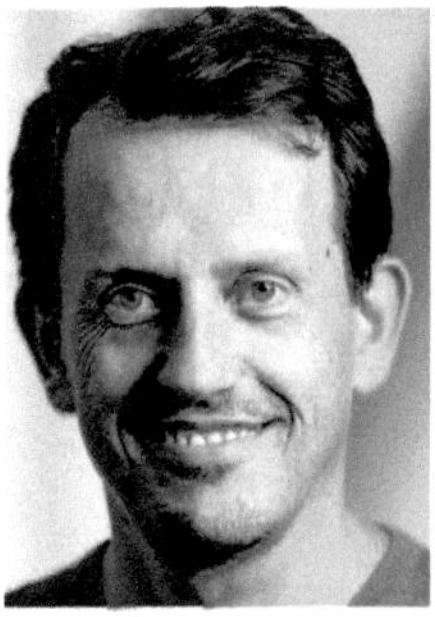

Daniel Voigt, Dipl.-Psych.; Ausbildungen in Systemischer Therapie/Familientherapie (DGSF), Traumatherapie, EMDR, Verhaltenstherapie, Klinischer Hypnose/Hypnotherapie; Systemischer Supervisor (DGSF); Gestalttherapie; Fortbildungen in Acceptance- und Commitment-Therapie (ACT) und Ego-State-Therapie. Seit 2012 eigene Praxis für Einzel-, Paar- und Familientherapie, Coaching und Supervision; Supervisor und Lehrtherapeut in der Systemischen Psychotherapieausbildung an verschiedenen Ausbildungsinstituten.